高等医药院校教材

推 拿 学

(供针灸专业用)

主　编　俞大方

编　委　臧福科

　　　　孙承南

协　编　陶景松

上海科学技术出版社

图书在版编目(CIP)数据

推拿学 / 俞大方主编. —上海：上海科学技术出版社，
1985.10（2025.2重印）
高等医药院校教材. 供针灸专业用
ISBN 978-7-5323-0220-8

Ⅰ. 推…　Ⅱ. 俞…　Ⅲ. 推拿学—高等学院—教材
Ⅳ. R244.1

中国版本图书馆 CIP 数据核字（2007）第 197470 号

推拿学
　　主编　俞大方

上海世纪出版(集团)有限公司
上海科学技术出版社　出版、发行
（上海市闵行区号景路 159 弄 A 座 9F—10F）
邮政编码 201101　www.sstp.cn
常熟市华顺印刷有限公司印刷
开本 787×1092　1/16　印张 16.5
字数 402 千字
1985 年 10 月第 1 版　2025 年 2 月第 53 次印刷
ISBN 978-7-5323-0220-8/R·60K
定价：38.00 元

本书如有缺页、错装或坏损等严重质量问题，请向印刷厂联系调换

前　言

由国家组织编写并审定的高等中医院校教材从初版迄今已历二十余年。其间曾进行了几次修改再版，对系统整理中医药理论、稳定教学秩序和提高中医教学质量起到了很好的作用。但随着中医药学的不断发展，原有教材已不能满足并适应当前教学、临床、科研工作的需要。

为了提高教材质量，促进高等中医药教育事业的发展，卫生部于一九八二年十月在南京召开了全国高等中医院校中医药教材编审会议。首次成立了全国高等中医药教材编审委员会，组成32门学科教材编审小组。根据新修订的中医、中药、针灸各专业的教学计划修订了各科教学大纲。各学科编审小组根据新的教学大纲要求，认真地进行了新教材的编写。在各门教材的编写过程中，贯彻了一九八二年四月卫生部在衡阳召开的"全国中医医院和高等中医教育工作会议"的精神，汲取了前几版教材的长处，综合了各地中医院校教学人员的意见；力求使这套新教材保持中医理论的科学性、系统性和完整性；坚持理论联系实际的原则；正确处理继承和发扬的关系；在教材内容的深、广度方面，都从本课程的性质、任务出发，注意符合教学的实际需要和具有与本门学科发展相适应的科学水平；对本学科的基础理论、基本知识和基本技能进行了较全面的阐述；同时又尽量减少了各学科间教材内容不必要的重复和某些脱节。通过全体编写人员的努力和全国中医院校的支持，新教材已陆续编写完毕。

本套教材计有医古文、中国医学史、中医基础理论、中医诊断学、中药学、方剂学、内经讲义、伤寒论讲义、金匮要略讲义、温病学、中医各家学说、中医内科学、中医外科学、中医儿科学、中医妇科学、中医眼科学、中医耳鼻喉科学、中医伤科学、针灸学、经络学、腧穴学、刺灸学、针灸治疗学、针灸医籍选、各家针灸学说、推拿学、药用植物学、中药鉴定学、中药炮制学、中药药剂学、中药化学、中药药理学三十二门。其中除少数教材是初次编写者外，多数是在原教材，特别是在二版教材的基础上充实、修改而编写成的。所以这套新教材也包含着前几版教材编写者的劳动成果在内。

教材是培养社会主义专门人才和传授知识的重要工具，教材质量的高低直接影响到人才的培养。要提高教材的质量，必须不断地予以锤炼和修改。本套教材不可避免地还存在着一些不足之处，因而殷切地希望各地中医药教学人员和广大读者在使用中进行检验并提出宝贵意见，为进一步修订作准备，使之成为科学性更强、教学效果更好的高等中医药教学用书，以期更好地适应我国社会主义四化建设和中医事业发展的需要。

全国高等中医药教材编审委员会
一九八三年十二月

编 写 说 明

由于推拿治疗范围的不断扩大，以及学科的迅速发展，推拿学已逐渐为人们所重视，近年来全国许多中医院校都相继开设了推拿专业课程，而且全国针灸专业教学计划规定《推拿学》为其必修课程之一。为了保证教材的相对统一性和完整性，中央卫生部委托上海中医学院、北京中医学院、山东中医学院共同编写了这本《推拿学》全国统编教材，供全国高等中医院校针灸专业使用。在编写过程中，我们查阅了有关的中医文献资料，收集了各地的临床经验及有关的科研成果，以中医基础理论为主导，对推拿的发展史，推拿治病的原理，治疗原则，治疗方法及常见病证的诊断、治疗作了系统的阐述。

本教材分上、中、下、附篇四大部分。上篇是总论部分，主要介绍了有关推拿的基本概念、推拿的作用原理、推拿治疗的原则和基本治法及推拿临床常用的诊断方法。中篇是成人推拿部分，包括推拿手法、经络俞穴、常见病证治疗三部分的内容，介绍了目前临床常用的一些推拿基本手法及推拿常见病证的诊疗。下篇是小儿推拿部分，介绍了小儿的常用推拿手法、穴位及临床疗效较为明显的常见病证的推拿诊疗方法。附篇主要介绍了一些有关自我推拿，推拿麻醉，练功及其他辅助手段的基本知识，供学生自学和教师教学时参考。

在本教材的编写过程中，我们得到了许多老师和医师的热情帮助，其中包括：钱霖、周文新、刘必亚、叶慈培、张蔚等同志，在此谨表谢意。

由于我们的水平有限，因此本教材中肯定尚有很多不足之处，希望各院校在使用过程中，不断总结，提出意见，以便进一步修改提高。

编　者
一九八四年六月

目 录

上篇 总 论

概述 …………………………………… 1
1 推拿简史 ………………………… 3
2 推拿的作用原理 ………………… 6
  2·1 推拿治疗的基本原理 ………… 6
  2·2 推拿对伤筋的治疗原理 ……… 7
  2·3 推拿对调整气血及内脏功能的基本
     原理 ……………………………… 9
     【附】现代医学对有关推拿调节内脏功能
         原理的解释 ………………… 13
  2·4 有关推拿作用的实验观察 …… 16
3 推拿治疗原则及治法 ………… 18
  3·1 推拿治疗原则 ………………… 18
  3·2 推拿基本治法 ………………… 20
4 推拿常用诊断方法 …………… 23
  4·1 头面部 ………………………… 23
  4·2 胸腹部 ………………………… 24
  4·3 脊柱部 ………………………… 25
  4·4 上肢部 ………………………… 28
  4·5 下肢部 ………………………… 33

中篇 成 人 推 拿

5 推拿手法 ………………………… 40
  5·1 摆动类手法 …………………… 40
    5·1·1 一指禅推法 ……………… 40
        【附】缠法 ………………… 41
    5·1·2 㨰法 ……………………… 41
    5·1·3 揉法 ……………………… 42
  5·2 摩擦类手法 …………………… 43
    5·2·1 摩法 ……………………… 43
    5·2·2 擦法（又称平推法） …… 44
    5·2·3 推法 ……………………… 45
    5·2·4 搓法 ……………………… 45
    5·2·5 抹法 ……………………… 45
  5·3 振动类手法 …………………… 46
    5·3·1 抖法 ……………………… 46
    5·3·2 振法 ……………………… 46
  5·4 挤压类手法 …………………… 47
    5·4·1 按法 ……………………… 47
    5·4·2 点法 ……………………… 47
    5·4·3 捏法 ……………………… 48
    5·4·4 拿法 ……………………… 48
    5·4·5 捻法 ……………………… 48
    5·4·6 踩跷法 …………………… 49
  5·5 叩击类手法 …………………… 49
    5·5·1 拍法 ……………………… 49
    5·5·2 击法 ……………………… 50
        【附】桑枝棒制法 ………… 51
    5·5·3 弹法 ……………………… 51
  5·6 运动关节类手法 ……………… 51
    5·6·1 摇法 ……………………… 51
    5·6·2 背法 ……………………… 52
    5·6·3 扳法 ……………………… 53
    5·6·4 拔伸法 …………………… 55
  5·7 推拿手法练习 ………………… 56
6 经络与俞穴 …………………… 60
  6·1 经络 …………………………… 60
  6·2 常用俞穴 ……………………… 65
7 常见病症治疗 ………………… 72
  7·1 四肢关节伤筋 ………………… 72
    7·1·1 肩部伤筋 ………………… 72
      7·1·1·1 肱二头肌长腱滑脱 ……… 77
      7·1·1·2 肱二头肌长头肌腱腱鞘炎 …… 78
      7·1·1·3 肱二头肌短头肌腱损伤 …… 79
      7·1·1·4 冈上肌肌腱炎、冈上肌肌腱钙化 …… 80
      7·1·1·5 肩峰下滑囊炎 …………… 81
    7·1·2 肘部伤筋 ………………… 81
      7·1·2·1 肱骨外上髁炎 …………… 82
      7·1·2·2 肱骨内上髁炎 …………… 83
      7·1·2·3 尺骨鹰嘴滑囊炎 ………… 84
    7·1·3 腕与手部伤筋 …………… 84
      7·1·3·1 桡骨茎突部狭窄性腱鞘炎 ……… 86

7·1·3·2 指部腱鞘炎	87	7·7·2 慢性腰肌劳损	122
7·1·3·3 腱鞘囊肿	89	7·7·3 退行性脊柱炎	123
7·1·3·4 指间关节扭伤	89	7·7·4 腰椎间盘突出症	125
7·1·3·5 桡侧腕伸肌腱周围炎	90	7·8 类风湿性关节炎	128
7·1·3·6 桡尺远端关节分离伴韧带损伤	90	【附】 强直性脊椎炎	131
7·1·3·7 腕管综合征	91	7·9 颞颌关节功能紊乱症	132
7·1·3·8 腕关节扭伤	92	7·10 胃脘痛	133
7·1·4 髋部伤筋	94	7·11 泄泻	135
7·1·4·1 髋关节滑囊炎	95	【附】 急性泄泻治疗	137
7·1·4·2 髋关节扭伤	95	7·12 便秘	137
7·1·4·3 髂胫束劳损（弹响髋）	97	7·13 胃下垂	139
【附】 扁平髋	97	7·14 胆绞痛	140
7·1·5 膝部伤筋	98	7·15 头痛	143
7·1·5·1 侧副韧带损伤	100	7·16 高血压病	145
7·1·5·2 创伤性滑膜炎	101	7·17 半身不遂	147
7·1·5·3 脂肪垫劳损	102	【附】 面瘫	150
7·1·5·4 半月板损伤	102	7·18 呃逆	151
7·1·6 踝部与足部伤筋	104	7·19 哮喘	152
7·1·6·1 踝关节扭伤	105	7·20 肺气肿	155
7·1·6·2 踝管综合征	107	7·21 失眠	156
7·1·6·3 跟腱扭伤	108	7·22 癃闭	158
7·1·6·4 跖筋膜劳损	109	7·23 痹证	159
7·2 漏肩风	109	7·24 痛经	161
7·3 胸胁屏伤	113	7·25 闭经	163
7·4 颈椎病	115	7·26 产后耻骨联合分离症	165
7·5 落枕	118	7·27 乳痈	166
7·6 椎骨错缝	119	7·28 声门闭合不全	167
7·7 腰痛	121	【附】 咽喉痛	169
7·7·1 急性腰肌扭伤	121		

下篇 小儿推拿

8 常用手法	171	9·1·3 太阳	177
8·1 推法	171	9·1·4 山根	177
8·2 揉法	172	9·1·5 人中	178
8·3 按法	173	9·1·6 迎香	178
8·4 摩法	173	9·1·7 牙关	178
8·5 掐法	173	9·1·8 囟门	179
8·6 捏法	173	9·1·9 百会	179
8·7 运法	174	9·1·10 耳后高骨	179
9 常用穴位	175	9·1·11 风池	179
9·1 头面部穴位	176	9·1·12 天柱骨	180
9·1·1 攒竹（天门）	176	9·2 胸腹部穴位	181
9·1·2 坎宫	177	9·2·1 天突	181

9·2·2 膻中	……	181
9·2·3 乳根	……	182
9·2·4 乳旁	……	182
9·2·5 胁肋	……	182
9·2·6 中脘	……	183
9·2·7 腹	……	183
9·2·8 脐	……	184
9·2·9 天枢	……	184
9·2·10 丹田	……	185
9·2·11 肚角	……	185
9·3 腰背部穴位	……	186
9·3·1 肩井	……	186
9·3·2 大椎	……	186
9·3·3 风门	……	187
9·3·4 肺俞	……	187
9·3·5 脾俞	……	187
9·3·6 肾俞	……	188
9·3·7 腰俞	……	188
9·3·8 脊柱	……	188
9·3·9 七节骨	……	189
9·3·10 龟尾	……	189
9·4 上肢部穴位	……	190
9·4·1 脾经	……	190
9·4·2 肝经	……	191
9·4·3 心经	……	191
9·4·4 肺经	……	192
9·4·5 肾经	……	193
9·4·6 大肠	……	193
9·4·7 小肠	……	194
9·4·8 肾顶	……	194
9·4·9 肾纹	……	194
9·4·10 四横纹	……	195
9·4·11 小横纹	……	195
9·4·12 掌小横纹	……	196
9·4·13 胃经	……	196
9·4·14 板门	……	196
9·4·15 内劳宫	……	197
9·4·16 内八卦	……	197
9·4·17 小天心	……	198
9·4·18 运水入土、运土入水	……	198
9·4·19 总筋	……	199
9·4·20 大横纹	……	199
9·4·21 十宣(十王)	……	200
9·4·22 老龙	……	200
9·4·23 端正	……	200
9·4·24 五指节	……	201
9·4·25 二扇门	……	201
9·4·26 上马	……	201
9·4·27 外劳宫	……	202
9·4·28 威灵	……	202
9·4·29 精宁	……	203
9·4·30 外八卦	……	203
9·4·31 一窝风	……	203
9·4·32 膊阳池	……	204
9·4·33 三关	……	204
9·4·34 天河水	……	204
9·4·35 六腑	……	205
9·5 下肢部穴位	……	206
9·5·1 箕门	……	206
9·5·2 百虫	……	206
9·5·3 膝眼	……	207
9·5·4 足三里	……	207
9·5·5 前承山	……	207
9·5·6 三阴交	……	207
9·5·7 解溪	……	208
9·5·8 大敦	……	208
9·5·9 丰隆	……	208
9·5·10 委中	……	209
9·5·11 后承山	……	209
9·5·12 仆参	……	209
9·5·13 昆仑	……	209
9·5·14 涌泉	……	210
10 常见病症治疗	……	211
10·1 婴儿腹泻	……	211
【附】痢疾	……	212
10·2 呕吐	……	213
10·3 腹痛	……	214
10·4 疳积	……	215
10·5 便秘	……	216
10·6 脱肛	……	216
10·7 肠套迭	……	217
10·8 发热	……	218
10·9 咳嗽	……	219
10·10 哮喘	……	220
10·11 百日咳	……	220
10·12 麻疹	……	221

10·13 惊风 ………………………… 222
10·14 遗尿 ………………………… 223
　【附】尿潴留 ………………… 224
10·15 小儿肌性斜颈 ……………… 225
10·16 佝偻病 ……………………… 225
10·17 夜啼 ………………………… 226
10·18 小儿麻痹后遗症 …………… 227
　【附】小儿保健 ……………… 228

附　篇

11　**自我推拿** ……………………… 230
　11·1　眼保健 …………………… 230
　11·2　上肢保健 ………………… 232
　11·3　下肢保健 ………………… 234
　11·4　腰部保健 ………………… 236
　11·5　宽胸理气法 ……………… 237
　11·6　健胃法 …………………… 238
　11·7　安神法 …………………… 239
　11·8　举例 ……………………… 240

12　**推拿麻醉** ……………………… 241
　12·1　推拿麻醉的意义和特点 … 241
　12·2　手术前的准备 …………… 241
　12·3　穴位选择 ………………… 241
　12·4　推拿麻醉手法 …………… 242
　12·5　辅助用药 ………………… 242
　12·6　推拿麻醉下的外科手术 … 243
　12·7　手术后工作 ……………… 243

13　**指拨推拿** ……………………… 244
　13·1　指拨法的基本原则
　　　——"以痛为腧，不痛用力" … 244
　13·2　指拨法的基本手法 ……… 245
　13·3　治疗举例 ………………… 245
　13·4　"指拨法"应用中的几个问题 … 246

14　**体位、递质与热敷** …………… 248
　14·1　体位 ……………………… 248
　14·2　递质 ……………………… 248
　　【附】膏摩方 ………………… 249
　14·3　热敷 ……………………… 249
　　【附】热敷方（供参考）……… 249

15　**练功** …………………………… 250
　15·1　基本步势 ………………… 250
　15·2　易筋经 …………………… 251
　15·3　少林内功 ………………… 254

上篇 总论

概述

推拿古称按摩、按跷、案、扤等,至今在我国很多地区还沿用按摩这一名称。推拿这一名称首见于我国明代,当时的《小儿推拿方脉活婴秘旨全书》、《小儿推拿秘诀》等著作就把按摩改称为推拿。这一名称的演革,本身就体现了这一疗法的发展和人们对手法认识的提高。早期的按摩疗法仅用于少数疾病的治疗,手法种类也较少,常用的是按和摩两种手法。按法是单纯的向下用力,即所谓"按而留之",摩法则是在体表作环形摩擦,属平动的范围。以后随着治疗范围的扩大,手法也相应有了发展,在实践中人们发现手法用力方向的不同对治疗作用有一定影响,从而产生了各种用力方向不同的手法,使原有的手法不断完善,还出现了包括向下的压力、向上的提力以及相对的挤压力的综合手法。手法的分类也渐趋合理,适应证逐步扩大,于是按摩这一名称逐渐被推拿这个更为明确的概念所取代。可以说由按摩改称推拿,标志着推拿发展史上的一个很大的飞跃。

推拿是人类最古老的一种疗法,又是一门年轻而有发展前途的医疗科学。从有人类开始,人们为了求得自身的生存,就要不断地从事劳动,并与自然界各种不利因素作斗争,艰巨的劳动使损伤和疾病成了人们生活中的主要威胁。在实践中人们逐渐发现按摩能使疼痛减轻或消失,在这基础上人们逐渐认识了按摩对人体的治疗作用。

人类在逐渐认识了按摩作用的基础上,有目的地把按摩用于医疗实践,并不断加以总结,就逐渐形成了推拿治疗体系。我国这一体系的形成是在两千多年前先秦两汉时期,当时有两部医学巨著,即《内经》和《黄帝岐伯按摩十卷》,这两部书第一次完整地建立了中医学的理论体系,确立了按摩作为一门医疗学科在中医学体系中的地位,因此可以说推拿是人类最古老的一种医疗方法,是中医学的一个重要组成部分。

从《内经》以及一些古籍史书、论著中,我们可以看到人类最早的治疗手段是属于物理性质的疗法,如推拿、热敷、针灸等。随着社会的进步,人们逐渐发现了自然药物的治疗作用。随着生产及科学的进一步发展,在原来的基础上又产生了化学药物,我国明代的炼丹术,就包含了化学药物的萌芽。近代又发展了生物药物。从自然药物到化学药物、生物药物的运用,标志着医疗科学的发展和进步,但这些药物都有不可避免的副作用。随着科学技术的不断发展,人们越来越认识到药物副作用的危害性。目前,国际医务界对人类古老的物理性质的治疗手段又逐渐重视起来,因为这些疗法一般都无危及人体健康的副作用,其优点是显而易见的。人类认识的这一循环,不是历史的倒退,而是符合事物发展螺旋形上升规律的。从这一角度说,推拿又是一门年轻的未来科学。

现在我们学习、继承这门古老的医疗技术,决不是单纯地仿古和复古,而应在继承的基础上,整理、发扬、提高这门古老而又特殊的医疗科学,为人类的医疗卫生事业作出新的贡献。

推拿是中医学的有机组成部分。中医理论体系的形成是建立在大量医疗实践和当时哲学思想基础上的。推拿为中医学的理论体系最早积累了大量医疗经验，为建立中医理论体系作出了一定的贡献。

从《内经》和《黄帝岐伯按摩十卷》这两部我国最早的医学巨著中，按摩所占比重之大，就可以看到推拿在中医学体系中的重要性。《黄帝岐伯按摩十卷》虽已佚，但从现存的《内经》中还可明显看到有不少内容论述了推拿疗法，并在此基础上推理和总结出许多中医学的基本理论。如《素问·举痛论》说："……寒气客于背俞之脉则脉泣，脉泣则血虚，血虚则痛，其俞注于心，故相引而痛。按之则热气至，热气至则痛止矣。"这段文字中，至少提出了"不通则痛，通则不痛"的基本病理变化和"寒者热之"的治疗方法。《内经》共三十六卷一百六十二篇，其中素问有九篇论及推拿，灵枢有五篇论及推拿。由此可以看出，推拿对中医学理论体系的建立所起的作用。同样，长期以来中医基本理论指导着推拿的临床实践，对推拿的进一步发展又起了推动作用。

推拿是一门医疗科学，作为一个推拿医生必须掌握必要的医学基础理论及有关疾病的发生发展规律，同时还要掌握手法的操作方法，手法的基本作用及推拿对每个具体疾病的治疗方法，并在此基础上了解研究治疗原理的方法及国内外研究动态。因此，学习推拿除了要学习和掌握有关的医学理论知识外，还必须十分重视实践经验的积累，其中包括手法的基本训练和临床实践。

1 推拿简史

推拿是一种古老的医治疾病的方法,远在两千余年前的春秋战国时期,按摩疗法就被广泛地应用于医疗实践,当时民间医生扁鹊运用按摩、针灸,成功地抢救了尸厥患者。我国现存最早的医学著作,秦汉时期的《内经》中记载了按摩可以治疗痹证、痿证、口眼歪斜和胃痛等,并描述了有关的按摩工具,如"九针"中的"员针"、"鍉针"。可见那时按摩和针灸的关系较为密切,常常结合使用。《素问·异法方宜论》:"中央者,其地平以湿,天地所以生万物也众。其民食杂而不劳,故其病多痿厥寒热,其治宜导引按跷,故导引按跷者,亦从中央出也。"这里的中央即我国的中部地区,相当于今之河南洛阳一带。从上述经文中可以推断出,我国的按摩最早发源于河南洛阳地区,我国第一部按摩专著《黄帝岐伯按摩十卷》(已佚),也是秦汉时期成书的。在《金匮要略》中已经有关于"膏摩"的记载。由此可见,我国在秦汉以前,推拿疗法已被普遍应用。

魏晋隋唐时期,设有按摩专科,有了按摩专科医生。如隋代设有按摩博士的职务,到唐代又设立了按摩科,还把按摩医生分成按摩博士、按摩师和按摩工的等级。按摩博士在按摩师和按摩工的辅助下,教按摩生"导引之法以除疾,损伤折跌者正之",开始了有组织的按摩教学工作。这个时期,自我按摩作为按摩的一个内容十分盛行。晋代的《抱朴子·内篇·遐览》中提到有《按摩经导引经十卷》(已佚),隋代的《诸病源候论》每卷之末都附有导引按摩之法。自我按摩的广泛开展,说明按摩疗法重视预防,注意发挥病人与疾病作斗争的主观能动性。隋唐时期,在人体体表施行按摩手法时,涂上中药制成的膏,于是一种既可防止病人表皮破损又可使药物和手法作用相得益彰的膏摩方法有了发展。膏的种类很多,有莽草膏、丹参膏、乌头膏、野葛膏、陈元膏和木防己膏等,根据不同病情选择应用。而且膏摩还可用以防治小儿疾病,《千金要方》中指出:"小儿虽无病,早起常以膏摩囟上及手足心,其辟寒风。"

这时期按摩的治疗范围也逐渐扩大,如《唐六典》说:按摩可除"风、寒、暑、湿、饥、饱、劳、逸"八疾。《外台秘要》说:"如初得伤寒一日,若头痛背强,宜摩之佳。"《诸病源候论》说:"……相摩拭目,令人目明。"《肘后备急方·救卒中恶方》说:"救卒中恶死……令爪其病人人中,取醒。"

由于这一时期,我国经济、文化、交通等均有较大发展,对外文化交流出现了欣欣向荣的局面,我国医学在这一时期传入朝鲜、日本、印度等国家。

宋金元时期,推拿运用的范围更加广泛。如宋代医生庞安时"为人治病率十愈八九……有民家妇孕将产,七日而子不下,百术无所效……令其家人以汤温其腰腹,自为上下按摩,孕者觉肠胃微痛,呻吟间生一男子",运用了按摩法催产。这个时期中又比较重视推拿手法的分析,如《圣济总录》中说:"每按可摩,时兼而用,通谓之按摩;按之弗摩,摩之弗按,按止以手,摩或兼以药,曰按曰摩,适所用也……世之论按摩,不知析而治之,乃合导引而解之。夫不知析而治之,固已疏矣,又合以导引,益见其不思也。大抵按摩法,每以开达抑遏为义,开达则壅蔽者以之发散,抑遏则慓悍者有所归宿。"这种对每个具体手法的分析,使人们对推拿治疗作用的认识有了进一步提高。恩格斯指出,对自然界分门别类地分析研究是"在认识自然界方面获得巨大进展的基本条件"。在这以前,有关的医学著作中,谈到按摩的作用,多以"温通闭塞"解释。到了那时,《儒门事亲》中就提出导引按摩具有解表发汗的作用。

明代,封建社会处于没落时期,资本主义生产方式已有萌芽,新的生产方式的产生,伴随了医学科学的发展。当时,不仅设有按摩科,而且按摩在治疗小儿疾病方面,已经积累了丰富的经验,形成了小儿推拿的独特体系,如小儿推拿的穴位有点,也有线(如前臂的"三关"、"六腑")和面(如手指指面部的"脾"、"肝"、"心"、"肺"、"肾"等)。在小儿推拿临床实践的基础上,又有不少小儿推拿专著问世,如《小儿按摩经》、《小儿推拿方脉活婴秘旨全书》、《小儿推拿秘诀》等,其中《小儿按摩经》可算是我国现存最早的推拿书籍。按摩又有推拿之称正是从这时小儿推拿的名称而开始的。明代的民间推拿医生比较活跃,《香案牍》中记载"有疾者,手摸之辄愈,人呼为摸先生",这位摸先生就是民间推拿医生。

清代,太医院虽不设推拿科,但由于其疗效卓著,受到人民的欢迎,因此在民间仍有较大的发展,陆续有不少推拿专著问世,其中著名的有熊应雄的《小儿推拿广意》,骆如龙的《幼科推拿秘书》,钱怀邨的《小儿推拿直录》,明·周于藩著,清·张振鋆重编的《厘正按摩要术》,夏云集的《保赤推拿法》。此外,在非推拿专著如吴师机著的《理瀹骈文》、夏鼎著的《幼科铁镜》等著作中,也有关于推拿法的介绍。清代对推拿手法治疗伤科疾病作了较系统的总结,如《医宗金鉴》把摸、接、端、提、按、摩、推、拿列为伤科八法。从以上的著作中,不但可以看到推拿临床经验的日益积累,而且在理论上也有很大的提高,对推拿的适应证和治疗法则,也有了比较系统和全面的阐述。

解放前,国民党政府在1929年召开第一次"中央卫生委员会议",提出了"废止旧医,以扫除医事卫生之障碍"的方针,1936年又提出"国医在科学上无根据"一律不许执业。祖国医学遭到了严重的摧残,推拿更是濒于湮没。当时从事医疗推拿者寥寥无几,但由于推拿确是一门行之有效的医疗科学,具有内在的强大生命力,因此在这艰难的环境下,推拿在民间还是有一定程度的发展,如在一指禅推拿的基础上,逐渐发展形成了㨰法推拿流派;在练功和武术的基础上,逐渐发展形成了平推法推拿或称内功推拿流派。

解放后,在党的中医政策指引下,祖国医学中的推拿疗法,得到了重视,在上海1956年开设推拿训练班,1958年成立推拿专科门诊部,同年又开设了推拿专科学校,邀请当时全国著名推拿专家任教,培养推拿专业人才。在二十世纪五十年代推拿治疗范围已包括内、外、妇、儿、伤、五官等各种疾病,同时开展了推拿的生理作用和治疗原理的初步研究,也开始了对推拿历史文献的整理研究工作。对推拿手法的基本要求——有力、柔和、持久、深透,就是在这时明确提出,并得到推拿学术界的公认。在1959年有人提出用生物力学的方法来研究推拿的设想,并开始作了初步探索。这个时期出版推拿专著十余种,发表论文七十余篇。

到六十年代的上半期,在我国初步建立了一支推拿专业队伍,并做了大量的继承、整理工作。出版专著十余本,发表论文二百七十余篇。推拿麻醉就在这个时期获得初步成功。

六十年代下半期到七十年代上半期,推拿事业遭到极大破坏。关闭了当时全国唯一的推拿学校,撤销了上海市推拿门诊部及全国很多医院中的推拿科,专业队伍遭到严重摧残,当时推拿治疗范围缩小到仅治疗三种疾病(扭伤、腰椎间盘突出症、漏肩风),学术活动完全停止。但人民群众是欢迎推拿的,由于客观上需要,1974年上海中医学院在全国第一个成立了针、推、伤专业。

1976年10月后,随着国家的稳定和发展,推拿学术活动逐步恢复。中央卫生部十分重视推拿事业的发展,1979年上海中医学院成立了针灸、推拿系,为培养推拿专业人才创造了条件。

1979年7月在上海首次召开了全国性的推拿学术经验交流会,全国二十七个省市一百零八位代表参加,交流论文九十八篇;推拿事业在全国逐步得到发展。1982年北京中医学院亦成立了针灸、推拿系,全国有条件的中医学院都相继开始筹建针灸、推拿系,这必将进一步促进推拿事业的发展。

推拿具有独特的医疗作用,目前已引起国际医务界的重视,许多国家都已开展对这方面的研究工作。古老的推拿疗法,正在为人类的医疗保健事业作出新的贡献。

2 推拿的作用原理

2·1 推拿治疗的基本原理

推拿属中医外治法范畴,是医者视病情施用手法治疗的一门中医学科。推拿通过手法作用于人体体表的特定部位,以调节机体的生理、病理状况,达到治疗效果。也就是说:医生通过"手法"所产生的外力,在患者体表特定的部位或穴位上作功,这种功是医生根据具体的病情,运用各种手法技巧,所作的有用的功,从而起到纠正解剖位置的作用;这种功也可转换成各种能,并深透到体内,改变其有关的系统内能,从而起到治疗作用;这种"能"可作为信息的载体,向人体某一系统或器官传入信号,起调整脏腑功能的治疗作用。然而,影响信息传递的主要因素不是载体能量的大小,而是与信号强度和干扰强度的比值有关。当然机体对信息载体的能量大小也有一定的要求,即低于阈限的信号就不足以推动系统中的下一环节。其基本原理如下:

2·1·1 纠正解剖位置的异常

凡关节错位、肌腱滑脱等,因有关组织解剖位置异常而致的病症,均可通过外力直接作用加以纠正,如骶髂关节错位、椎骨错缝等,可根据其不同的情况,采取相应的治疗方法,使错位得以整复。

2·1·2 改变有关的系统内能

某一系统内能的失调,可导致该系统出现病变,而某一系统的病变也必然引起该系统内能的异常。通过对失调的系统内能进行适当的调整,使其恢复正常,就能起到积极的治疗作用。如肌肉痉挛者,通过手法使有关肌肉系统内能得到调整,则肌肉痉挛就得到解除;气滞血瘀者,通过手法使气血系统内能增大,加速气血循行,从而起行气活血的作用,解除因气滞血瘀引起的各种病证。

2·1·3 信息调整

通过现代生理学的研究,人们认识到人体的各个脏器都有其特定的生物信息(各脏器的固有频率及生物电等),当脏器发生病变时有关的生物信息就会发生变化,而脏器生物信息的改变可影响整个系统乃至全身的机能平衡。通过各种刺激或各种能量传递的形式作用于体表的特定部位,产生一定的生物信息,通过信息传递系统输入有关脏器,对失常的生物信息加以调整,从而起到对病变脏器的调整作用。这是中医推拿治疗的依据之一,这是建立在人体生物电、生物力学、生物内能,以及组织器官的生理、生化、解剖学理论基础上的一种古老而又崭新的治疗途径。中医推拿在这方面积累了很多实践经验,如在缺血性心绞痛患者的有关腧穴上,用较轻的按揉法治疗,输入调整信息,可起到增加冠状动脉的血流量的作用,从而缓解症状。

2·1·4 纠正解剖位置与转变系统内能的结合

凡因各种原因导致解剖位置异常者,有关的系统内能必然发生改变,由于系统内能的改变,又会造成疾病的进一步发展。治疗时必须兼顾这两方面。如:冻肩的治疗关键在于活动患肩,使粘连得以松解,但本病患者肩部疼痛剧烈,肌肉痉挛,活动困难,因此治疗首先要调整有关肌肉组织的系统内能,使肌痉挛缓解,然后才能活动其关节。在活动关节使粘连松解时,极有可能造成新的损伤,通过手法来改变患部的系统内能,加强气血运行,促进损伤修复,从而消除了因活动关节而产生损伤的副作用,保证了推拿的良好疗效。

2.1.5 纠正解剖位置与改变系统内能、调整信息的结合

临床上经常见到因某一部位解剖位置的异常而使其相应的脏腑发生病变,这是因为某一解剖位置的失常,必然会使有关组织的系统内能和生物信息发生变化,从而造成有关组织、器官的病变。对这类病症的治疗就必须根据具体情况用纠正解剖位置的失常和调整信息相结合以及改变系统内能的方法。如:胆囊炎、胆绞痛,其基本病理是oddi氏括约肌痉挛,胆汁排出困难,而oddi氏括约肌受胸8、9交感神经支配,第八、九胸椎后关节的错位是本病发生的原因之一,因此纠正第八、九胸椎后关节错位,是治疗的关键。但因本症疼痛剧烈,整复手法很难完成,必须在有关穴位(胆俞、胆囊穴)用点揉法治疗,通过改变系统内能和调整信息,使疼痛缓解后,再施以后关节整复手法,纠正解剖位置的异常,从而消除因解剖位置失常而产生的病变信息,使症状得以解除。

总之,推拿治疗的基本原理不外乎是"力"、"能"和"信息"三方面的作用。

2.2 推拿对伤筋的治疗原理

凡是人体各个关节、筋络、肌肉受外来暴力撞击,强力扭转,牵拉压迫或因不慎而跌仆闪挫,或体虚、劳累过度及持续活动、经久积劳等因素所引起的损伤,而无骨折、脱位或皮肉破损的均称为伤筋,推拿治疗伤筋有独到之处,这已被无数临床实践所证实。伤筋无论是急性或是慢性,疼痛往往是其主要症状。中医认为损伤后,由于血离经脉,经脉受阻,气血流行不通,"不通则痛"。治疗的关键在于"通","通则不痛"。推拿手法是通过什么途径达到"通"而使其"不痛"的呢?本节将着重讨论这个问题。

2.2.1 舒筋通络

损伤后,肌肉附着点和筋膜、韧带、关节囊等受损害的软组织,可发出疼痛信号,通过神经的反射作用,使有关组织处于警觉状态,肌肉的收缩、紧张直至痉挛便是这一警觉状态的反映,其目的是减少肢体活动,避免对损伤部位的牵拉刺激,从而减轻疼痛。这是人体自然的保护性反应。此时,如不及时治疗,或是治疗不彻底,损伤组织可形成不同程度的粘连、纤维化或瘢痕化,以致不断地发出有害的冲动,加重疼痛、压痛和肌肉收缩紧张,继而又可在周围组织引起继发性疼痛病灶,形成恶性疼痛环。但不管是原发病灶或继发病灶,都可刺激和压迫神经末梢及小的营养血管,造成新陈代谢障碍,进一步加重"不通则痛"的病理变化。从实际经验中得知,凡有疼痛则肌肉必紧张,凡有肌紧张又势必疼痛,它们成为互为因果的两个方面。我们的治疗目标应针对疼痛和肌紧张这两个主要环节,打破恶性循环,以利于组织的修复和功能恢复。临床治疗中我们看到,消除了疼痛病灶,肌紧张也就解除;如果使紧张的肌肉松弛,则疼痛和压迫也可以明显减轻或消失,同时有利于病灶修复。

推拿是解除肌肉紧张、痉挛的有效方法,因为推拿不但可直接放松肌肉,并能解除引起肌紧张的原因,即:既可治标也可治本,做到标本兼治。

推拿直接放松肌肉的机理有三个方面:一是加强局部循环,使局部组织温度升高;二是在适当的刺激作用下,提高了局部组织的痛阈;三是将紧张或痉挛的肌肉充分拉长,从而解

除其紧张痉挛,以消除疼痛。充分拉长紧张痉挛肌肉的方法是强迫伸展有关的关节,牵拉紧张痉挛的肌束使之放松。例如:腓肠肌痉挛,可充分背屈踝关节;腰背肌群痉挛,可大幅度旋转腰椎关节或作与肌纤维方向垂直的横向弹拨,对于有些通过上法仍不能使之放松的患者,则可先令其将关节处于屈曲位,在肌肉放松的位置进行操作。以腓肠肌痉挛为例:可先充分跖屈踝关节,然后自上而下用力推、扳、按、揉腓肠肌的后侧。其他均可根据同理类推。上面两种方法,前者是直接牵拉肌肉,后者是先放后拉,目的都是为了让肌组织从紧张状态下解放出来,达到舒筋活络的目的。

推拿可以消除导致肌紧张的病因,其机理有三个方面:一是加强损伤组织的循环,促进损伤组织的修复。二是在加强循环的基础上,促进因损伤而引起的血肿、水肿的吸收。三是对软组织有粘连者,则可帮助松解粘连。在治疗中抓住原发性压痛点是关键。《灵枢·经筋》中就有"以痛为腧"的记载。一般损伤后的压痛部位可有肌纤维断裂、韧带剥离、软骨挫伤等病理变化,也可有因损伤而致的创伤性炎症所造成的软组织粘连、纤维化、瘢痕化等病理变化。推拿通过各种手法,给以恰当的治疗,这些病理变化大部分都能治愈。大多数压痛点是损伤的部位,也是推拿治疗的关键部位。因此,压痛点的寻找要认真仔细,力求定位准确,不要被大范围的扩散痛和传导痛所迷惑。一般说,最敏感的压痛点往往在筋膜、肌肉的起止点,两肌交界或相互交错的部位,这是因为筋膜处分布的神经末梢比较丰富,肌肉起止点和交界、交叉部分则因所受应力大,长期摩擦容易发生损伤。通过对压痛点的治疗,消除了肌紧张的病理基础,为恢复肢体的正常功能创造了良好的条件。

舒筋通络,可使紧张痉挛的筋肉放松,气血得以畅通,因此可以说是松则通,通则不痛。

必须说明:这里讲的"松"是建立在对损伤的病因病理及组织结构有充分认识基础上的,与盲目地"松松筋骨"不可同日而语。对推拿医生来说,要行之有据,操之有理,一举一动恰到好处,方为上工。

2·2·2 理筋整复

在软组织损伤部位,通过手指细心触摸,拈捻忖度,从摸得的形态、位置变化等,可以帮助我们了解损伤的性质。《医宗金鉴》手法总论中说"以手摸之,自悉其情",并记载了筋歪、筋断、筋翻、筋转、筋走等各种病理变化,说明古人对检查的重视,并积累了丰富的诊断经验。虽在 X 线检查已经普遍应用的现代,可以清楚地看到骨骼的形态,但对许多软组织仍难以观察,因此,触诊在临床上仍不失其极为重要的意义。对于在触诊中发现的不同组织、不同形式的错位逆乱,要及时回纳纠正,使筋络顺接,才能气血运行流畅,通则不通。

肌肉、肌腱、韧带完全破裂者,须用手术缝合才能重建,但部分断裂者则可使用适当的手法理筋,使断裂的组织抚顺理直,然后加以固定,这可使疼痛减轻和有利于断端生长吻合。

肌腱滑脱者,在疼痛部位能触摸到条索样隆起,关节活动严重障碍。若治疗不当,可转化为肌腱炎,产生粘连。为此,须及早施用弹拨或推扳手法使其回纳。

关节内软骨板损伤者,往往表现为软骨板的破裂或移位,以致关节交锁不能活动,通过适当的手法使移位嵌顿的软骨板回纳,可解除关节的交锁,疼痛明显减轻。

腰椎间盘突出者,每见腰痛与下肢窜痛,腰部活动受限,行走不便。应用适当的手法,可促使突出的髓核回纳或移位,解除髓核对神经根的压迫或改善髓核与神经根的压迫关系,而使疼痛消除或减轻。

脊柱后关节错位者,其棘突向一边偏歪,关节囊及邻近的韧带因受牵拉而损伤,也能用斜扳法或旋转法纠正。

骶髂关节半脱位者,因关节滑膜的嵌顿挤压及局部软组织的牵拉而疼痛难忍,通过斜扳法及伸屈髋膝等被动活动,将错位整复,疼痛也随之减轻或消失。

总之,对骨缝开错、韧带损伤等要积极采取措施,拨乱反正,令各守其位,才能有利于肌肉痉挛的缓解和关节功能的恢复。由此可见,理筋整复可使经络关节通顺,即顺则通。但必须认识到盲目推拿不但终无裨益,而且有加重断裂、错位等病变之弊。要注意:只有"法之所施,使患者不知其苦,方称为手法也"(《医宗金鉴·正骨心法要旨》)。

2.2.3 活血祛瘀

"动"是推拿疗法的特点。在治疗过程中,对患者来说"动"包括三个方面:一是促进肢体组织的活动;二是促进气血的流动;三是肢体关节的被动运动。

推拿手法对柔软体腔内的脏器有直接促进和调整其功能活动的作用。例如:在腹部进行适当的手法可调整胃肠的活动,这早已被大量临床实践所证实。

促进机体活动,对于加速软组织损伤恢复的影响也可在实验中得到证明。适当的手法可调节肌肉的收缩和舒张,使组织间压力得到调节,以促进损伤组织周围的血液循环,增加组织灌流量,从而起到"活血化瘀"、"祛瘀生新"的作用。

不仅如此,适当的手法还可使肌肉间的力学平衡得以恢复。近年来,有人用补偿调节论来解释软组织损伤的机理,认为一旦肌肉痉挛,可引起对应肌肉的相应变化,称对应补偿调节,如左侧腰肌紧张,引起右侧腰肌的补偿调节,而腰背肌紧张,又可引起腹肌的补偿调节,这称作系列调节。对应调节和系列调节所产生的肌紧张、痉挛,同样可引起软组织的损伤反应。临床不乏见到一侧腰痛日久不愈而引起对侧腰痛、腰痛日久又引起背痛或臀部痛的病例,推拿能使肌肉间不协调的力学关系得到改善或恢复,从而使疼痛减轻或消失。

被动运动是推拿手法的一个重要组成部分。对关节粘连僵硬者,适当的被动活动则有助于松解粘连,滑利关节;对局部软组织变性者,则可改善局部营养供应,促进新陈代谢,增大肌肉的伸展性,从而使变性的组织逐渐得到改善或恢复。

综上所述,祖国医学"通则不痛"的理论,在伤筋的推拿治疗中可具体化为"松则通"、"顺则通"、"动则通"三个方面。实际上这三者是不能绝对分割的。"松"、"顺"、"动"三者有机地结合在一起,彼此密切关联,"松"中有"顺","顺"中有"松",而"动"也是为了软组织的"松"和"顺",这三者总合起来可达到"通则不痛"的目的。

2.3 推拿对调整气血及内脏功能的基本原理

凡疾病的发生、发展、变化与患病机体的体质强弱和致病因素的性质有极为密切的关系。病邪作用于人体,正气奋起抗邪,正邪斗争,破坏了人体的阴阳相对平衡,使脏腑气机升降失常,气血功能紊乱,从而产生了一系列的病理变化。

《素问·阴阳应象大论》说:"阴阳者,天地之道也,万物之纲纪,变化之父母,生杀之本始,神明之府也。"人体内部的一切矛盾斗争与变化均可以阴阳概括,如脏腑、经络有阴阳,气血、营卫、表里、升降等都分属阴阳,所以脏腑经络的关系失常、气血不和、营卫失调等病理变化,均属于阴阳失调的范畴。总之,阴阳失调是疾病的内在根据,它贯穿于一切疾病发生发展的始终,所以《景岳全书·传忠录》说:"医道虽繁,可一言以蔽之曰阴阳而已。"

阴阳失调,是指人体在疾病过程中,由于阴阳偏盛、偏衰、失去相对平衡,所出现的阴不制阳、阳不制阴的病理变化,它又是脏腑经络、气血、营卫等相互关系失调,以及表里出入、上下升降等气机运动失常的概括。六淫七情饮食劳倦等各种致病因素作用人体,必须通过机体内部的阴阳失调,才能形成疾病。

推拿对内脏功能有明显的调整阴阳平衡的作用,如:肠蠕动亢进者,在腹部和背部进行适当的推拿,可使亢进者受到抑制而恢复正常。反之,肠蠕动功能减退者,则可促进其蠕动恢复正常。这说明推拿可以改善和调整脏腑功能,使脏腑阴阳得到平衡。这种调整阴阳的作用是通过经络、气血而起作用的。因为经络遍布全身,内属于脏腑,外络于肢节,沟通和联络人体所有的脏腑、器官、孔窍及皮毛、筋肉、骨骼等组织,再通过气血在经络中运行,组成了整体的联系。推拿手法作用于体表局部,在局部通经络、行气血、濡筋骨,并通过气血、经络影响到内脏及其他部位。

2·3·1 推拿对气血的作用

2·3·1·1 气血的生成　气、血是构成人体的基本物质,是正常生命活动的基础,人的生命活动是气、血运动变化的结果。

人体中最基本的气是元气,它的生成有赖于肾中的精气,水谷精气和自然清气的结合,其生理功能的发挥有赖于气机的调畅。

血是由脾胃运化的水谷精气化生而成。血与营气共行脉中,在心、肝、脾的作用下流注全身,起濡养全身肢体脏腑的作用。

由此可见,气、血的生成都需水谷精微的充分供给,而这又有赖于胃的受纳腐熟功能及脾的运化功能。脾的运化功能包括消化、吸收及输布精微诸方面。推拿是通过健脾胃,促使人体气、血的生成,同时通过疏通经络加强肝的疏泄功能来促进气机的调畅,这样又加强了气生血、行血、摄血的功能,促进或改善人体生理循环,使人体气血充盈而调畅。《灵枢·平人绝谷》说:"血脉和利,精神乃居。"

2·3·1·2 推拿对脾胃功能和气血循行的作用　气血精乃是人体生命活动的物质基础,其充足与否直接影响到脏腑的生理功能,然而先天之精需得脏腑精气的培育,气血充盈通顺须赖五脏六腑的生化,脏腑气机的调畅。脾胃乃后天之本、气血生化之源,因此脾之健运、胃之受纳是人体生理功能的基本保证。

胃主受纳主降,脾主运化主升。胃的受纳腐熟水谷为脾的运化提供了来源。脾的运化又是胃继续受纳的必要条件。脾必须把水谷精微上输至肺,这种输布作用称为"升"。胃必须向下传送食物,不使停留才能完成消化过程,所以说"胃以通降为顺"。

推拿对脾胃的调节主要是通过加强胃腑功能、调畅气机而实现的,临床治疗经常用摩腹来促进胃的通降功能;用一指禅推、揉、按等法治疗脾俞、胃俞、足三里,或用擦法在背部督脉及脾胃区域治疗,以促进脾胃及全身气血的运行,达到增强脾运化功能的作用。

推拿对气血运行的作用,除了通过疏通经络和加强肝疏泄功能达到外,还可通过手法的直接作用来改变气血运行的系统内能,达到促进气血运行的作用。

2·3·2 推拿的补泻作用对内脏功能的调节

"虚者补之,实者泻之",是中医治疗的基本法则之一。"补"乃补正气之不足。凡能补充人体物质之不足或增强人体组织某一功能的治疗方法,即谓之"补"。"泻"乃泻邪气之有余。凡是有直接祛除体内病邪的作用,或抑制组织器官功能亢进的治疗方法,则谓之"泻"。

"补"和"泻"虽是两种作用相反的对立面,但又相互关联。他们共同目的都是调节阴阳,增强人体的正气,所以补、泻之间的关系是对立统一的关系。

古人在长期的医疗实践中,对推拿手法的补泻作用积累了丰富的经验,并进行了不断的总结,特别在小儿推拿治疗时十分强调补泻。

临床实践证实推拿对促进机体功能,确实有很大的作用。例如:推拿特定的部位对促进胃肠蠕动的作用,对气血运行的影响等。同时推拿也是具一定的抑制机体机能亢进的作用。例如:推拿颈项部(桥弓穴)有平肝潜阳的作用,点按脾俞、胃俞有缓解胃肠痉挛的作用等。因此,推拿治疗虽无直接补、泻物质进入体内,但依靠手法在体表一定部位的刺激,可起到促进机体功能和抑制其亢进的作用,就这些作用的本质来看,是属于"补"、"泻"范畴。

推拿治疗中补、泻作用乃是手法刺激在人体某一部位,使人体气血津液、经络脏腑产生相应的变化。因此,推拿的补泻必须根据病员的具体情况,把手法的轻重、方向、快慢,刺激的性质及治疗的部位相结合起来,才能体现出来。

2·3·2·1　手法刺激性质与量对内脏的"补""泻"作用　对某一脏腑来说,弱刺激能活跃兴奋生理功能,强刺激能抑制生理功能。例如:脾胃虚弱,则在脾俞、胃俞、中脘、气海等穴用轻柔的一指禅推法进行较长时间的节律性刺激,可取得较好的效果;胃肠痉挛则在背部相应的腧穴用点、按等较强烈的手法作较短时间的刺激,痉挛即可缓解。对高血压的治疗也是如此,由于肝阳上亢而致的高血压,可在颈项部(桥弓穴)用推、按、揉、拿手法作较重的刺激,以起到平肝潜阳的作用,从而降低血压;由于痰湿内阻而致的高血压,则可在腹部及背部脾俞、肾俞用推摩等手法,作较长时间的轻刺激,以健脾化湿,从而使血压降低。

由此可知,作用时间较短的重刺激,可抑制脏器的生理功能,可谓之"泻";作用时间较长的轻刺激可活跃兴奋脏器生理功能,即可谓之"补"。从这一意义上说,重刺激为"泻"、轻刺激为"补",但这种因手法刺激的轻重所起的补、泻作用,其补泻的压力分界量,是随个人的体质以及各个不同刺激部位接受刺激的阈值而异。在临床上则是以病员有较强烈的酸胀感和较轻微的酸胀感来作分界量,当然这仅是一个近似值。

但是,推拿手法对内脏的补、泻作用,除了和手法的轻重有关外,还和具体的刺激部位有密切关联。因此,根据疾病选择适当的治疗部位,根据病情和病员的体质采用不同量的轻重手法,根据不同的治疗部位选用相适应的手法,是推拿补泻作用的关键。

2·3·2·2　手法频率和方向与"补泻"的关系　手法频率在一定范围内的变化,这仅是个量的变化。但超过一定范围的变化,则可出现从量变到质变的飞跃。如在临床运用中,频率高的"一指禅推",常用在治疗痈肿疮疖等外科疾病上,有活血消肿、托脓排毒的作用。而一般频率的一指禅推法,对外科的痈疖却是不适宜的。因为高频率的"一指禅推法"(缠法)相对一般频率的"一指禅推法"来说,手法操作特点是作用面积小,压力轻,摆动的振幅小。因此每一次手法摆动的能量释放相对比一般的小,能量扩散也相应减小,这样每次手法对作用面外的组织影响就显著减小,从而减少病灶扩散的机会,消除了手法对外科痈疖治疗的副作用。

然而因为手法的频率高,治疗的总能量不变,而作用面积小,能量扩散少,又使单位面积的有效能量(深透)增大。再加选择适应的治疗部位,这样既可起"清、消、托"的作用,又可克服对周围组织挤压的副作用,这种手法称之谓"泻",反之则为"补"法。古人对手法频率与补、泻的关系也有记载,周于藩曰:"缓摩为补,急摩为泻。"

关于手法方向与补、泻的关系,历代文献中有较多的记载。如明代《小儿按摩经》说:

"掐脾土,曲指左转为补,直推为泻。"清代《小儿推拿广意》说:"运太阳往耳转为泻,往眼转为补。"《幼科推拿秘书》说:"左转补兮,右转泄。""肾水一纹是后溪推下为补,上为清;小便闭塞清之妙,肾经虚损补为能。"

历代文献中有关补泻的记载,虽然大部分用于小儿推拿,但临床上在治疗成人病症时,也常涉及手法方向的补泻问题。如在腹部摩腹,手法操作的方向与在治疗部位移动的方向均为顺时针方向时,有明显的通便泻下作用;若手法操作的方向为逆时针,而在治疗部位移动的方向为顺时针,则可使胃肠的消化功能明显增强,起健脾和胃的作用。前者为泻,后者为补。

综上所述,推拿在治疗中首先要仔细辨证,然后根据"扶正达邪"或"祛邪存正"的原则,确定补泻方法,这样才能充分发挥推拿的治疗作用。

2·3·3 治疗部位的选择

推拿手法通过其刺激的强弱,作用时间的长短,频率的快慢以及手法方向的变化等各种不同性质和量的刺激作用于体表的经络俞穴,从而对具体的脏腑起补泻作用。因此在对具体脏腑病证的治疗部位(穴位)的选择时,要特别注意穴位的性能。

2·3·3·1 五输穴 十二经脉在四肢肘、膝以下各有井,荥,输,经,合五个特定穴,称为五输穴。《灵枢》说:"病在脏者,取之井;病变于色者,取之荥;病时间时甚者,取之输;病变于音者,取之经;经满而血者,病在胃,及以饮食不节得病者,取之合。"《难经·六十八难》还作了补充解释,说:"井主心下满,荥主身热,输主体重节痛,经主喘咳寒热,合主逆气而泄。"

五输中的合穴,对治疗腑病有着重要作用。《灵枢·邪气脏腑病形》说:"荥输治外经,合治内腑。"治疗六腑病的合穴,又以足三阳经的合穴为主。胃、膀胱、胆出于足三阳,而大肠、小肠、三焦虽然上合于手经,同时也出于足三阳。如《灵枢·本输》所说的:"六腑皆出足三阳,上合于手者也。"这是因为六腑居于腹部,与足经的关系密切,所以在足三阳经上各有其合穴。胃合于足三里,大肠合于上巨虚,小肠合于下巨虚,都属于足阳明胃经。《灵枢·本输》又说"大肠,小肠皆属于胃",说明其生理功能是上下相承的。膀胱合于委中,三焦合于委阳,都属于足太阳膀胱经,是由于三焦水道出属膀胱的关系。胆合于阳陵泉。以上即为六腑的下合穴。推拿治疗腑病时,可选取有关合穴。

2·3·3·2 原穴 原穴是脏腑原气所经过和留止的穴位。《灵枢·九针十二原》说:"五脏有疾也,应出十二原。"《难经》说:"五脏六腑之有病者,皆取其原也。"阴经的原穴即五输穴中的输穴,两者是相同的。阳经则于输穴之外,另有原穴。肺原于太渊;心包原于大陵;心原于神门;脾原于太白;肝原于太冲;肾原于太溪;大肠原于合谷;三焦原于阳池;小肠原于腕骨;胃原于冲阳;胆原于丘墟;膀胱原于京骨。推拿对脏病的治疗常取有关原穴。

2·3·3·3 络穴 络穴是络脉所属的穴位。络穴对于疏调表里经病患最为常用。表病及里或里病及表的,可取其相合的络穴。

在四肢部,十二经各有一络穴,沟通表里两经之间的相合关系,在躯干部的前、后、侧又有任脉、督脉络和脾之大络,散布于一定的部位,总为十五络穴。肺络于列缺;大肠络于偏历;胃络宁丰隆;脾络于公孙;心络于通里;小肠络于支正;膀胱络于飞扬;肾络于大钟;心包络于内关;三焦络于外关;胆络于光明;肝络于蠡沟;任脉络于鸠尾;督脉络于长强,脾之大络为大包。

2·3·3·4 郄穴 郄穴是指经脉气血曲折汇聚的孔隙。郄穴多用于治疗急性病症,如本经脏腑经络之气突然闭塞时所发生的急性病症、痛症。

在四肢部,十二经郄穴之外,阴跷、阳跷、阴维、阳维四奇经亦各有郄穴,总为十六郄穴。手太阴之郄是孔最;手厥阴之郄是郄门;手少阴之郄是阴郄;手阳明之郄是温溜;手少阳之郄是会宗;手太阳之郄是养老;足太阴之郄是地机;足厥阴之郄是中都;足少阴之郄是水泉;足阳明之郄是梁丘;足少阳之郄是外丘;足太阳之郄是金门;阳跷脉之郄是跗阳;阴跷脉之郄是交信;阳维脉之郄是阳交;阴维脉之郄是筑宾。

2·3·3·5 背俞穴与腹募穴　背俞穴是五脏六腑之气输注于背部的一些特定穴位。腹募穴是脏腑之气聚集于腹部的一些特定穴位。推拿临床常用背俞穴与腹募穴相配,用以治疗有关的各脏腑病症,有调整脏腑功能的作用,而且通过对脏腑功能的调整,还能治疗与脏腑有关的周身和五官疾患。

2·3·3·6 八会穴　八会穴是指脏、腑、气、血、筋、脉、骨、髓八者的会合穴。脏会于章门;腑会于中脘;气会于膻中;血会于膈俞;筋会于阳陵泉;脉会于太渊;骨会于大杼;髓会于绝骨。《难经·四十五难》说:"热病在内者,取之会之气穴也。"推拿临床应用,不限于热病,而着重在内症。任何脏腑疾病都可取其有关的会穴。

2·3·3·7 八脉交会穴　八脉交会穴是四肢通于奇经八脉的八个穴位,八脉交会穴分布在上肢和下肢,应用时应上下配合,其配伍是:足太阴通冲脉,会于公孙;手厥阴通阴维,会于内关;手太阳通督脉,会于后溪;足太阳通阳跷,会于申脉;足少阳通带脉,会于足临泣;手少阳通阳维,会于外关;手太阳通任脉,会于列缺;足少阴通阴跷,会于照海。八脉交会穴在治疗上适用于有关奇经的病症。

2·3·3·8 交会穴　一穴同属于数经者,称交会穴。也即数条经脉经过这一穴位,其中主要的一经,称为本经,相交会的经为邻经。这类穴位一般都能主治其本经及邻经的有关病症。

【附】　现代医学对有关推拿调节内脏功能原理的解释

推拿是通过手法作用于人体体表的特定部位来治病的一种疗法,因此研究体表与内脏的关系是很重要的。

体表与内脏的关系包含两方面的内容:内脏病变在体表所反映出的症状;刺激躯体的一定部位,对内脏功能活动的影响。

(一) 内脏病变在体表的反应

1) 内脏病变在体表有四种有关体征

(1) 体表疼痛　当某些内脏发生病变时,常在体表的一定区域产生痛觉,这种现象叫牵涉性痛。牵涉痛有时发生在与患者内脏邻近的体表,如胃溃疡发生疼痛常在胃脘部;有时也发生在与内脏相隔较远的体表(包括肌肉筋膜等)。如胆道疾患时,右肩出现牵涉痛;心肌缺血时除心前区绞痛外,同时可牵涉到颈部、左上臂内侧等。

(2) 体表的一定部位出现痛觉,触觉及感觉过敏区;内脏病变引起过敏的皮肤区[海德区(Head's Zone)]可涉及下列节段:

① 颈8至腰3皮节,为交感神经传入纤维的相应皮肤过敏区。

② 骶2至骶5皮节,为副交感神经(盆内脏神经)传入纤维的皮肤过敏区。

③ 颈3至颈4(颈5)皮节,为膈神经传入纤维的相应皮肤过敏区。

④ 刺激迷走神经纤维引起的皮肤过敏区,在三叉神经的面部分布区及最上的颈皮节(颈2)内,这是由于迷走神经的传入纤维有终止于三叉神经脊束核,并下达颈2节的后柱所致。

在推拿临床实践中,我们发现内脏疾病患者,可以在相应的穴位上摸出大小形状不一的结节样反应物,这也就是推拿治疗时所选用的穴位即阿是穴。

(3) 植物神经反射,如出汗、竖毛或血管运动变化。

(4) 躯体反射,如肌强直等。

2) 内脏——体表反射的原理　内脏的传入冲动与皮肤的传入冲动集合在一起,传递至感觉传导通路某处的同一神经元,这种情况可发生在脊髓、丘脑或皮层内的神经元。这里首先涉及脊髓丘脑束,由此引起的冲动,上达于脑;而根据机体过去的生活经验,此束内的痛觉冲动经常是来自皮肤,于是把内脏来的疼痛冲动,也"理解"为来自皮肤。

有两种情况:① 是病变内脏传来的神经冲动过多,提高了躯体感觉接受区神经元的兴奋性,因而对来自躯体的轻微刺激也产生强烈的反应,从而引起相应的皮肤感觉过敏。② 是内脏传入冲动,直接激发脊髓躯体感觉接受区的神经元,因而大脑皮质把来自患病内脏的感觉,"理解"为相应皮肤的感觉。

3) 内脏体表反应区

内　脏	体 表 反 应 部 位	脊　髓　节　段	俞穴所在节段
心	颈、胸肩部、上背部、左前臂尺侧	$C_{3\sim 5}T_{1\sim 5}$	心俞 T_5
肺支气管	上胸部、中背部	$T_{1\sim 7}$(多见于 $T_{2\sim 5}$)	肺俞 T_3
肝	上腹部、下背上腰部(右侧)	$T_{8\sim 10}$	肝俞 T_9
胆囊	右下胸、上腹部、右肩背	$T_{8\sim 9}$ 或 $T_{5\sim 7}$	胆俞 T_{10}
胃	上腹部、下背部	$T_{7\sim 9}$	胃俞 T_{12} 脾俞 T_{11}
肠	腰部、中下腹部	$T_{9\sim 12}$	大肠俞 L_4
食管	胸及下胸部、中背部	主要 T_5 或 $T_{6\sim 8}$	
肾	下腹部、下腰部,或腹股沟区上下及上臀部	多在 T_{10} 也可在 $T_{11\sim 12}$ 和 L_4	

(二) 刺激体表对内脏功能的调节

在日常生活中用刺激体表某些特定的部位来调整体内脏器功能活动的事例并不罕见。例如:因食积而引起胃脘腹痛时人们会用手抚摩腹部来帮助胃肠的功能活动;当饮食过急而引起食管痉挛时,人们会在背部轻轻拍击来帮助解除症状。这些虽是人类在生活中积累的经验,不属于有意识的医疗活动,但却包含着刺激体表对内脏功能的调节作用。当人类有意识地把这种动作用于医疗实践,并不断地加以总结,就逐渐形成了推拿治疗内脏疾病的体系。

1) 躯体——内脏反射的通路　从解剖学观点来看,手法作用于体表,通过体表影响内脏活动的途径一般有三条:

(1) 刺激体表后,由体表末梢感受器经躯体传入神经传至脊髓后角,在后角转换神经元后到达第Ⅶ板层,再经脊髓前角出椎间孔到交感神经节,然后支配相应的内脏。

(2) 由体表末梢感受器感受的体表刺激,经躯体神经传入脊髓后角(Ⅳ～Ⅴ板层)经脊髓丘脑束传至丘脑腹后外侧核,然后经内囊枕部,投射到中央后回,中央后回发出下行纤维经下丘脑(间脑)至网状结构,然后从网状结构分三路至内脏,第一条(主要)由网状结构到迷走神经背核,经迷走神经(副交感)到内脏。第二条从网状结构经孤束核到达迷走神经背核,再由迷走神经到内脏。第三条是从网状结构到孤束核,再达交感中枢,然后由网状脊髓束到内脏。

(3) 在柔软体腔(腹腔)刺激体表可以直接影响内脏活动。

2) 几种主要器官的植物神经支配　内脏的功能是由植物神经支配调节的。交感神经中枢位于脊髓,副交感神经中枢在脑干和脊髓第3、4骶段。植物神经的节前纤维离开中枢后分别进入有关神经节,转换神经元发出节后纤维支配有关脏器。其分布情况列表如下:

脏器	神经性质	中枢部位	功能
肺 支气管	交感 副交感	脊髓胸段1～5节 迷走神经背核	支气管扩大，抑制分泌，血管收缩 支气管收缩，分泌增多
心	交感 副交感	胸1～5节 迷走神经背核	心跳加强、加速，冠状动脉扩张 心跳减弱、减慢，冠状动脉收缩
食管	交感 副交感	胸1～6节 迷走神经背核	抑制食管蠕动及分泌 促进食管蠕动及分泌
胃～肠（小肠、升结肠、横结肠）	交感 副交感	胸5～腰1 迷走神经背核	减少蠕动，降低张力，分泌减少 促进蠕动，张力加大，分泌增多
降结肠直肠	交感 副交感	腰1～2 骶2～4	抑制蠕动，肛门内括约肌收缩 加强蠕动，肛门内括约肌松弛
肝 胆囊	交感 副交感	肠7～9 迷走神经背核	肝糖原分解，抑制胆囊收缩，血管收缩 促进胆囊收缩

3）刺激强弱对内脏功能的影响 从神经生理学的观点来看，缓和、轻微的连续刺激有兴奋周围神经的作用，但对中枢神经有抑制作用。急速、较重且时间较短的刺激可兴奋中枢神经，抑制周围神经。当中枢处于抑制状态下，副交感神经处于优势；而中枢处于兴奋状态时，交感神经占优势。在推拿治疗中，我们常根据这一生理特性，针对不同疾病的不同的病理变化，采取相应的治疗措施。例如：

（1）哮喘 取穴——定喘（大椎旁1寸） 风门（胸2旁1.5寸） 肺俞（胸3旁1.5寸） 肩中俞（胸1旁2寸）

推拿治疗开始时用较轻的手法推、按，以后手法逐渐加重，加强刺激，一般来说，平喘的效果是较好的。

原理：① 开始时的轻柔手法，使周围（传入神经）组织兴奋增大，既提高了传入神经的传导性能，又提高了周围软组织对手法的适应性。② 以后手法逐渐加重，使中枢兴奋提高，周围兴奋性抑制，交感神经兴奋性增加，症状得到缓解。

（2）胃肠

① 胃肠痉挛性疼痛：用较重的刺激点按 T_6～T_{12} 旁的压痛点（持续刺激2分钟以上），则立即止痛。

原理：重刺激对中枢起兴奋作用，中枢在兴奋状态下交感处于优势，而且选取的部位又是支配病变脏器的脊髓节段，通过植物中枢反射，使胃、肠交感神经兴奋性提高，从而解除了症状。

② 胃肠功能虚弱（胃下垂等）：

推拿治法及原理：

擦、按、揉或一指禅推背部 T_6～T_{12} 穴，但手法要轻柔，治疗时间要长。因为较长时间的轻柔刺激可使交感中枢受到抑制，相对来说，副交感神经（迷走神经）兴奋性提高，这样，胃肠活动加强，平滑肌张力增高，症状得以逐渐缓解。

摩、揉腹部。因腹部为一柔软体腔，按胃肠蠕动的规律进行推拿可直接加强胃肠功能。

③ 一般便秘：

推拿治法及原理：

以柔和手法刺激，用一指禅推、按八髎穴，通过反射，使中枢受到抑制，而 S_{2-4} 副交感兴奋；同时因直接刺激 S_{2-4}，也促进了 S_{2-4} 副交感兴奋。由于降结肠、直肠的交感相对抑制，副交感相对兴奋，降结肠、直肠的蠕动增加，肛门内括约肌松弛。

顺肠蠕动方向摩揉腹部，这直接加强了肠蠕动，促进了排便。

（3）胆绞痛 疼痛是由于胆总管阻塞，在胆囊收缩时，胆汁排出不畅而引起的。推拿对缓解疼痛，促进胆汁顺利排出有效。

推拿治法及原理：用重刺激按、点 $T_{7\sim9}$ 压痛点及两侧胆囊穴（阳陵泉下 1 寸）。

其作用是通过反射使胆囊交感中枢兴奋，从而抑制胆囊收缩，减少胆汁的分泌，同时按、点两侧胆囊穴，使 oddi 氏括约肌松弛，郁结的胆汁可顺利地排出。

（4）高血压病

推拿治法及原理：当各种原因引起血压升高时，病员的"桥弓"穴处有胀硬的感觉（桥弓穴——耳后翳风到缺盆一线），用拇指推桥弓（单程向下），可使血压下降。这是体表对内脏作用的一个有效实例。

"桥弓"穴的部位是在颈动脉窦的部位。

颈动脉窦是一个重要的体表——内脏反射点，起着调节血压的作用，当血压增高时，颈动脉窦内压力也随之升高，血管壁内的压力感受器因而感受由于管壁扩张所产生的牵张刺激，引起神经冲动的释放，传递至延髓内的孤束核。自此核又经直接或间接的联系至迷走神经背核，经迷走神经及其心支至心脏，形成反射弧——心率减慢。同时自孤束核至延髓网状结构内的血管运动中枢、抑制缩血管中枢的活动，并引起血管的扩张。

所以这一反射的作用是使心率减慢，血管扩张，以致血压下降。

推拿利用"桥弓"部位较浅，无骨阻碍的特点作为体表——内脏的反射，来治疗高血压病。这里必须注意：推拿时只能单侧交替进行，不可两侧同时进行。

2·4 有关推拿作用的实验观察

2·4·1 直接接触皮肤的摩擦类手法的作用

据观察，直接接触皮肤的摩擦类手法可以清除衰亡的上皮细胞，改善皮肤呼吸，有利于汗腺和皮脂腺的分泌，增强皮肤光泽和弹性。

2·4·2 推拿对血液成分的影响

根据文献报道，推拿后血液成分有所变化：白细胞总数增加，白细胞分类中淋巴细胞比例升高，而中性白细胞的比例相对减少（但其绝对值没有降低，大部分还是升高的），白细胞的吞噬能力及血清中补体效价亦有所增加；红细胞的总数在推拿后可少量增加。

2·4·3 推拿对局部组织氧需要量的影响

实验室证明：适当的推拿可使局部组织氧需要量增加，氮和二氧化碳排泄量增加。

2·4·4 推拿对周围血管的作用

手法可引起部分细胞蛋白质分解，产生组胺和类组胺物质，加上手法的机械能转化为热能的综合作用，可促使毛细血管扩张，增加局部皮肤和肌肉的营养供应，使肌萎缩得以改善，并能促进损害组织的修复；手法的持续挤压，可增快血液循环和淋巴循环，有人在狗的粗大淋巴管内插入套管，看到推拿后比推拿前淋巴液流动增快 7 倍；在家兔的两侧膝关节内注射墨汁，并在一侧膝关节进行推拿，发现经推拿的一侧膝关节内的墨汁消失，未经推拿的一侧膝关节内的墨汁依然大部分存在。由于病变部位血液循环和淋巴循环的改善，加速了水肿和病变产物的吸收，促进了肿胀挛缩消除。

适当的被动活动可增加肌肉的伸展性，促使被牵拉的肌肉放松，而肌肉的放松可大大改善肌肉血液循环。经测定肌肉放松时的血液流量比肌肉紧张时要提高 10 多倍；推拿可使局部组织温度升高，肌肉的黏滞性减小。

由于推拿后肌肉放松，肌肉黏滞性减小，引起周围血管扩张，降低循环阻力，减轻心脏负担，降低血压。

按压某些穴位(多在血管循行部位),可使血管中的血流暂时隔绝,根据血流动力学的原理,在按压处的近侧端,由于心脏的压力和血管壁的弹性,局部压力急骤增高,急速放松压迫,则血流向远端骤然流去,利用这短暂的血流冲击力可起到活血祛瘀,改善肢体循环的作用。

2·4·5 推拿对血液中内啡肽的影响

有人对 10 例患有颈和腰背痛的病人推拿前后血液中吗啡样物质含量的变化情况进行了测定,发现除 1 例基本上无变化外,9 例在推拿后血清中吗啡样物质的含量均升高,竞争率从 40.9%±4.3%(n=10)增加到 47.9%±3.5%(n=10),平均增加 7.0%。增加的活性相当于 12.9 毫微克亮氨酸脑啡肽($P<0.01$)。

同时还测定了 5 例正常人休息状态下半小时前后(代替推拿),血液中内啡肽的含量,作为正常对照组,其平均竞争率三十分钟前为 41.6%,三十分钟后为 42.1%,前后变化值为 0.5%。推拿前后变化值与正常对照组前后变化值之间有差异($P<0.05$)。

由于对推拿作用的实验研究尚未深入开展,因此上述材料很不全面,甚至有错误,提出这个问题是为了引起对推拿实验研究的重视。

3 推拿治疗原则及治法

3.1 推拿治疗原则

治疗原则又称治疗法则,是在整体观念和辨证论治基本精神指导下,对临床病证制订的具有普遍指导意义的治疗规律。治疗原则和具体的治疗方法不同,任何具体的治疗方法,总是由治疗原则所规定,并从属于一定的治疗原则的。比如,各种病证从邪正关系来讲,离不开邪正斗争、消长盛衰的变化,因此扶正祛邪即为治疗原则,而在此原则指导下采取的补肾、健脾、壮阳等法,就是扶正的具体方法;发汗、涌吐、通下等法,就属于祛邪的具体方法。

由于疾病的证候表现多种多样,病理变化极为复杂,且病情又有轻重缓急的差别,不同的时间、地点、不同的个体,其病理变化和病情转化不尽相同。因此,只有善于从复杂多变的疾病现象中,抓住病变本质,治病求本;采取相应的措施扶正祛邪,调整阴阳;并针对病变轻重缓急以及病变个体和时间、地点的不同,治有先后,因人、因时、因地制宜,才能获得满意的治疗效果。

3.1.1 治病求本

"治病必求其本"是中医推拿辨证施治的基本原则之一。求本,是指治病要了解疾病的本质,了解疾病的主要矛盾,针对其最根本的病因病理进行治疗。

"本"是相对"标"而言的。标本是一个相对的概念,有多种含义,可用以说明病变过程中各种矛盾的主次关系。如从正邪双方来说,正气是本,邪气是标;从病因与症状来说,病因是本,症状是标;从病变部位来说,内脏是本,体表是标;从疾病先后来说,旧病是本,新病是标,原发病是本,继发病是标等。

任何疾病的发生、发展,总是通过若干症状显示出来的,但这些症状只是疾病的现象,并不都反映疾病的本质,有的甚至是假象,只有在充分地了解疾病的各个方面,包括症状表现在内的全部情况的前提下,通过综合分析,才能透过现象看到本质,找出病之所在,确定相应的治疗方法。比如腰腿痛,可由椎骨错位、腰腿风湿、腰肌劳损等多种原因引起,治疗时就不能简单地采取对症止痛的方法,而应通过全面地综合分析,找出最基本的病理变化,分别用纠正椎骨错位、活血祛风、舒筋通络等方法进行治疗,才能取得满意的疗效。这就是"治病必求于本"的意义所在。

在临床运用治病求本这一治疗原则的时候,必须正确处理"正治与反治"、"治标与治本"之间的关系。

3.1.1.1 正治与反治
所谓"正治",就是通过分析临床证候,辨明寒热虚实,然后分别采用"寒者热之"、"热者寒之"、"虚则补之"、"实则泻之"等不同治疗方法。正治法是临床上最常用的治疗方法。

但是,有些疾病,特别是一些复杂、严重的疾病,表现出来的某些证候与病变的性质不符,也就是出现一些假象。例如:脾虚不运所致的脘腹胀满,应以健脾益气法治之,从而达到消胀除满的目的;因伤食所致的腹泻,不仅不能用止泻的方法治疗,反而要用消导通下的方法以去其积滞。这就是所谓"塞因塞用"、"通因通用"。以上这些治法,都是顺从证候而治的,不同于一般的治疗方法,故称"反治",又叫"从治"。但其所从的证候的假象。因此,所谓"反治",实质上还是正治,是在治病求本原则指导下,针对疾病本质施治的方法。

3·1·1·2　治标与治本　在复杂多变的病证中,常有标本主次的不同,因而在治疗上就应有先后缓急之分。

一般情况下,治本是根本原则,但在某些情况下,标症甚急,不及时解决可危及患者生命,因此我们应当贯彻"急则治标"的原则,先治其标,后治其本。例如:大出血的病人,不论属于何种出血,均应采取应急措施,先止血以治标,待血止后,病情缓和了再治本病。再如某些腰腿痛患者,由于病程较长,腰背肌肉痉挛或挛缩,治疗时应先使腰背肌肉放松,在腰背肌肉得到一定程度的放松条件下再治其本。综上所述,可以看出治标只是在应急情况下或是为治本创造必要条件时的权宜之计,而治本才是治病的根本之图。所以说,标本缓急从属于治病求本这一根本原则,并且与之相辅相成。

病有标本缓急,所以治也有先后。若标本并重,则应标本兼顾,标本同治。如腰部的急性扭伤,疼痛剧烈,腰肌有明显的保护性痉挛,治疗当在放松肌肉、疼痛缓解后立即治疗本病,这就是标本兼顾之法。

最后还应指出,标本的关系并不是绝对的,一成不变的,而是在一定条件下可以相互转化。因此,在临证时还要注意掌握标本转化的规律,以便始终抓住疾病的主要矛盾,做到治病求本。

3·1·2　扶正祛邪

疾病的过程,在一定意义上,可以说是正气与邪气矛盾双方互相斗争的过程,邪胜于正则病进,正胜于邪则病退。因而治疗疾病,就是要扶助正气,祛除邪气,改变邪正双方的力量对比,使之向有利于健康的方向转化,所以扶正祛邪也是指导临床治疗的一条基本原则。

"邪气盛则实,精气夺则虚",邪正盛衰决定病变的虚实。"虚则补之,实则泻之",补虚泻实是扶正祛邪这一原则的具体应用。扶正即是补法,用于虚证;祛邪即是泻法,用于实证。祛邪与扶正,虽然是具有不同内容的两种治疗方法,但它们也是相互为用,相辅相成的。扶正,使正气加强,有助于抗御和驱逐病邪;而祛邪则祛除了病邪的侵犯、干扰和对正气的损伤,有利于保存正气和正气的恢复。

在临床运用扶正祛邪原则时,要认真细致地观察和分析正邪双方相互消长盛衰的情况,根据正邪在矛盾斗争中所占的地位,决定扶正与祛邪的主次、先后。或以扶正为主,或以祛邪为主,或是扶正与祛邪并举,或是先扶正后祛邪,或是先祛邪后扶正。在扶正祛邪同时并用时,应以扶正而不留邪,祛邪而不伤正为原则。

3·1·3　调整阴阳

疾病的发生,从根本上说是阴阳的相对平衡遭到破坏,即阴阳的偏盛偏衰代替了正常的阴阳消长。所以调整阴阳,也是临床治疗的基本原则之一。

阴阳偏盛,即阴或阳邪的过盛有余。阳盛则阴病,阴盛则阳病,治疗时应采用"损其有余"的方法。

阴阳偏衰,即正气中阴或阳的虚损不足,或为阴虚,或为阳虚。阴虚则不能制阳,常表现为阴虚阳亢的虚热证;阳虚则不能制阴,多表现为阳虚阴盛的虚寒证。阴虚而致阳亢者,应滋阴以制阳;阳虚而致阴寒者,应温阳以制阴。若阴阳两虚,则应阴阳双补。由于阴阳是相互依存的，故在治疗阴阳偏衰的病证时，还应注意"阴中求阳"、"阳中求阴"，也就是在补阴时，应佐以温阳；温阳时，适当配以滋阴，从而使"阳得阴助而生化无穷，阴得阳升而泉源不竭"。

阴阳是辨证的总纲，疾病的各种病机变化也均可用阴阳失调加以概括。表里出入、上下升降，寒热进退，邪正虚实以及营卫不和，气血不和等。无不属于阴阳失调的具体表现，因此，从广义来讲，解表攻里，越上引下，升清降浊，寒热温清，虚实补泻，以及调和营卫，调理气血等治疗方法，也皆属于调整阴阳的范围。

3.1.4 因时、因地、因人制宜

因时、因地、因人制宜，是指治疗疾病要根据季节、地区以及人体的体质、年龄等不同而制定相应的治疗方法。这是由于疾病的发生、发展是受多方面因素影响的，如时令气候、地理环境等，尤其是患者个人的体质因素，对疾病的影响更大。因此，在治疗疾病时，必须把各个方面的因素考虑进去，具体情况具体分析，区别对待，酌情施治。

在推拿临床中，更须注意因人制宜。根据病人年龄、性别、体质、生活习惯等不同特点，选择不同的治疗方法。一般情况下，如患者体质强，操作部位在腰臀四肢，病变部位在深层等，手法刺激量大；患者体质弱，小儿患者，操作部位在头面胸腹，病变部位在浅层等，手法刺激量较小。其他如患者的职业、工作条件等亦与某些疾病的发生有关，在诊治时也应注意。

3.2 推拿基本治法

推拿是祖国医学外治法之一，虽不同于药物针灸，但其基本治法亦以中医基本理论为依据，不外乎补虚泻实，扶正祛邪，调和阴阳，使气血复归于平衡，达到治病的目的。《内经》云："寒者热之，热者寒之，坚者削之，客者除之，劳者温之，结者散之，散者收之，损者益之。"又提出了"治病必求其本"的治疗原则。推拿在几千年的实践中积累了丰富的经验，在临床上始终贯穿着辨证施治的思想，所以对许多疾病有显著的疗效。

推拿是用手法作用于患者体表的特定部位或穴位来治病的一种疗法。因此手法的治疗作用取决于：一是手法作用的性质和量；二是被刺激部位或穴位的特异性。换言之，对某一疾病用一定性质和量的手法，作用于某一部位或穴位，就起到某一特定的治疗作用。如果以同一性质和量的手法，刺激不同的部位或穴位，所起的作用则不同；不同性质和量的手法，刺激相同的部位或穴位，所起的作用也不一样，因此，不能单纯地用手法的性质和量来区分推拿的治疗作用；同样，也不能单纯地用被刺激部位或穴位的特异性来区分推拿的治疗作用。对推拿治疗作用的研究必须把手法的部位（或穴位）两者结合起来。

根据手法的性质和作用量，结合治疗和部位，推拿治疗有温、补、通、泻、汗、和、散、清八法，现将八法分述如下。

3.2.1 温法

温法是适用于虚寒证的一种疗法，它使用摆动、摩擦、挤压等手法，用较缓慢而柔和的节律性操作。在每一治疗部位或穴位，手法连续作用时间要稍长，患者有较深沉的温热等刺激感，有补益阳气的作用，适用于阴寒虚冷的病证。《内经》曰："寒者温之。"缓慢柔和而又深沉的手法在固定穴位或部位上进行操作，使能量深入于分肉或脏腑组织，以达温热祛寒之目的。《素问·举痛论》曰："寒气客于背俞之脉……故相引而痛，按之则热气至，热气至则痛止矣。"这说明了人体因受寒而引起的疼痛，用按穴法来祛寒止痛。在推拿的临床应用中，

如：按、摩、揉中脘、气海、关元,擦肾俞、命门有温补肾阳,健脾和胃,扶助正气,散寒止痛等作用。例如对五更泄泻者,可按、摩其中脘、关元以温中散寒;一指禅推、擦肾俞、命门以温肾壮阳,从而达到温补命门,健运脾胃的目的。

3.2.2 通法

通法有祛除病邪壅滞之作用。《素问·血气形态》有"形数惊恐,经络不通,病生于不仁,治之以按摩醪药"的记载,指出了按摩能治疗经络不通所引起的病证。临床治疗时常用挤压类和摩擦类手法,手法要刚柔兼施。如用推、拿、搓法于四肢,则能通调经络,拿肩井则有通气机,行气血之作用;点、按背部腧穴可通畅脏腑之气血。《厘正按摩要术》说:"按能通血脉。"又曰:"按也最能通气。"故凡经络不通之病,宜用通法。

3.2.3 补法

补者,即滋补,补气血津液之不足,脏腑机能之衰弱。经云:"虚则补之。""扶正祛邪"是推拿临床的指导思想。《素问·调经论》云:"按摩勿释,着针勿斥,移气于不足,神气乃得复。"说明了因气不足而致病者可用按摩的方法补气,使精神得复。补法应用范围广泛,如气血两亏,脾胃虚弱,肾阴不足,虚热盗汗,遗精等,均可用补法,通常以摆动类、摩擦类为主,但手法要轻而柔,不宜过重刺激。明代周于藩曰:"缓摩为补。"又曰:"轻推,顺推皆为补。"现将临床常用之补脾胃、补腰肾的方法分述如下:

3.2.3.1 补脾胃 脾胃为后天之本,其生理特点是:① 胃主受纳,脾主运化。胃的受纳为脾的运化准备了物质基础,而脾的运化又为胃的继续受纳创造了条件。② 脾主升,胃主降。脾胃的升降功能是相互依存的,若脾气不升则胃气不得降,反之,胃气不降则脾气亦不得升。③ 脾喜燥恶湿,胃喜润恶燥。所谓补脾胃,就是增强脾胃的正常功能,推拿治疗时常用一指禅推法,摩法、揉法在腹部作顺时针方向治疗,重点在中脘、天枢、气海、关元穴。再用按法、擦法在背部膀胱经治疗,重点在胃俞、脾俞,这样可调整脾胃功能,起到健脾和胃,补中益气的作用。

3.2.3.2 补腰肾 腰为肾之府,而肾又为阴阳之原,五脏六腑精气所藏,故肾亏则阴阳失调,精气失固而虚,治疗时可在命门、肾俞、志室用一指禅推法或擦法,再用摩法、揉法、按法治疗腹部的关元、气海,从而起培补元气以壮命门之火的作用。

3.2.4 泻法

泻法一般用于下焦实证。由于结滞实热,引起下腹胀满或胀痛,食积火盛,二便不通等,皆可用本法施治,然推拿之泻,不同于药物峻猛,故体质虚弱,津液不足而大便秘结者,亦能应用,这也是推拿泻法之所长。临床一般可用摆动,摩擦,挤压类手法治疗。手法的力量要稍重。手法频率由慢而逐渐加快,虽然本法刺激稍强,但因推拿是取手法对内脏功能的调节作用,而达到泻实的目的,故一般无副作用。如食积便秘,可用一指禅推、摩神阙、天枢两穴,再揉长强,以通腑泻实。阴虚火盛,津液不足,大便秘结者,用摩法以顺时针方向在腹部治疗,则可起通便而不伤阴的作用。

3.2.5 汗法

汗法是发汗,发散的意思,使病邪从表而解。《内经》云:"邪在皮毛者,汗而发之。"又云:"体若燔炭,汗出而散。"王冰注:"风邪之气,风中于表,则汗法能解表,开通腠理,有祛风散寒的作用。"

汗法大致适用于风寒外感和风热外感两类病证。在施行推拿手法时,对风寒外感,用先轻后重的拿法加强刺激,步步深入,因重则解表,使全身汗透,达到祛风散寒的目的。风热外感,则用轻拿法,宜柔和轻快,使腠理疏松。施术时,患者感觉汗毛竖起,周身舒适,肌表微汗潮润,贼邪自散,病体则霍然而愈,汗法多注重于挤压类和摆动类手法中的拿法、按法、一指禅推法等,如一指禅推、拿颈项部之风池、风府能疏散风邪;按、拿手部之合谷、外关,可驱一切表邪;大椎为诸阳之会,用一指禅推、按、揉等法治之,有发散热邪、通三阳经气之作用;一指禅推、按、揉风门,肺俞皆可祛风邪,宣肺气。经云"肺主皮毛",拿、按肩井穴,则可开通气血。古人曰:"肩井穴是大关节,推之开通气血,各处推完将此掐,不愁气血不通行。"气血通行无阻,病邪则无所藏匿。所以,凡外感风寒、风热之邪,用拿法、按法、一指禅推法,对祛风散寒、解肌发表有卓著之效。所以金代张从正把推拿列为汗法之一。

3.2.6 和法

和者即和解之法,含有调和之意,凡病在半表半里,在不宜汗、不宜吐、不宜下的情况下,可应用和解之法。推拿运用此法,手法应平稳而柔和,频率稍缓,常运用振动类及摩擦类手法治疗。可调脉气、和经血,运用于气血不和、经络不畅,所引起的肝胃气痛、月经不调、脾胃不和、周身胀痛等症。通过手法和经络穴位等的作用,达到气血调和,表里疏通,阴阳平衡的目的,恢复人体正常的生理状态。经云:"病在脉,调气血。病在血,调之络。病在气,调之卫。病在肉,调之分肉。"周于藩说:"揉以和之,可以和气血,活筋络。"说明了可用和法调和以扶正气,驱除客邪。《内经》云:"察阴阳所在而调之,以平为期。"在临床应用中"和"法又可分和气血,和脾胃,疏肝气等三方面。和气血的方法有四肢及背部的㨰、一指禅推、按、揉、搓等或用轻柔的拿法治疗肩井等方法。和脾胃、疏肝气则用一指禅推、摩、揉、搓诸手法在两胁部的章门、期门、腹部的上脘、中脘、背部的肝俞、胃俞、脾俞治疗。

3.2.7 散法

散者即消散,疏散之意。推拿的散法有其独到之处,其主要作用是"摩而散之,消而化之",能使结聚疏通,不论有形或无形的积滞,散法都可使用。《内经》云:"坚者消之,结者散之。"因此对脏腑之结聚、气血之瘀滞、痰食之积滞,应用散法可使气血得以疏通、结聚得以消散。如饮食过度,脾不运化所致的胸腹胀满、痞闷,可用散法治之。《素问·举痛论》曰:"寒气客于肠胃之间,膜原之下,小络急引故痛,按之则血气散,故按之痛止。"推拿所用的散法,一般以摆动及摩擦类手法为主,手法要求轻快柔和。如外科痈肿用缠法治疗;气郁胀满,则施以轻柔的一指禅推、摩等法;有形的凝滞积聚,可用一指禅推、摩、揉、搓等手法,频率由缓慢而转快,可起到消结散瘀的作用。

3.2.8 清法

清法是运用刚中有柔的手法,在所取的穴位、部位上进行操作,达到清热除烦的目的。《内经》云"热者清之",这是治疗一般热性病的主要法则。但热病的症状极其复杂,治疗时应鉴别病在里还是在表,病在里者还需辨别是属气分热或血分热,是实热还是虚火,然后方可根据不同情况,采取相应的手法。在表者当治以清热解表,病在里且属气分大热者当清其气分之邪热,在血分者当治以清热凉血,实则清泻实热,虚则滋阴清火。推拿一般是用摩擦类手法。气分实热者轻推督脉(自大椎至尾椎),以清泻气分实热;气血虚热者轻擦腰部,以养阴清火;热血实热者,重推督脉(自大椎至尾椎),以清热凉血;表实热者,轻推背部膀胱经(自下而上),表虚热者轻推背部膀胱经(自上而下),以清热解表。

4 推拿常用诊断方法

推拿疗法的适应范围广,涉及伤、外、内、妇、儿各科疾病,临床上在检查和治疗过程中强调以中医基础理论为指导,结合现代医学的基本理论,通过四诊及必要的物理检查、实验室检查等手段,全面了解患者的全身情况和局部症状,运用八纲辨证、气血津液辨证、卫气营血辨证、六经辨证并结合解剖、组胚、生理、生化等方面的知识,对疾病进行综合分析,得出正确诊断,并在此基础上,以辨证施治和辨病施治相结合的原则为指导,选择相应的治疗部位和手法进行治疗。

望、闻、问、切的一般内容,可参阅中医诊断学。望诊和触诊是推拿临床诊断的重要手段,本章分头面、胸腹、脊柱、上肢和下肢五个部分叙述。

4·1 头面部

4·1·1 望诊

头面部望诊主要观察头面部的色泽和形态变化。头为诸阳之会,精明之府,中藏脑髓,与脏腑气血关系密切。因此通过头面部望诊可了解机体内部的变化。

望神,"神藏于心,外候在目",察眼神的变化是望神的重要内容之一。如患者双目灵活,明亮有神,鉴识精明,神志清楚,反应灵敏,语言清晰者,称为"有神",表示正气未伤,脏腑功能未衰,即使病情较重,预后亦多良好。如患者表现为目光晦暗,瞳仁呆滞,精神萎靡,反应迟钝,呼吸气微,甚至神识昏迷,循衣摸床,撮空理线,或卒倒而目闭口开、手撒、遗尿等,均称为"失神",表示正气已伤,病情严重,预后不好。如久病、重病、精气极度衰弱的患者,突然出现精神转"佳"等虚假现象,称为"假神",通常比喻为"回光返照",应予以特别注意。

望色,主要是察面部的气色,即望面部的颜色和光泽。面部的色泽,是脏腑气血的外荣。色与泽两方面的异常变化,是人体不同病理反映的表现。不同的色反映着不同的病证。而泽则反映着机体精气盛衰,所以察颜面肤色的润泽与否,对诊断疾病的轻重和推断病情的进退有较重要的意义。一般而言,病人气色鲜明、荣润的,说明病变轻浅,气血未衰,其病易治,预后良好;面色晦暗、枯槁的,说明病变深重,精气已伤,预后欠佳。临床上如见面色㿠白、虚浮,多属阳气虚,可见于大失血后及哮喘等症。面色淡白无华,形容消瘦,多属血虚。急性病中突然面色苍白,多属阳气暴脱,可见于各种休克。面、目、身俱黄,称为黄疸。色鲜明者为阳黄,多属湿热;色晦暗者为阴黄,多属寒湿。面赤多见于热证。面色青灰、口唇青紫、多为气滞血瘀。小儿蛔虫病,面上可出现灰白色圆形的"虫斑"。小儿惊风或癫痫发作时,面色多为青而晦暗。风寒头痛和受寒腹痛,疼痛剧烈时,面色苍白而带青。午后两颧潮红,多属阴虚阳亢的虚热证。目眶周围见黑色,多见于肾虚水泛的水饮病,或寒湿下注的带下证。

望头面部形态。机体外形的强弱,与五脏功能的盛衰是统一的。一般来说,内盛则外强,内衰则外弱。额骨及颞骨双侧凸出,顶部扁平,呈方形,俗称方头,多见于佝偻病患儿,头发多稀疏不华。头轻度前倾位,姿势牵强,多为落枕、颈椎病。小儿头倾向患侧,颜面转向健侧,呈倾斜状态,大多见于小儿肌性斜颈。一侧不能闭眼,额部皱纹消失,作露齿动作时,口角斜向健侧,鼻唇沟消失,多为面神经麻痹(中枢性的面瘫主要表现为面下半部瘫痪,口角歪向病侧)。头部不自主地震颤,可见于震颤麻痹患者或老年人。下颌关节强直,如发生于单侧,则颏部偏斜于患侧,面部不对称,患侧丰满,健侧扁平;如病发生于双侧,自幼得病者,则整个下颌骨发育不良,颏部后缩,形成下颌畸形;成年得病者,则畸形不显著,但张口困难。

舌诊是望诊的重要组成部分,也是中医诊断疾病的重要依据之一。具体内容可参阅中医诊断学。

4·1·2 触诊

是切诊的一部分,就是用医者的手按摸病人体表的一定部位,分辨其寒、温、润、燥、肿胀、疼痛,并观察病人对按压的反应。头面部触诊需要注意这样几个内容。

婴儿囟门检查:两手掌分别放在左右颞部,拇指按在额部,用中指和食指检查囟门。正常前囟门可触及与脉搏一致的跳动,囟门与颅骨平齐,稍有紧张感。如前囟隆起,除在小儿哭叫时,多见于高热、颅内出血等颅内压增高的疾病。前囟门应在出生后12~18个月闭合,如迟闭,见于佝偻病等。如前囟凹陷,多见于吐泻后大伤津液的患儿。

张口度测定:张口时,上下颌牙齿之间的距离,相当于自己中、食、无名指三指并拢时末节的宽度,如下颌关节强直,则宽度减小或牙关紧闭。

落枕、颈椎病患者,常可在颈项部触摸到肌肉强硬痉挛。

4·2 胸腹部

4·2·1 望诊

胸腹部望诊,应注意胸腹壁有无皮肤发红、肿胀、有无包块、有无皮下青筋暴露。若乳房红肿变硬有明显压痛,并伴有发热者,多为乳腺炎所致。腹部青筋暴露(静脉曲张),伴有腹水、脾肿大者,多为肝病所致的门脉高压症;小儿骨瘦如柴,腹大如鼓,并见青筋暴露,多为疳积。胸腹部望诊还要注意观察胸廓及腹部的形状。桶状胸,多见于肺气肿及支气管哮喘患者,整个胸廓表现为高度扩大,尤其是前后径扩大,外形像桶状。鸡胸见于佝偻病,表现为胸骨(尤其是下部)显著前突,胸廓的前后径扩大,横径缩小。

脊柱畸形可引起胸廓变化,如脊柱结核或老年驼背,造成脊柱后凸,使胸部变短,肋骨互相接近或重叠,胸廓牵向脊柱;如发育畸形、脊柱的某些疾患或者脊柱旁一侧肌肉麻痹,使脊柱侧凸,脊柱突起的一侧胸廓膨隆,肋间隙加宽,而另一侧胸廓下陷,肋骨互相接近或重叠,两肩不等高。

站立时,如见上腹凹陷,而脐部及下腹部隆起,多为胃下垂患者。正常腹部不能看到蠕动波,只极度消瘦者因腹壁较薄,可能看到。幽门梗阻或肠梗阻时,则出现明显的胃或肠蠕动波,且常伴有胃型或肠型。

4·2·2 触诊

胸腹部触诊要注意压痛点。一般来说,内脏病变按照该脏器的解剖位置,在相应的体表上有疼痛反应及压痛。

胸壁有皮下气肿时,用手按压可有握雪或捻发感,多由于胸部外伤后,使肺或气管破裂,气体逸至皮下所致。

胸部的压胸试验,检查肋骨是否骨折,其方法是:患者坐位或站立位,检查者将一手掌按住其背部正中,另一手掌按住胸骨,然后两手轻轻对压,如有肋骨骨折,则骨折部位出现疼痛,有的可伴有骨擦音。

阑尾炎在右髂前上棘与脐连线的中、外 1/3 交点处有压痛,此点临床上叫麦克伯尼(McBurney)点。阑尾炎发作时,阑尾穴(足三里直下 2 寸)常有压痛或酸胀感,以右侧较明显。

胆囊炎在胆囊点(右季肋缘与腹直肌右缘的交角处)有压痛。检查时用四指或拇指压住胆囊点,当患者深吸气时,胆囊下移,因碰到手指感到剧痛而突然屏气,即为胆囊压痛试验阳性。胆道蛔虫症患者,在剑突下二指,再向右旁开二指处有明显压痛,称为胆总管压痛点。

胃溃疡压痛区在上腹部正中和偏左,范围较广;十二指肠溃疡压痛区在上腹部偏右,常有明显的局限压痛点。

胃肠穿孔等急性腹膜炎患者,腹壁紧张,有压痛及反跳痛,为腹膜刺激征。触诊时,腹壁强硬如板,称为板状腹。

腹部的神经反射有腹壁反射,其检查方法是:患者仰卧,下肢屈曲,嘱患者放松腹肌,检查者用钝尖物轻而迅速地划其两侧季肋部、脐平面和髂部腹壁皮肤,划的方向由外向内。正常时可见到腹肌收缩。反射中心,上腹壁在胸髓 7~8,中腹壁在胸髓 9~10,下腹壁在胸髓 11~12。一侧腹壁反射消失见于锥体束损害,某一水平的腹壁反射消失提示相应的周围神经和脊髓损害。

4·3 脊柱部

4·3·1 望诊

脊柱部的望诊,首先要注意脊柱的生理曲线是否改变,脊柱有无畸形。正常脊柱有四个生理弯曲,即颈椎前凸、胸椎后凸、腰椎前凸和骶尾椎后凸。一般取站位和坐位检查。坐位检查可排除下肢畸形对脊柱曲线的影响。观察姿势有无异常,如脊柱侧弯或倾斜、驼背、腰前凸增大或减小、骨盆歪斜等。脊柱前凸畸形多由于姿势不良或小儿麻痹症。脊柱后凸畸形,表现为成角如驼峰状,多见于小儿佝偻病和脊柱结核;后凸畸形为圆弧状、姿势强直,多见于类风湿性脊柱炎;老年人后凸畸形多在胸椎一段。脊柱侧突畸形大多由于姿势不良、下肢不等长、肩部畸形、腰椎间盘纤维环破裂症、小儿麻痹症及慢性胸腔或胸廓病变;姿势不良引起的侧突畸形,可在平卧及弯腰时消失。

望诊时还要注意皮肤颜色、汗毛和局部软组织肿胀情况。如背腰部不同形状的咖啡色斑点,反映了神经纤维瘤或纤维异样增殖综合征的存在;腰骶部汗毛过长、皮肤色浓,多有先天性骶椎裂;腰部中线软组织肿胀,多为硬脊膜膨出;一侧腰三角区肿胀,多为流注脓肿。

4·3·2 触诊

取站位或卧位。沿棘突、棘间、椎旁寻找压痛点。肩胛骨内上角相当第 2 胸椎平面,肩胛骨下角相当第 7 胸椎平面,第 12 肋与胸椎交角相当第 12 胸椎,髂嵴最高点的连线相当第 4 腰椎棘突,髂后上棘连线相当腰骶关节,而骶髂关节在髂后上棘下方,相当第 2 骶椎平面。

检查脊柱部压痛点,要分别浅、深压痛和间接压痛。浅压痛表示浅部病变,如棘上、棘间韧带等浅层组织。深压痛和间接压痛表示深部病变,如椎体、小关节和椎间盘等组织。腰背部的软组织劳损,大多能在病变部位找到肌痉挛和压痛。如棘间韧带劳损在棘突之间有压痛；棘上韧带劳损在棘上有压痛；腰筋膜劳损多在第3腰椎横突旁有压痛和肥厚感，或见肌痉挛，或见有索状结节；腰背肌劳损该肌可有痉挛，在该部肌肉的附丽区有压痛。颈、腰椎间盘纤维环破裂症，在病变椎间盘的棘突间及两旁有深压痛和放射痛。如果腰部只有疫痛，压痛点不明确，或者根本没有压痛点，用拳叩击腰部反觉舒适，往往是子宫后倾、肾下垂、神经衰弱等的症状性腰痛。背腰部的压痛点，亦应注意区别是否为内脏疾病在背腰部的反射性疼痛点。如心脏疾患有时可在右侧心俞处有压痛，肝、胆疾患则可表现为右侧肝、胆俞处压痛。因此临床上必须注意详细、全面地诊察。

4·3·3 活动

正常脊柱有前屈、后伸、左右侧屈及旋转的功能。颈椎和腰椎的正常活动幅度如图示（图4-1、图4-2）。

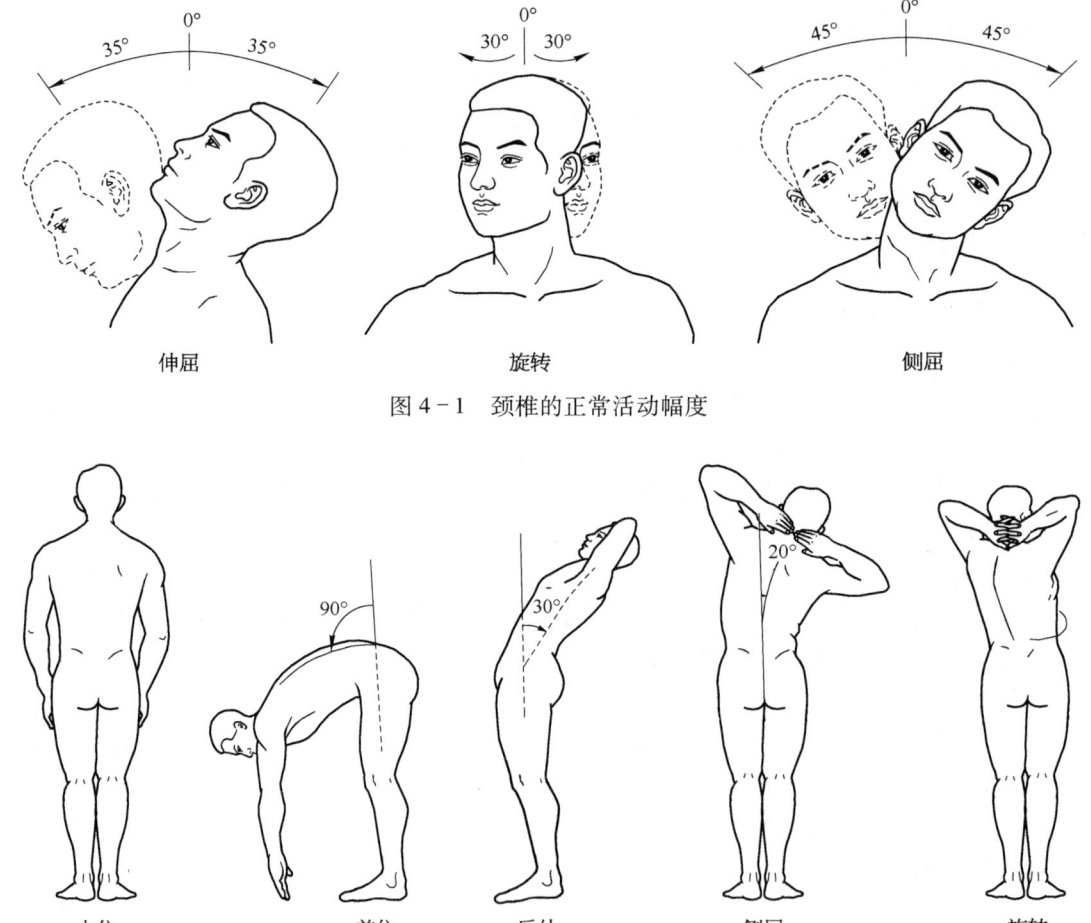

图4-1 颈椎的正常活动幅度

图4-2 腰椎的正常活动幅度

4·3·4 特殊检查

4·3·4·1 压顶、叩顶试验（椎间孔挤压试验） 患者正位，医者用双手重叠按压患者头顶，并控制颈椎在不同角度下进行按压，如引起项痛和放射痛者为阳性，说明颈神经根受压。正坐时，用拳隔手掌叩击患者头部，如引起颈痛并有上肢串痛和麻木感；或引起患侧腰腿痛，均属阳性,提示颈或腰神经根受压。

4·3·4·2　臂丛神经牵拉试验　患者颈部前屈,医者以一手抵住患侧头部,另一手握患肢腕部,反方向牵拉,患肢有疼痛或麻木感为阳性(图4-3),提示臂丛神经受压。

4·3·4·3　屈颈试验　患者仰卧,主动或被动屈颈1~2分钟,引起腰腿痛为阳性,提示腰部神经根受压。

4·3·4·4　挺腹试验　患者仰卧,将腹部挺起,腰部及骨盆离开床面,同时咳嗽一声,如引起腰腿痛为阳性,提示腰部神经根受压。

4·3·4·5　双膝双髋屈曲试验　患者仰卧,医者将患者屈曲的两下肢同时压向腹部,如活动受限、疼痛,提示腰骶或髋关节病变。如将一侧屈曲的下肢压向对侧腹部引起骶髂关节疼痛,说明有骶髂韧带损伤或关节病变。

4·3·4·6　骨盆分离或挤压试验　患者仰卧,医者用两手分别压在两侧髂骨翼上,并用力向外按(分离)或向内挤压。有疼痛者为阳性。提示骶髂关节病变,或骨盆骨折等。

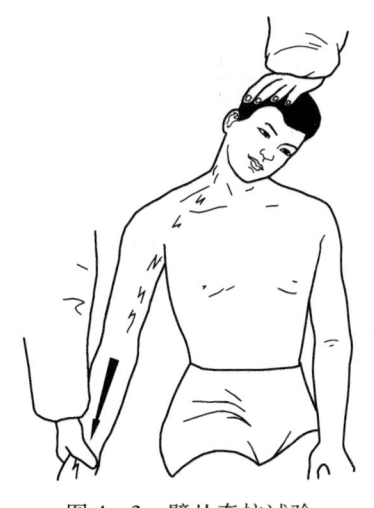

图4-3　臂丛牵拉试验

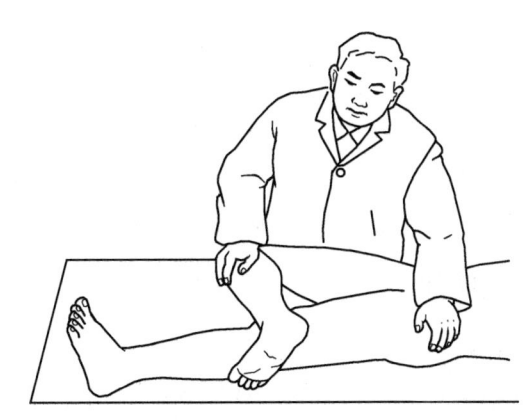

图4-4　"4"字试验

4·3·4·7　"4"字试验　患者仰卧,健侧下肢伸直,患肢屈曲外旋,使足置于健侧膝上方,医者一手压住患侧的膝上方,另一手压住健侧髂前上棘,使患侧骶髂关节扭转,产生疼痛为阳性。如无髋关节病变即为骶髂关节有病变(图4-4)。

4·3·4·8　直腿抬高和足背屈试验　患者仰卧,两腿伸直,在保持膝关节伸直的情况下,分别做直腿抬高动作。测量抬高时无痛的范围(抬高肢体与床面的夹角)。如有神经根受压时,可出现直腿抬高明显受限,一般多在60°以下,即出现受压神经根分布区的疼痛,为直腿抬高试验阳性。然后将下肢降低5°~10°至疼痛消失,并突然将足背屈,坐骨神经痛再度出现为阳性。后者较前者对腰椎间盘纤维环破裂症的诊断更有临床价值。因为髂胫束及腘绳肌紧张时直腿抬高试验亦可出现阳性。而足背屈试验阳性是单纯坐骨神经受牵拉紧张的表现。

4·3·4·9　床边试验　患者仰卧,患侧臀部靠床边,健侧下肢屈膝屈髋,以固定骨盆。医者将其患肢移至床外并使之尽量后伸,使骶髂关节牵张和移动。若骶髂关节疼痛,则提示有病变(图4-5)。

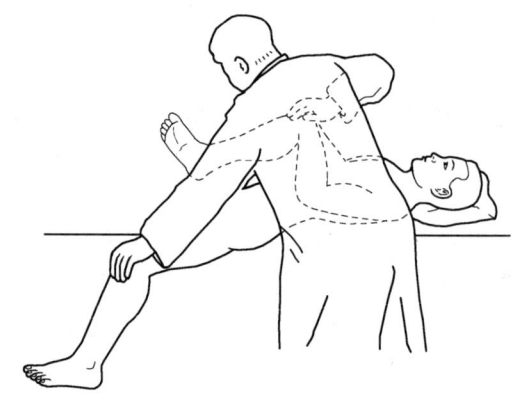

图 4-5 床边试验

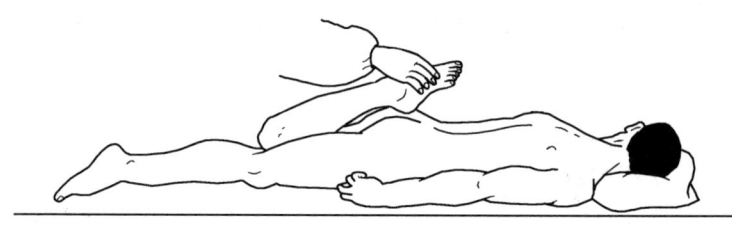

图 4-6 跟臀试验

4·3·4·10 跟臀试验 患者俯卧,两下肢伸直,肌肉放松。医者握其足部,使足跟触到臀部。如腰骶关节有病变,则引起腰骶部疼痛,骨盆甚至腰部也随着抬起(图 4-6)。

4·4 上肢部

4·4·1 肩部

临床上有些内脏疾病,可以通过神经反射表现为体表某些区域疼痛,因此遇到肩部疼痛的病人,首先要排除因内脏疾病而引起的疼痛。如左肩疼痛要排除心脏疾病,右肩疼痛要排除肝胆疾病。另外有些肩痛是由于颈椎病而引起的,称之为"颈肩综合征"。所以,对肩部疼痛进行整体检查是十分必要的。

4·4·1·1 望诊 肩部的望诊必须两侧对比检查。检查时,两肩都要裸出,对比两肩是否等高,外观其皮肤颜色情况,肩部有无畸形、肿胀、窦道、肿块及静脉怒张,对比两侧三角肌的发育及锁骨上、下窝的深浅是否对称,肌肉有否萎缩;然后检查背面,对比两肩胛骨高低是否一致,肩胛骨内缘与脊椎距离是否相等,肩胛冈的上下肌肉有无萎缩。还要借助肩关节主动或被动运动来观察其肌肉及关节的形态和功能状况,如果发现两侧不对称,则应进一步检查。若肩胛骨高耸,多为先天性肩胛骨高耸症;若肩胛骨内缘向后突起,尤在用手抵墙时更为明显,则为前锯肌瘫痪,又称翼状肩;对于急性损伤患者,如果在肩后部有明显肿胀,则提示可能有肩关节脱位或肩胛骨骨折。三角肌膨隆消失成"方肩",多提示肩关节脱位。对比两肩,看锁骨外端是否高突,患肩是否向下、前、内移位,前者说明肩锁关节脱位或锁骨外端骨折,后者则为胸锁关节脱位或锁骨骨折。

4·4·1·2 触诊 肩部触诊,首先要了解肩部的正常解剖结构、活动幅度及其骨性标志。肩峰在肩外侧最高点骨性突出处;其下方的骨性高突处为肱骨大结节;肩峰前方为锁骨外端；锁骨外、中 1/3 交界处的下方一横指、肱骨头内上方为喙突。

触诊时，用拇指详细地按压检查，寻找压痛点，并注意关节结构是否正常，活动时有无异常状态及摩擦音等，并应注意排除骨折。对肩部压痛点，须和肩关节功能检查结合，来判断病变的部位。如压痛点在肩峰前下方，一般是肱骨小结节附近的病变；压痛点在肩峰外侧，多见于肱骨大结节附近的病变。

在望诊时如发现两侧上肢不等长，肌肉萎缩，需进行测量。上肢的长度一般测量从肩峰至肱骨外髁或尺骨茎突的距离，两侧对比；测量上肢周径时一般选择两臂相应的部位，并标明该部位距肩峰或尺骨鹰嘴突的长度。

4.4.1.3 活动 肩部活动功能检查时，应固定肩胛骨下角，避免肩胛骨一起参与活动造成假象，因为上臂上举动作不仅仅是肩关节的运动，而是肩关节屈曲或外旋到最大幅度（90°）的基础上，再加上肩胛骨旋转的结果，肩关节的正常活动幅度见图 4-7。

4.4.1.4 特殊试验

（1）搭肩试验（杜加试验） 正常人手搭于对侧肩部时，肘关节可以紧靠胸壁。而杜加试验阳性时，可见到当手搭于对侧肩部时，肘关节不能靠紧胸壁，提示有肩关节脱位的可能。

（2）骨性三角检查 肩峰、喙突和大结节三点组成三角形。脱位时，因大结节位置变动，故所成三角形与对侧不同。

（3）肩关节外展试验 此试验对于肩部疾病能作大致的鉴别。

① 肩关节功能丧失，并伴有剧痛时，可能为肩关节脱位或骨折。

② 肩关节炎时从外展到上举过程皆有疼痛。

③ 外展开始时不痛，越近水平位时肩越痛，可能为肩关节粘连。

④ 外展过程中疼痛，上举时反而不痛，可能为三角肌下滑囊炎。

⑤ 从外展至上举 60°~120° 范围内有疼痛，超越此范围时反而不痛，可能为冈上肌肌腱炎。

⑥ 外展动作小心翼翼，并有突然疼痛者，可能为锁骨骨折。

（4）肱二头肌长腱试验

① 肩关节内旋试验：让患者主动作肩极度内旋活动，即在屈肘位，前臂置于背后，引起肩痛者为阳性，说明肱二头肌长头腱鞘炎。

② 抗阻力试验：患者肘关节用力屈曲；医生手握患者腕部，对抗用力，使患者肘关节伸直。若患者疼痛加剧，为抗阻力试验阳性，说明肱二头肌长头腱鞘炎。

4.4.2 肘部

4.4.2.1 望诊 肘部望诊需两肘裸出、两侧对比检查，首先观察肘关节的轮廓有无肿胀和变形。

轻度肿胀时，仅见鹰嘴侧窝鼓起，严重肿胀时，整个肘部粗大，甚至肘横纹消失；梭形肿胀，多属慢性关节炎症；一侧肿胀常因肱骨内上髁或外上髁骨折所致。神经麻痹时，可引起广泛的肌萎缩。

正常肘关节伸直位时，有 5°~7° 的携带角，一般女性比男性度数稍大。携带角增大为肘外翻，减小或前臂尺偏则为肘内翻。

肘关节的形态如有改变，应注意有否骨折和脱位。肘关节脱位或髁上骨折时，患肢常处于半屈肘位；肱骨髁上伸直型骨折或肘关节后方脱位时，鹰嘴后突明显；小儿桡骨小头半脱位者，以前臂旋前畸形多见。

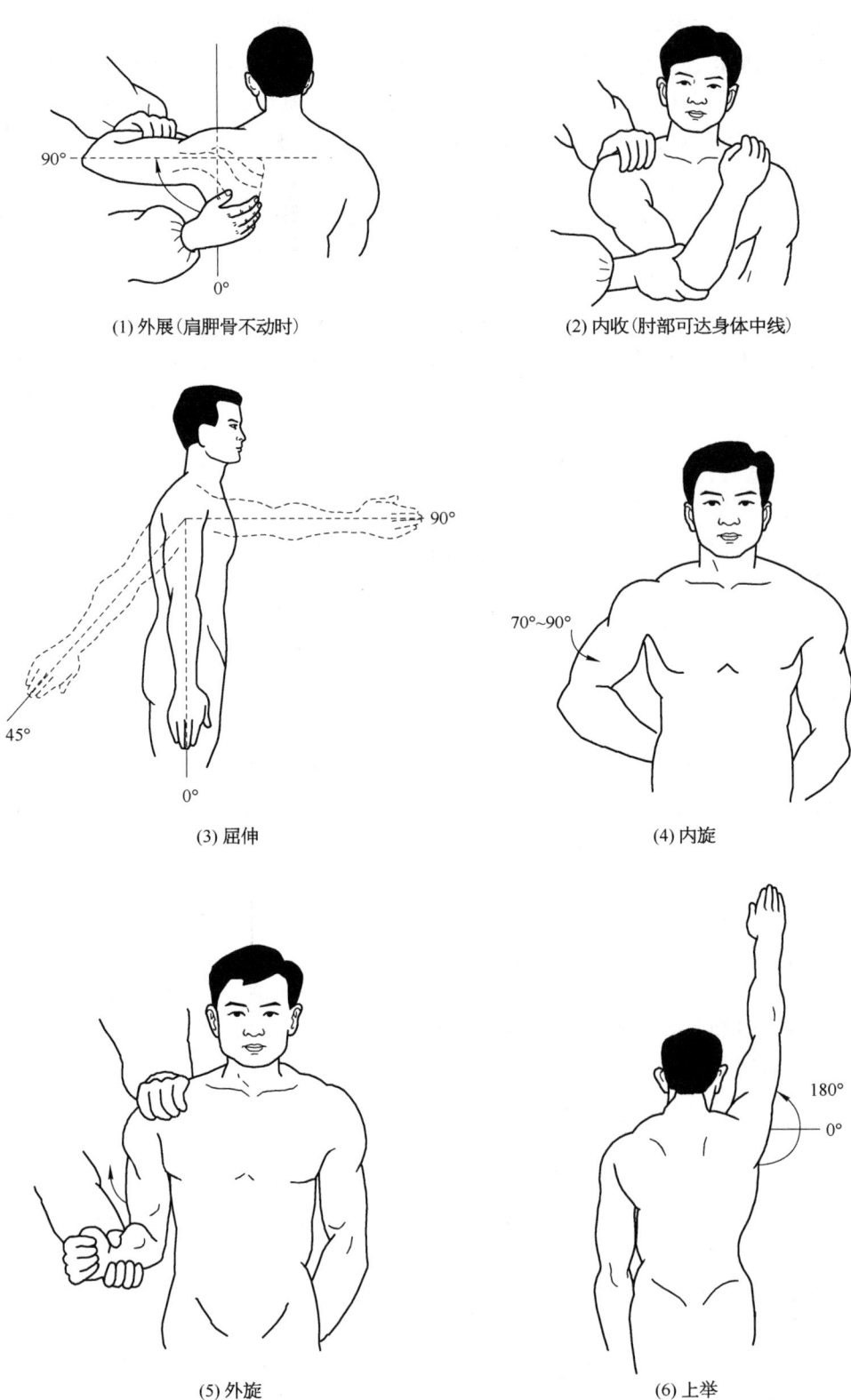

图 4-7 肩关节的正常活动幅度

4.4.2.2 触诊 肱骨内髁、外髁和尺骨鹰嘴是肘关节触诊的重要骨性标志。此三点所构成的"肘直线"和"肘三角"有无改变,对鉴别肘关节脱位和骨折有实际意义[见肘部特殊检查(3)]。触诊时要注意压痛点的位置。肱骨外上髁有前臂伸肌群附着,外上髁炎时(网球肘),该处压痛明显;肱骨内上髁有前臂屈肌群附着,也可因炎症而有明显压痛;鹰嘴部可因骨折或滑囊炎等而有压痛或肥厚感;桡骨头可于肘后桡侧窝处触及,同时旋转前臂,可触到桡骨头转动的感觉,骨折时此窝鼓起并有压痛;尺骨喙突在肘前不易摸到,需要以拇指在肘前深压,骨折时该处可有压痛;尺神经位于肘后尺侧,如尺神经有病变,局部可有肥厚感,并有压痛和串麻等现象。肱骨外上髁、内上髁、桡骨小头和鹰嘴骨折时,除局部肿胀和压痛外,可触到骨擦感和异常活动。若前臂外展或内收活动受限,则表示内、外侧前臂屈、伸肌起点或侧副韧带的损伤,或内、外上髁撕脱骨折。肘关节脱位或骨折时,可出现异常的外展和内收活动。

4.4.2.3 活动 肘关节活动以屈伸为主,活动的关节主要在肱尺关节。前臂的旋转则依赖于尺桡上、下关节和骨间膜的相互活动。肱桡关节虽参与屈伸和旋转活动,但处于次要位置。肘伸直位无侧方活动,但当侧副韧带损伤时,会出现异常的侧方活动。

肘关节的正常活动幅度见图4-8。

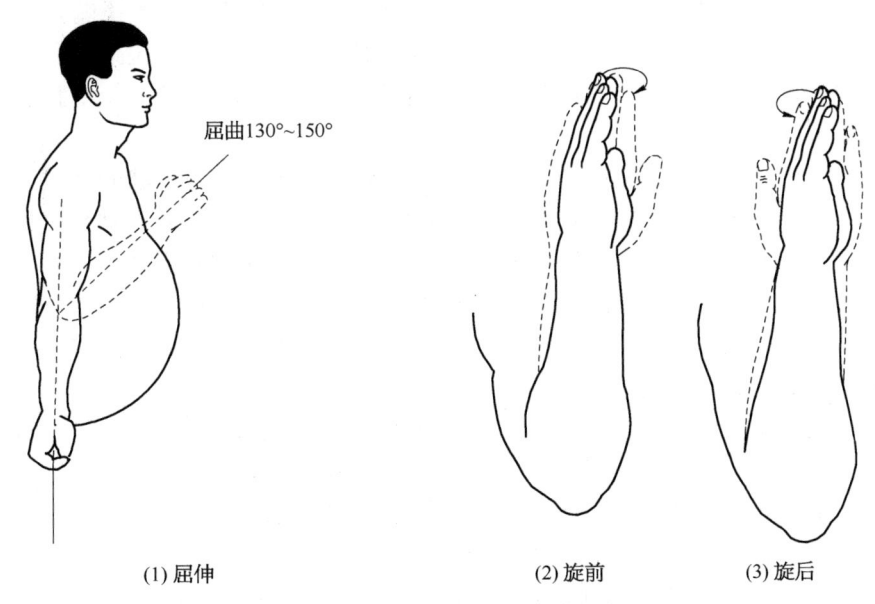

(1) 屈伸　　　　　　(2) 旋前　　(3) 旋后

图4-8 肘关节的正常活动幅度

4.4.2.4 特殊检查

(1) 网球肘试验[密耳(Mill)试验] 前臂稍弯曲,手半握拳,腕关节尽量屈曲,然后将前臂完全旋前,再将肘伸直。如在肘伸直时,肱桡关节的外侧发生疼痛,即为阳性。

(2) 前臂屈、伸肌紧张(抗阻力)试验

① 患者握拳、屈腕,检查者以手按压患者手背,患者抗阻力伸腕,如肘外侧疼痛则为阳性,提示肱骨外上髁有炎性病灶。

② 患者伸手指和背伸腕关节,检查者以手按压患者手掌,患者抗阻力屈腕,肘内侧痛为阳性,提示肱骨内上髁的病变。

（3）肘三角　肱骨内、外上髁和尺骨鹰嘴三者关系，在伸肘位呈一直线，在屈肘90°位构成一等腰三角形。称为肘三角。肘后脱位时，肘三角即失去正常关系。

4.4.3　腕掌指部

4.4.3.1　望诊　手的自然体位（休息位）是自然半握拳状态，犹如握茶杯姿势，手部各组拮抗肌张力相互平衡。腕关节背屈约10°～15°，并轻度尺偏，拇指处于对掌位，轻度外展，指腹接近或触及食指远侧指间关节的桡侧缘。其他各指的掌指关节和指间关节均呈半屈位，食指屈曲较小，越向小指屈曲越大。食指轻度向尺侧倾斜，小指轻度向桡侧倾斜。当手部受伤，由于肌力不平衡，即可出现手部功能位的异常。

腕掌指部的望诊应强调两侧对比检查，观察骨的轮廓有无畸形、软组织有无肿胀及肌萎缩等。

桡骨远端骨折可见到银叉状畸形或枪刺状畸形。远端尺桡关节脱位时尺骨茎突向背侧凸出。非急性损伤所引起的畸形多为神经血管损伤所致。桡神经损伤出现腕下垂；正中神经损伤，拇指不能作对掌、外展动作，拇指和食指不能弯曲，亦不能过伸，大鱼际萎缩，呈猿手畸形；尺神经损伤后，拇指不能内收，其余四指不能作内收和外展运动，第四、五手指指掌关节不能屈曲，远端指间关节不能伸直，骨间肌、小鱼际肌萎缩，呈爪形手。此外，前臂屈肌群缺血坏死，瘢痕挛缩所引起的缺血性挛缩患者也可有爪形手畸形。因骨间肌收缩，骨折端向背侧成角。近节指骨骨折或中节指骨骨折时（骨折线位于屈指浅肌腱止点远端），骨折端向掌侧成角。末节指骨基底部骨折或伸肌腱远端断裂时，手指末节呈下垂位。

此外，还应注意软组织肿胀的部位和范围。鼻烟窝处饱满多为舟状骨骨折。两侧近端指间关节呈对称性梭形肿胀，多为类风湿性关节炎。沿肌腱的肿胀多为腱鞘炎或肌腱周围炎。整个手指呈杵状指，多为肺源性心脏病、支气管扩张或发绀型先天性心脏病等疾患。

手指震颤，多见于甲状腺功能亢进、震颤麻痹、慢性酒精中毒等。震颤性麻痹患者，运动时震颤减轻或消失，静止时出现。如震颤轻微，可叫病人闭眼，双手前平举，在其双手背上放一张纸，可见到纸的抖动。

三岁以下的婴幼儿疾病，望指纹（在食指掌面桡侧的浅表静脉）的颜色可作为辨别病情轻重的参考。食指第一节为风关，第二节为气关，第三节为命关。正常指纹，色呈浅红，隐现于风关之内。如纹色鲜红为感受外邪，色紫为热感，色青为惊风，色淡多属虚寒证。纹色见于风关为病轻，至气关为病重，透过命关则病笃。

4.4.3.2　触诊　腕掌指部的触诊应注意压痛点、肿块和叩击痛。桡骨茎突处压痛，多系拇短伸肌、拇长展肌腱鞘炎；掌指关节掌侧处压痛，多见于第1、2、3、4指腱鞘炎。掌侧腕横纹中央区压痛且伴手指放射痛和麻木感，为腕管综合征，提示正中神经受压；"鼻烟窝"肿胀和压痛，表示舟状骨骨折。下尺桡关节处压痛，尺骨茎突高凸且有松弛感，为下尺桡关节分离；远侧和近侧指间关节侧方压痛或伴有侧向活动，为侧副韧带损伤。腕掌部的骨折多在骨折断端有明显肿胀、压痛、畸形和骨擦音，轴心叩击痛，临床上应仔细检查。

腕部背侧触及局限性肿块，且肿块可顺肌腱的垂直方向轻微移动，但不能平行移动者，通常为腱鞘囊肿。

4.4.3.3　活动　腕关节有内收、外展、背伸和掌屈的功能。腕关节的正常活动幅度见图4-9。

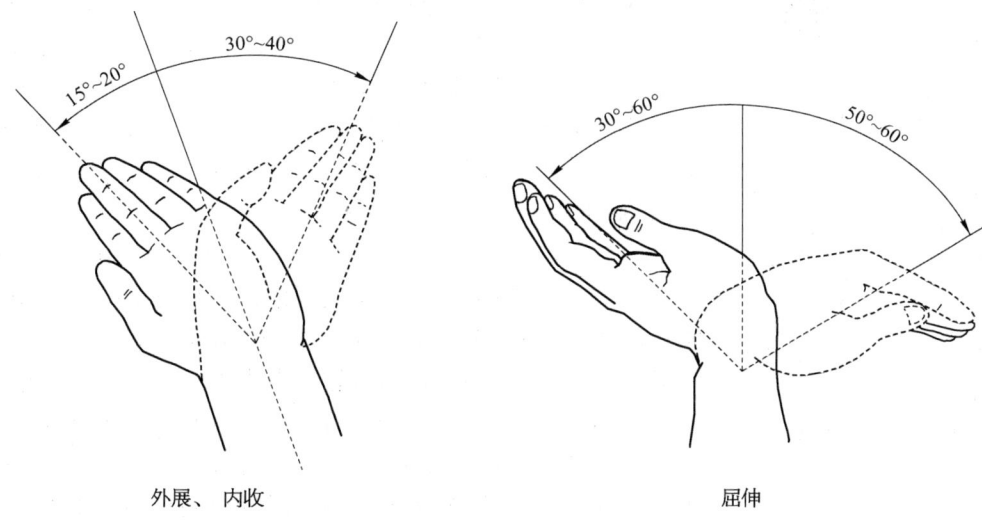

外展、内收　　　　　　　　　屈伸

图 4-9　腕关节的正常活动幅度

4·4·3·4　特殊检查

（1）握拳试验　患手握拳（拇指在里、四指在外），腕关节尺偏；桡骨茎突处疼痛为阳性，提示桡骨茎突狭窄性腱鞘炎（图 4-10）。

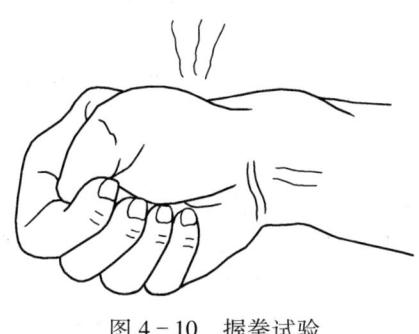

图 4-10　握拳试验

（2）屈腕试验　将患者腕关节极度屈曲，即引起手指麻痛，为腕管综合征的体征。

4·5　下肢部

4·5·1　髋部

4·5·1·1　望诊　首先要患者脱去外衣行走，前面要注意两侧髂前上棘是否在同一水平，两侧髂部是否对称。然后观察下肢有无过度内收、外展和短缩等畸形。

侧面要注意大腿有无屈曲畸形，特别是有无腰椎过度前凸。如不注意腰椎过度前凸，就很容易忽视髋关节轻度前屈畸形。

望后面时，可先嘱患者健侧下肢负重，另一侧下肢屈曲抬起。正常情况下，由于负重侧的髋外展肌群的收缩，使另一侧骨盆向上倾斜高于负重侧。臀中肌麻痹或髋关节脱位（陈旧性）时，当患侧下肢负重，健侧下肢屈曲抬起时，非但不能使健侧骨盆向上倾斜，反而低于负重侧，称站立屈髋屈膝试验阳性（图 4-11）。

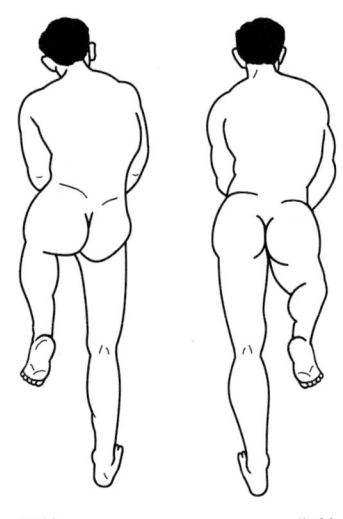

阴性　　　　　阳性
图 4-11　站立屈髋屈膝试验

髋部望诊还应注意肿胀和肿块。髋关节肿胀可见到腹股沟饱满；臀部的异常丰满，常反映髂骨本身病变。髋关节外上方突起，多由先天性脱位或半脱位引起；而外下方肿胀多属大转子病变或因腰骶部感染脓液流注引起。大腿内上方肿胀，除耻骨或小转子病变外，也应考虑流注脓肿。婴幼儿双侧臀皱襞不对称，常提示先天性髋脱位。

4·5·1·2　触诊　病人仰卧，检查者两拇指用同样力量触压两腹股沟韧带中点下 2 cm 处，观察病人的反应。或用拳叩击大转子或足跟，若引起髋关节痛，说明髋关节有病变。外侧大转子浅表压痛，往往提示大转子滑囊炎。对髋关节的活动痛须仔细检查，判定其疼痛的位置。检查旋转痛有两种方法：一种是髋关节伸直旋转试验，以检查关节面摩擦痛；另一种为髋关节屈曲旋转试验，髋关节屈曲位时，髂腰肌松弛，如有轻微旋转即出现疼痛，则为关节面摩擦痛，可以排除髂腰肌的牵扯痛；如小幅度旋转无疼痛，幅度增大时出现疼痛，提示髂腰肌等软组织的病变。

如发现下肢不等长，肌肉有萎缩，须进行测量，下肢长度应测量从髂前上棘至股骨内髁或内踝的距离；下肢周径的测量应取两下肢相应的部位，写明该部距髌骨上缘或下缘的长度，并须两侧对比。

4·5·1·3　活动　髋关节有屈曲、后伸、内收、外展、内旋和外旋的活动功能。髋关节的正常活动幅度见图 4-12。

4·5·1·4　特殊检查

（1）髂前上棘与坐骨结节连线检查　患者侧卧，患侧向上，屈髋至 90°~120°，使髂前上棘与坐骨结节在一条直线上。正常情况下，大转子的尖端应在此线以下，超过此线 1 cm，提示大转子向上移位，常系股骨颈骨折或髋关节脱位。

（2）掌跟试验　患者仰卧，下肢伸直，足跟放在医者的掌面上。正常情况下，下肢呈中立位直竖在掌面上。但股骨颈骨折、髋关节脱位或截瘫患者，则足倒向一侧呈外旋位。

（3）髋关节过伸试验　患者俯卧，两下肢伸直。医者一手压住其骶后部以固定骨盆，另一手提起患侧小腿，使髋关节过伸，如髋关节或骶髂关节有病变，用力后伸时，则骨盆随之抬起，髋或骶髂关节疼痛（图 4-13）。

（4）髋关节屈曲试验（托马氏征）　患者仰卧，将健侧髋、膝关节极度屈曲，置骨盆于前倾体位，患髋即表现出屈曲畸形，大腿与床面的夹角即为畸形角度（图 4-14）。

（5）足跟叩击试验　患者仰卧，两下肢伸直。医者用一手将患肢抬起，另一手以拳击其足跟。若髋关节处疼痛为阳性，常提示髋关节病变。

（6）屈膝屈髋分腿试验　患者两下肢屈曲外旋，两足底相对，两下肢外展外旋。股内收肌综合征患者，大腿不易完全分开，若被动分开即产生疼痛。

4·5·2　膝部

4·5·2·1　望诊　观察膝部有无畸形。正常膝关节仅有 5° 的过伸，过伸超过 5° 为后翻畸形（或膝反张），不能伸直则为屈曲畸形。正常情况下，大腿和小腿有 5°~8° 的轻度外翻，

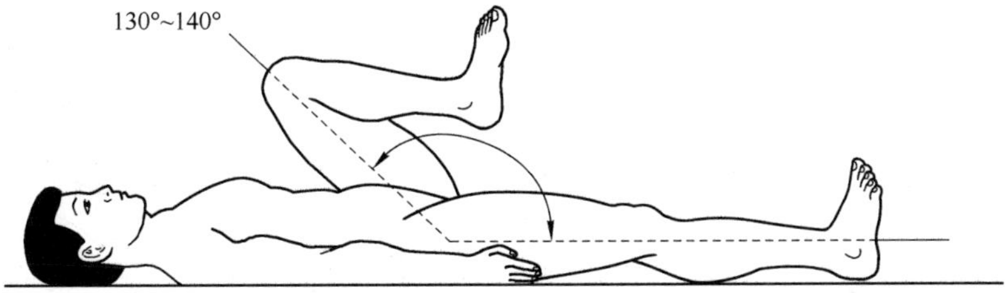

(1) 屈曲

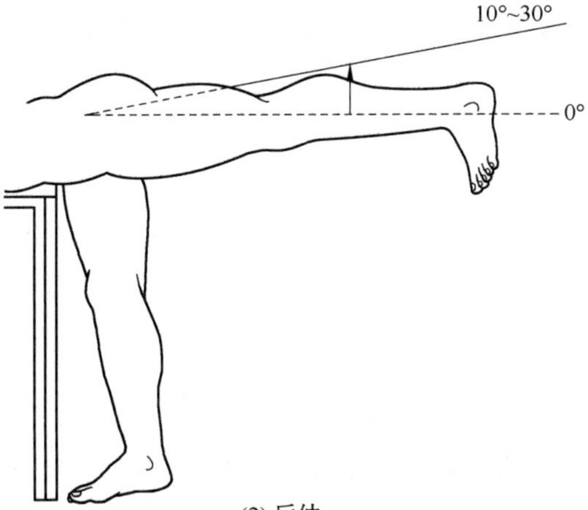

(2) 后伸 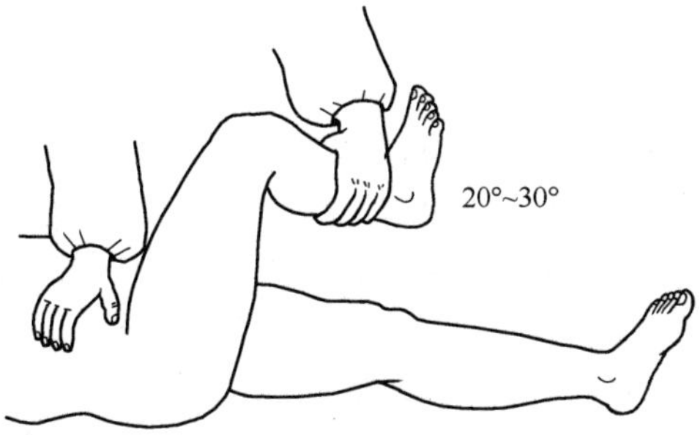　　　　　　　　　(3) 内旋

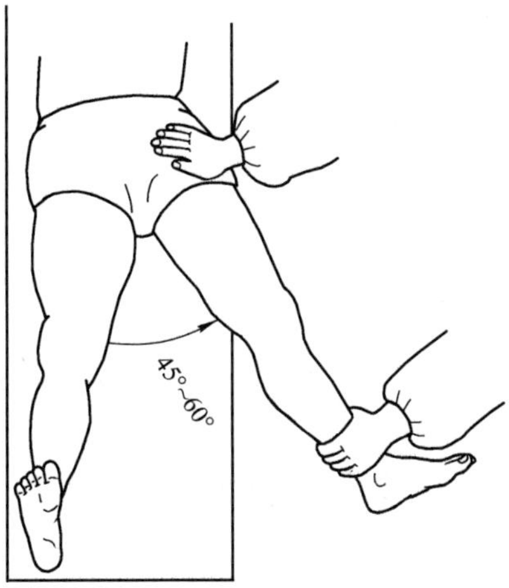

(4) 外展 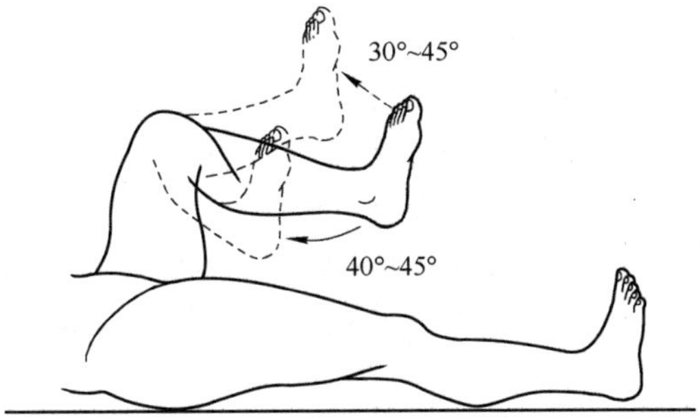　　　　　　　　　(5) 旋转

图 4-12　髋关节的正常活动幅度

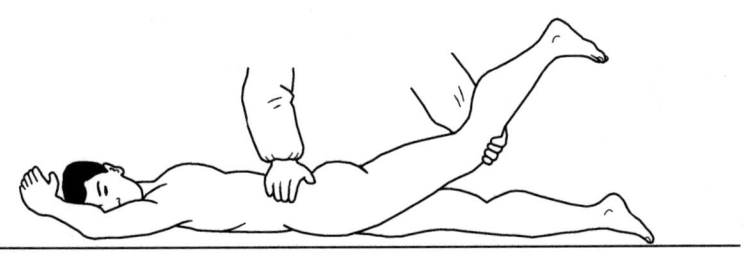

图 4-13　髋关节过伸试验

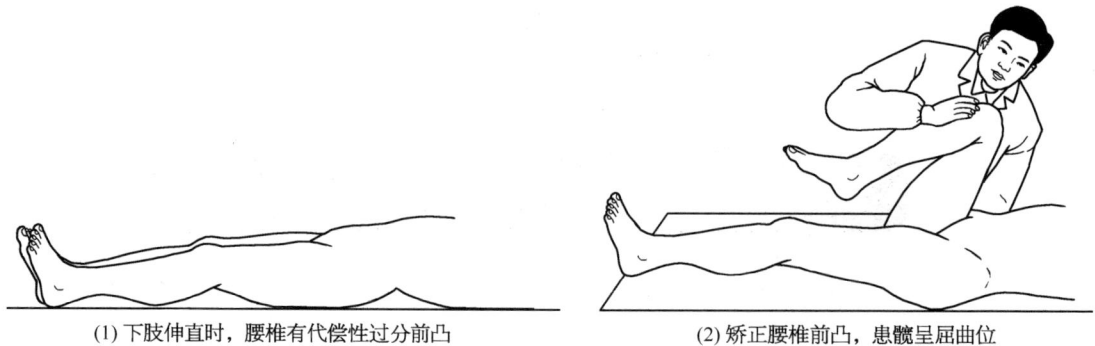

(1) 下肢伸直时，腰椎有代偿性过分前凸　　　　(2) 矫正腰椎前凸，患髋呈屈曲位

图 4-14　髋关节屈曲试验

如外翻超过或者小于 5°~8°则为外翻或内翻畸形。其次应观察膝关节是否肿胀。轻度肿胀表现为两侧膝眼饱满，严重时髌上滑囊及整个膝周均隆起肿大。髌上滑囊区的肿块可能是滑囊炎、关节积液。胫骨和股骨髁部及干骺端的肿大可能是骨肿瘤。腘窝肿块一般为腘窝囊肿。胫骨结节肿大可能是骨软骨炎。膝部棱形肿胀（鹤膝），多因膝关节结核或类风湿性关节炎所致。

股四头肌内侧头力量最强，是完成伸膝动作最后 10°~15°的主要肌肉。任何膝关节疾患，只要引起膝关节运动障碍，股四头肌内侧头即很快萎缩。因此，此肌萎缩与否对判断膝关节有无病变有较大意义。

4·5·2·2　触诊　膝部常见压痛点（图 4-15）。说明如下：

（1）髌骨边缘　髌骨软化症。
（2）髌韧带两侧　髌下脂肪垫损伤。
（3）关节间隙　半月板损伤。
（4）胫骨结节　胫骨结节软骨炎。
（5）侧副韧带附着点　侧副韧带损伤。
（6）髌骨下极　髌下韧带病。

此外，检查肿块也是触诊的一个重要内容，检查时应进一步鉴别其性质、压痛，有否波动感、乒乓球感、或搏动感等。骨折时局部压痛明显，还可触及断端，异常活动和骨擦音。

4·5·2·3　活动　膝关节有伸展、屈曲功能，膝关节的正常活动幅度见图 4-16。

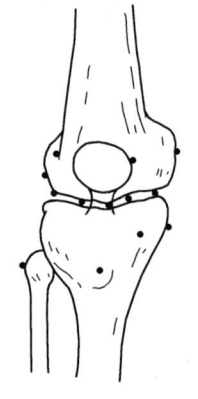　　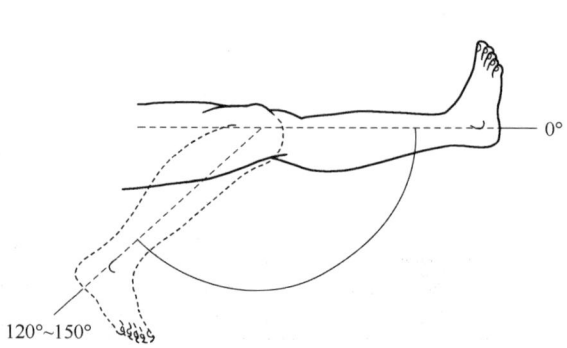

图 4-15　膝部常见压痛点　　　　图 4-16　膝关节的正常活动幅度

膝关节被动活动受限,常提示膝关节的病变,如膝关节伸直痛多见于关节面的病变,屈曲痛是膝关节水肿或滑膜炎的表现。过伸痛和极度屈曲痛可见于半月板损伤、髌下脂肪垫肥厚等。

此外,检查膝关节的主动活动,可测知股四头肌伸膝力和腘绳肌屈膝力。

4·5·2·4 特殊检查和神经反射

(1) 浮髌试验 患者平卧,患肢伸直放松。医者一手将髌骨上方髌上囊内液体向下挤入关节腔,另一手食指按压髌骨,一压一放,反复数次。如有波动感即表示关节腔内有积液。

(2) 侧向活动试验 患者仰卧,患膝伸直,股四头肌放松,作膝关节被动内翻或外翻活动,正常时无侧方活动,亦无疼痛。如韧带完全撕裂,则出现侧方异常活动;如韧带挫伤或部分撕裂则引起疼痛。

(3) 抽屉试验 患者仰卧,屈膝至90°位,肌肉放松,医者双手握小腿上端将其向前和向后反复拉推。正常时无活动,如向前滑动,提示前交叉韧带损伤;向后滑动,则表示后交叉韧带损伤(图4-17)。

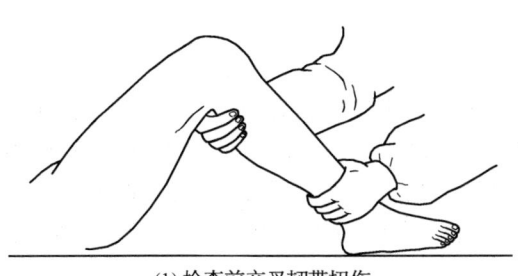
(1) 检查前交叉韧带扭伤

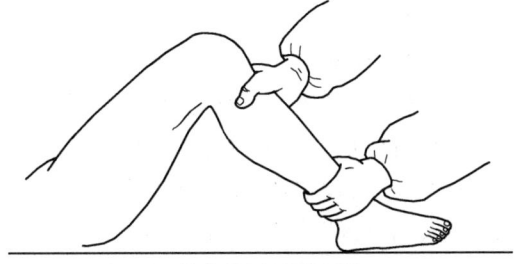
(2) 检查后交叉韧带扭伤

图 4-17 抽屉试验

(4) 膝关节旋转试验 患者仰卧,医者一手扶膝部,另一手握踝,将膝关节作被动屈伸活动,同时内收内旋或外展外旋,引起响声或疼痛时为阳性,为半月板损伤(图4-18)。

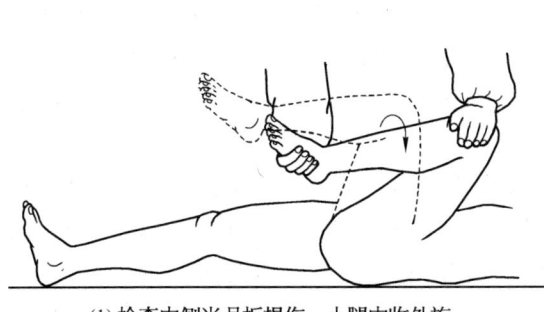
(1) 检查内侧半月板损伤,小腿内收外旋,再伸直膝关节

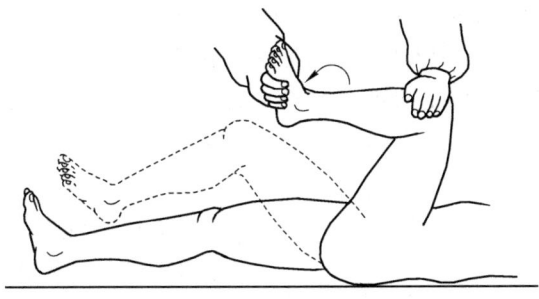
(2) 检查外侧半月板损伤,小腿外展内旋,再伸直膝关节

图 4-18 膝关节旋转试验

(5) 研磨试验 本试验是鉴别侧副韧带损伤与半月板破裂的方法。患者俯卧,髋关节伸直,患膝屈曲至90°,医者将其大腿固定,用双手握住患足,挤压膝关节,并旋转小腿,引起疼痛者为阳性,提示半月板损伤;反之,将小腿提起,使膝关节间隙增宽,并旋转小腿,如引起疼痛,则为侧副韧带损伤(图4-19)。

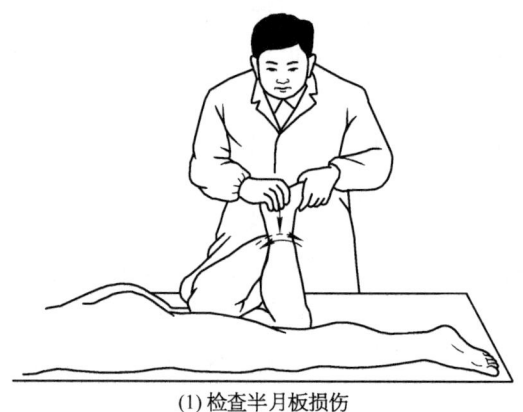
(1) 检查半月板损伤

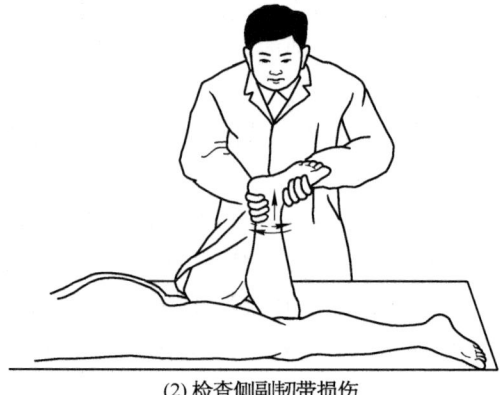
(2) 检查侧副韧带损伤

图 4-19 研磨试验

（6）膝反射 坐位检查时，病员坐于床沿，双小腿自然悬挂，在卧位时病人仰卧，检查者以左手托起其膝部，使稍屈曲，约 20°~30°，然后轻叩膝下股四头肌腱，反应为伸膝动作，其反射中心在 $L_{2\sim 4}$。

4·5·3 踝部

4·5·3·1 望诊 观察有无畸形，如足下垂（马蹄足）、跟足（仰趾足）、内翻足、外翻足、扁平足和高弓足。有无肿胀、皮下瘀血等。内、外踝处肿胀、背屈剧痛，可能为踝骨骨折；踝下凹陷消失，跟骨增宽，跟腱止点处疼痛，可能为跟骨骨折；内、外踝下方及跟腱两侧的正常凹陷消失，兼有波动感，可能为关节内积液或者血肿；肿胀局限于一侧，多见于侧副韧带损伤。足后部肿胀多属跟腱炎、滑囊炎、骨质增生等。

4·5·3·2 触诊 踝部软组织较薄，往往压痛点就是病灶的位置。踝、足部压痛点多位于关节间隙，以及骨端和肌腱附着处，如内、外踝及其下方的侧韧带、舟骨内缘，跟腱附着处，第 5 跖骨基底部，足底跟部，第 1、2、3 跖骨头等。而其中跟骨压痛点的诊断价值最大。

如果压痛在跟腱上，可能是腱本身或腱旁膜的病变；在跟腱的止点处，可能是跟腱后滑囊炎；如果 8~12 岁儿童，跟部后下方压痛，可能是跟骨骨骺炎（塞渥病）。压痛点在跟骨的跖面正中偏后，可能是跟骨棘或脂肪垫的病症，靠前部可能是跖腱膜的疼痛。压痛点在跟骨的内外侧，可能是跟骨本身的病变。压痛点在跟骨两侧靠内、外踝的直下方，则可能是距下关节病变。

肿胀一般多有压痛，检查时应注意有无波动感及实质感。软性肿块常属滑膜、腱鞘病变，硬性者为骨病变。此外足背和胫后动脉的触诊对了解血液循环情况，有重要的临床意义。

4·5·3·3 活动 踝关节有背屈和跖屈的功能，跖屈时尚有内翻和外翻的活动。踝关节的正常活动幅度见图 4-20。

4·5·3·4 特殊检查

（1）跟腱偏斜症 正常站立位，跟腱长轴应与下肢长轴平行。扁平足时，跟腱长轴向外偏斜。

（2）足内、外翻试验 检查者一手固定小腿，另一手握足，将踝关节极度内翻或外翻，如同侧疼痛，提示有内或外踝骨折可能，

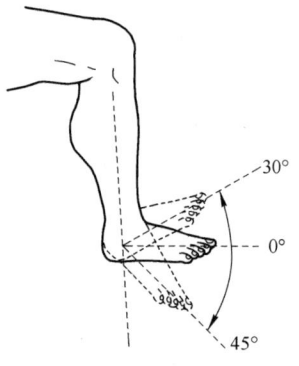
图 4-20 踝关节的正常活动幅度

如对侧痛则多属副韧带损伤。

（3）踝反射（跟腱反射）　患者卧位，髋关节外旋、膝关节屈曲，医者一手推足底，使踝关节略背屈，另一手用叩诊锤轻叩跟腱，其反应是足跖屈。如不易引起时，可让患者跪在床边，医者一手推足底使其背屈，另一手用叩诊锤轻叩跟腱。其反射中心在 $S_{1\sim2}$。

（4）踝阵挛　常与跟腱反射亢进同时存在。患者仰卧，髋、膝关节微屈，医者用手托住患者腘窝，另一手握足，骤然背屈踝关节，并持续压于足底，阳性者可见到同侧腓肠肌及比目鱼肌出现节律性的持续收缩。提示有锥体束损害。

（5）划足底试验（巴彬斯基征）　检查时用钝尖物轻划患者足底外缘。由后向前。阳性者跨趾缓缓背屈，其他各趾轻度外展，提示有锥体束损害。

（6）弹趾试验　轻叩足趾的基底部或用手将足趾向背面挑动，如引起足趾跖屈为阳性，提示有锥体束损害。

中篇 成人推拿

5 推拿手法

用手或肢体其他部分,按各种特定的技巧动作,在体表操作的方法,称推拿手法。

手法是推拿治病的主要手段,其熟练程度及如何适当地运用手法,对治疗效果有直接的影响。因此,要想进一步提高疗效,除了辨证确切、认真负责外,在适当的穴位或部位上运用相宜的手法,显然是一个重要的环节。

手法要求持久、有力、均匀、柔和,从而达到"深透"。所谓"持久",是指手法能按要求持续运用一定时间;所谓"有力",是指手法必须具有一定的力量,这种力量应该根据病人体质、病症、部位等不同情况而增减;所谓"均匀",是指手法动作要有节奏性,速度不要时快时慢,压力不要时轻时重;所谓"柔和",是指手法要轻而不浮,重而不滞,用力不可生硬粗暴或用蛮力,变换动作要自然。以上各点是有机联系着的。要熟练掌握各种手法并能在临床上灵活运用,必须经过一定时期的手法练习和临床实践,才能由生而熟,熟而生巧,乃至得心应手,运用自如,做到如《医宗金鉴》所说:"一旦临证,机触于外,巧生于内,手随心转,法从手出。"

手法在临床应用中,同样要贯彻辨证论治的精神,才能更好地发挥手法的治疗作用。人有老少,体有强弱,证有虚实,治疗部位有大有小,肌肉有厚有薄。因此,手法的选择和力量的运用都必须与之相适应,过之和不及都会影响治疗效果。

推拿手法的种类很多,手法名称亦不统一,有的手法动作相似,但名称不同,如按法、压法等。有的名称相同,而手法动作却不一样,如一指禅推法与推法。也有把两种手法结合起来组成复合手法,如按摩、按揉等。有以手法外形来命名,如推、拿、按、摩、擦、拍……也有以手法作用命名,如顺、理、疏、和……这些都是历史遗留下来的问题。为了便于推拿的学术交流和对手法的学习研究,我们以手法的动作形态作为手法的命名原则,在这前提下要注意尊重历史遗留下来并已被广泛应用的名称。

根据手法的动作形态,推拿手法可归纳成为摆动类、摩擦类、振动类、挤压类、叩击类和运动关节类六类手法,每类各由数种手法组成。

5.1 摆动类手法

以指或掌、腕关节作协调的连续摆动,称摆动类手法。本类手法包括一指禅推法、缠法、㨰法和揉法等。

5.1.1 一指禅推法

【动作要领】

用拇指指端、罗纹面或偏峰着力于一定的部位或穴位上,腕部放松、沉肩、垂肘、悬腕,肘关节略低于手腕,以肘部为支点,前臂作主动摆动,带动腕部摆动和拇指关节作屈伸活动。腕部摆动时,尺侧要低于桡侧,使产生的"力"持续地作用于治疗部位上。压力、频率、摆动幅度要均匀,动作要灵活。手法频率每分钟120~160次(图5-1)。

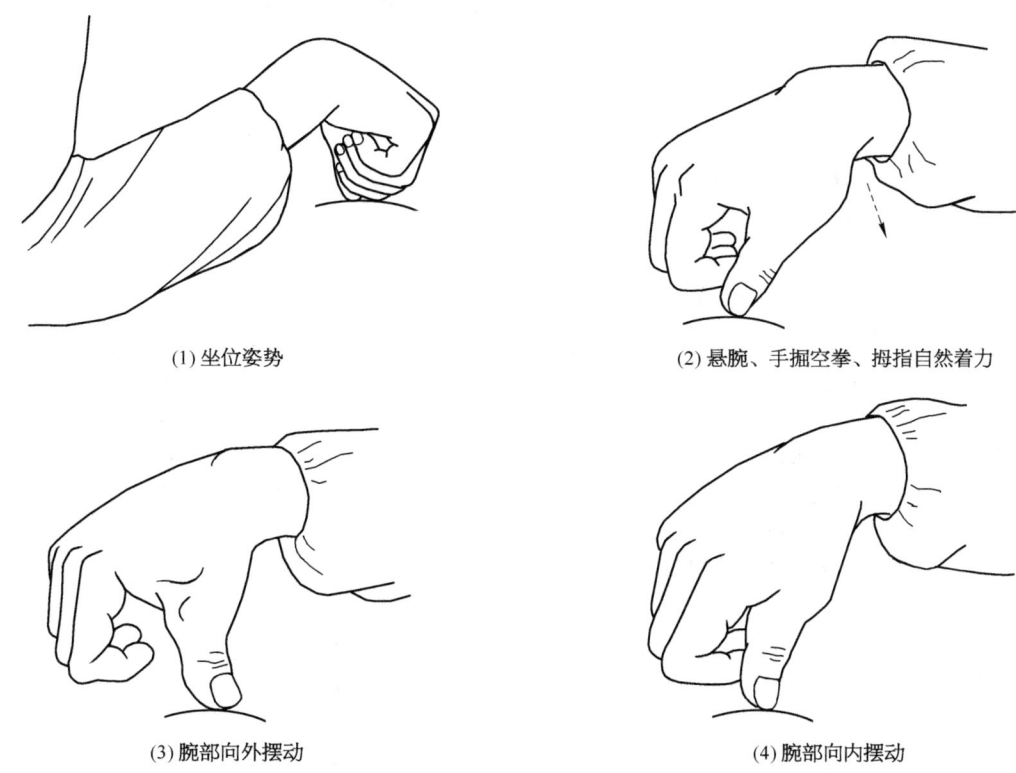

(1) 坐位姿势　　(2) 悬腕、手握空拳、拇指自然着力

(3) 腕部向外摆动　　(4) 腕部向内摆动

图5-1　一指禅推法

练习时,手握空拳,上肢肌肉放松,拇指端自然着力,不可用蛮力下压,拇指要盖住拳眼。在拇指端或拇指罗纹面能吸定的基础上,再练习在腕部摆动时,拇指端作缓慢直线往返移动,即所谓紧推慢移。

【临床应用】

本法接触面积较小,但深透度大,可适用于全身各部穴位。临床常用于头面、胸腹及四肢等处。对头痛、胃痛、腹痛及关节筋骨痠痛等疾患常用本法治疗,具有舒筋活络,调和营卫,祛瘀消积,健脾和胃的功能。

【附】　缠法

一指禅推法的频率提高到每分钟220~250次,称缠法。用拇指指端或偏峰着力于一定部位以减小接触面,同时减小摆动幅度,降低对体表的压力,以提高一指禅推法的频率,使频率达到每分钟规定的次数。本法只有在熟练掌握一指禅推法的基础上,才能逐步掌握。缠法有较强的消散作用,临床常用于实热证及痈疖等外科病症的治疗。

5·1·2　㨰法

【动作要领】

㨰法是由腕关节的伸屈运动和前臂的旋转运动复合而成。伸屈腕关节是以第2到第4

掌指关节背侧为轴来完成的;前臂的旋转运动是以手背的尺侧为轴来完成。因此滚法的吸定点是上述两轴的交点,即小指掌指关节背侧,这点附着在一定部位,以肘部为支点,前臂作主动摆动,带动腕部作伸屈和前臂旋转的复合运动。手法吸定的部位要紧贴体表,不能拖动、辗动或跳动。压力、频率、摆动幅度要均匀,动作要协调而有节律(图 5-2)。

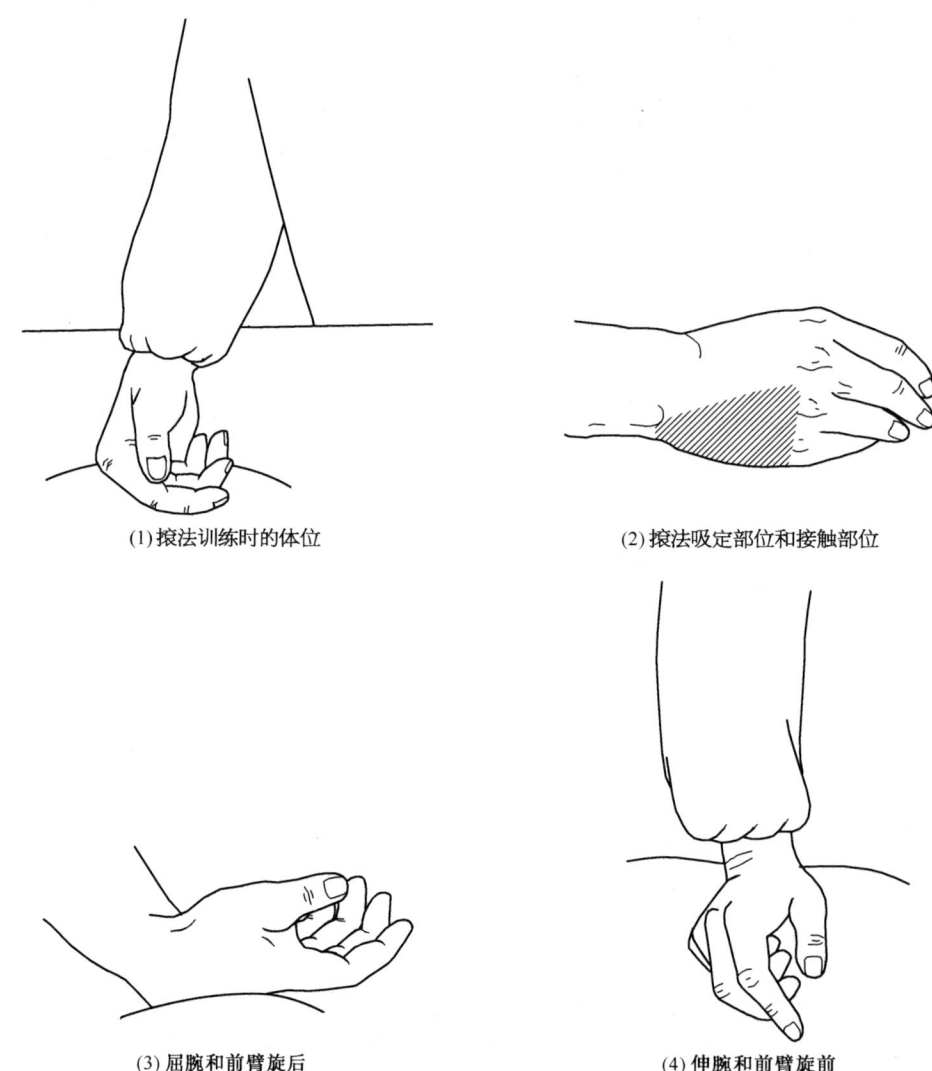

图 5-2　滚法

操作时要注意肩、臂尽可能放松,肘关节微屈(约 120°)。

【临床应用】

滚法压力大,接触面也较大,适用于肩背、腰臀及四肢等肌肉较丰厚的部位。对风湿痠痛、麻木不仁、肢体瘫痪、运动功能障碍等疾患常用本法治疗。具有舒筋活血,滑利关节,缓解肌肉、韧带痉挛,增强肌肉、韧带活动能力,促进血液循环及消除肌肉疲劳等作用。

5·1·3　揉法

揉法分掌揉和指揉两种。

【动作要领】

掌揉法是用手掌大鱼际或掌根吸定于一定部位或穴位上,腕部放松,以肘部为支点,前臂作主动摆动,带动腕部作轻柔缓和的摆动(图5-3)。

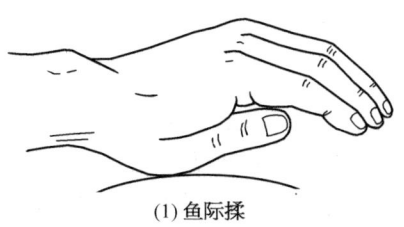 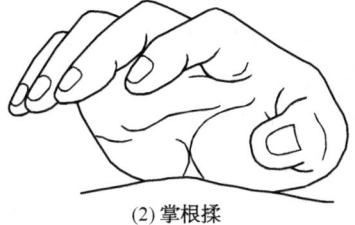

(1) 鱼际揉　　　　　　　　　　　　(2) 掌根揉

图5-3　揉法

指揉法是用手指罗纹面吸定于一定的部位或穴位上,腕部放松,以肘部为支点,前臂作主动摆动,带动腕和掌指作轻柔缓和的摆动。

本法操作时压力要轻柔,动作要协调而有节律。一般速度每分钟120～160次。

【临床应用】

本法轻柔缓和,刺激量小,适用于全身各部。常用于脘腹痛,胸闷胁痛,便秘,泄泻等肠胃疾患,以及因外伤引起的红肿疼痛等症。具有宽胸理气,消积导滞,活血祛瘀,消肿止痛等作用。

5.2　摩擦类手法

以掌、指或肘贴附在体表作直线或环旋移动,称摩擦类手法。本类手法包括摩法、擦法、推法、搓法、抹法等。

5.2.1　摩法

本法分掌摩和指摩两种。

【动作要领】

掌摩法是用掌面附着于一定部位上,以腕关节为中心,连同前臂作节律性的环旋运动(图5-4)。

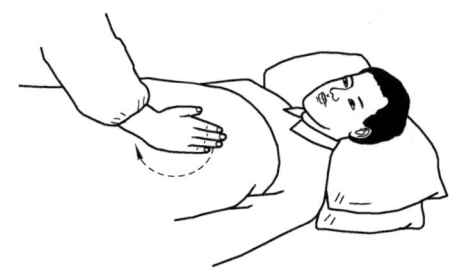 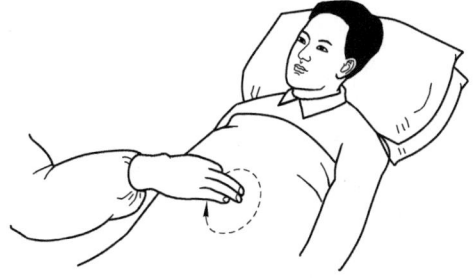

图5-4　掌摩法　　　　　　　　　图5-5　指摩法

指摩法是用食、中、无名指面附着于一定的部位上,以腕关节为中心,连同掌、指作节律性的环旋运动(图5-5)。

本法操作时肘关节自然屈曲,腕部放松,指掌自然伸直,动作要缓和而协调。频率每分钟120次左右。

【临床应用】

本法刺激轻柔缓和,是胸腹、胁肋部常用手法。对脘腹疼痛,食积胀满,气滞及胸胁进伤等病症常用本法治疗。具有和中理气,消积导滞,调节肠胃蠕动等作用。

5·2·2 擦法(又称平推法)

【动作要领】

用手掌的大鱼际、掌根或小鱼际附着在一定部位,进行直线来回摩擦。擦法操作时腕关节伸直,使前臂与手接近相平。手指自然伸开,整个指掌要贴在患者体表的治疗部位,以肩关节为支点,上臂主动,带动手掌作前后或上下往返移动,向掌下的压力不宜太大,但推动的幅度要大(图5-6)。

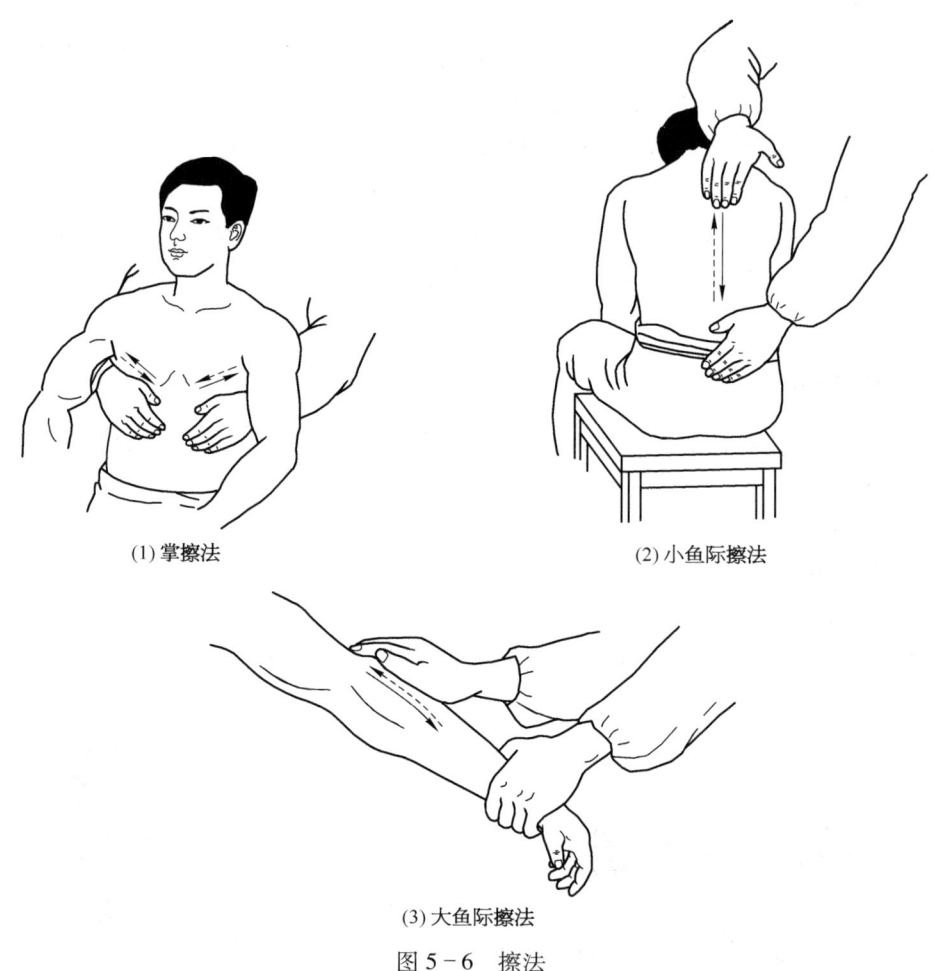

(1) 掌擦法　　(2) 小鱼际擦法

(3) 大鱼际擦法

图5-6　擦法

本法操作时用力要稳,动作要均匀连续;呼吸自然,不可进气。频率每分钟100~120次。

【临床应用】

本法是一种柔和温热的刺激,具有温经通络,行气活血,消肿止痛,健脾和胃等作用。常用于治疗内脏虚损及气血功能失常的病症。尤以活血祛瘀的作用为更强。掌擦法多用于胸胁及腹部;小鱼际擦法多用于肩背腰臀及下肢部;大鱼际擦法在胸腹、腰背、四肢等部均可运用。

擦法使用时要注意：治疗部位要暴露，并涂适量的润滑油或配制药膏，既可防止擦破皮肤，又可通过药物的渗透以加强疗效。

5.2.3 推法

推法有指推法、掌推法和肘推法三种。

【动作要领】

用指、掌或肘部着力于一定的部位上进行单方向的直线移动。用指称指推法、用掌称掌推法，用肘称肘推法。操作时指、掌或肘要紧贴体表，用力要稳，速度要缓慢而均匀（图5-7）。

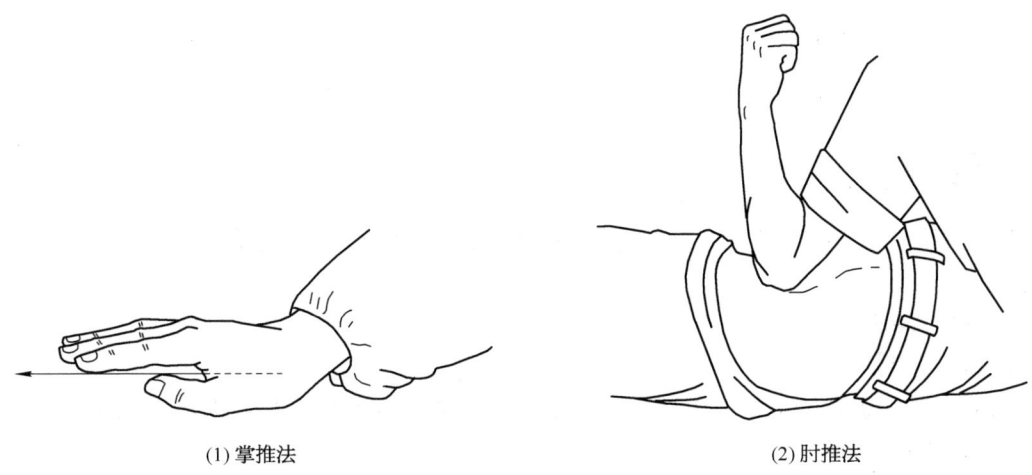

(1) 掌推法　　(2) 肘推法

图5-7　推法

【临床应用】

可在人体各部位使用。能增高肌肉的兴奋性，促进血液循环，并有舒筋活络的作用。

5.2.4 搓法

【动作要领】

用双手掌面挟住一定的部位，相对用力作快速搓揉，同时作上下往返移动，称搓法。操作时双手用力要对称，搓动要快，移动要慢（图5-8）。

【临床应用】

搓法适用于腰背、胁肋及四肢部，以上肢部最为常用，一般作为推拿治疗的结束手法。具有调和气血，舒筋通络的作用。

5.2.5 抹法

【动作要领】

用单手或双手拇指罗纹面紧贴皮肤，作上下或左右往返移动，称为抹法。操作时用力要轻而不浮，重而不滞（图5-9）。

【临床应用】

本法常用于头面及颈项部。对头晕、头痛及颈项强痛等症常用本法作配合治疗。抹法有开窍镇静，醒脑明目等作用。

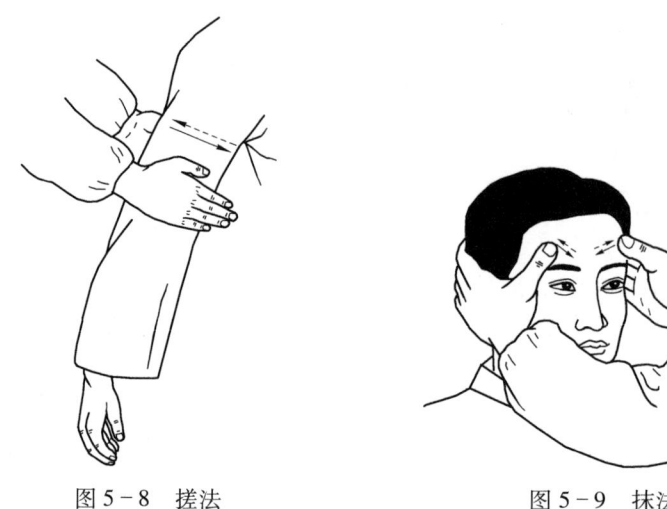

图 5-8 搓法　　　　　图 5-9 抹法

5.3 振动类手法

以较高频率的节律性轻重交替刺激,持续作用于人体,称振动类手法。本类手法包括抖法、振法等。

5.3.1 抖法

【动作要领】

用双手握住患者的上肢或下肢远端,用力作连续的小幅度的上下颤动。操作时颤动幅度要小,频率要快(图5-10)。

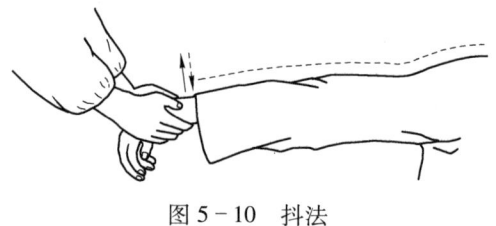

图 5-10 抖法

【临床应用】

本法可用于四肢部,以上肢为常用。临床上常与搓法配合,作为治疗的结束手法。治疗作用与搓法相同。

5.3.2 振法

有掌振法和指振法两种。

【动作要领】

用手指或手掌着力在体表,前臂和手部的肌肉强力地静止性用力,产生振颤动作。用手指着力称指振法,用手掌着力称掌振法。操作时力量要集中于指端或手掌上。振动的频率较高,着力稍重(图5-11)。

【临床应用】

本法一般常用单手操作,也可双手同时操作。适用于全身各部位和穴位。具有祛瘀消积,和中理气,消食导滞,调节肠胃功能等作用。

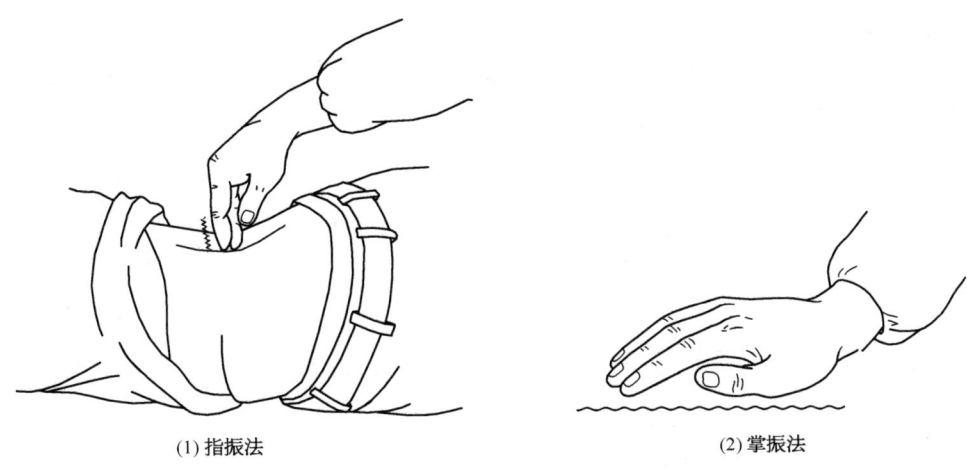

(1) 指振法　　　(2) 掌振法

图 5-11　振法

5.4　挤压类手法

用指、掌或肢体其他部分按压或对称性挤压体表,称挤压类手法。本类手法包括按、点、捏、拿、捻和踩跷等法。

5.4.1　按法

有指按法和掌按法两种。

【动作要领】

用拇指端或指腹按压体表,称指按法。用单掌或双掌,也可用双掌重叠按压体表,称掌按法(图 5-12)。

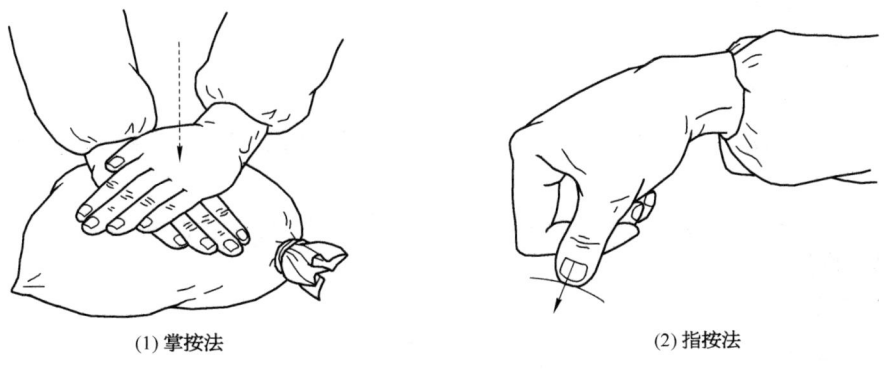

(1) 掌按法　　　(2) 指按法

图 5-12　按法

按法操作时着力部位要紧贴体表,不可移动,用力要由轻而重,不可用暴力猛然按压。

【临床应用】

按法在临床上常与揉法结合应用,组成"按揉"复合手法。指按法适用于全身各部穴位;掌按法常用于腰背和腹部。本法具有放松肌肉,开通闭塞,活血止痛的作用。胃脘痛,头痛,肢体酸痛麻木等病症常用本法治疗。

5.4.2　点法

有拇指点和屈指点两种。

【动作要领】

拇指点是用拇指端点压体表。屈指点有屈拇指,用拇指指间关节桡侧点压体表,或屈食指,用食指近侧指间关节点压体表(图5-13)。

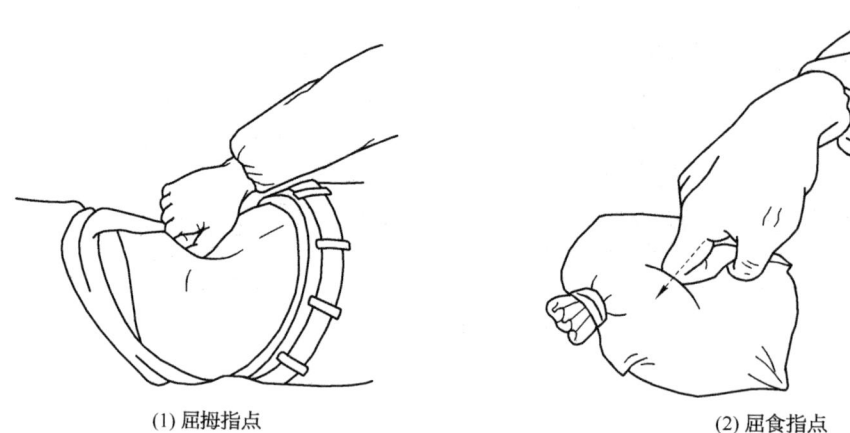

(1) 屈拇指点　　　　　　　　　　(2) 屈食指点

图5-13　点法

本法与按法的区别是:点法作用面积小,刺激量更大。

【临床应用】

本法刺激很强,使用时要根据病人的具体情况和操作部位酌情用力。常用在肌肉较薄的骨缝处。对脘腹挛痛,腰腿痛等病症常用本法治疗。具有开通闭塞,活血止痛,调整脏腑功能的作用。

5·4·3　捏法

有三指捏和五指捏两种。

【动作要领】

三指捏是用拇指与食、中两指夹住肢体,相对用力挤压。五指捏是用拇指与其余四指夹住肢体,相对用力挤压。在作相对用力挤压动作时要循序而下,均匀而有节律性。

【临床应用】

本法适用于头部、颈项部、四肢及背脊。具有舒筋通络,行气活血的作用。

5·4·4　拿法

捏而提起谓之拿。

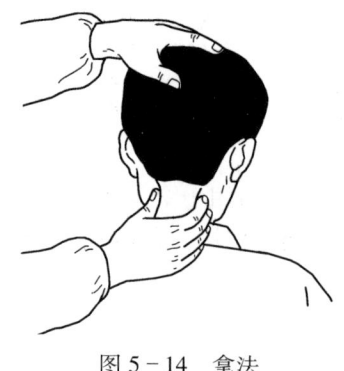

图5-14　拿法

【动作要领】

用拇指和食、中两指,或用拇指和其余四指作相对用力,在一定的部位和穴位上进行节律性地提捏。操作时,用劲要由轻而重,不可突然用力,动作要缓和而有连贯性(图5-14)。

【临床应用】

临床常配合其他手法使用于颈项、肩部和四肢等部位。具有祛风散寒,开窍止痛,舒筋通络等作用。

5·4·5　捻法

【动作要领】

用拇、食指罗纹面捏住一定部位,两指相对作搓揉动作(图 5-15)。操作时动作要灵活、快速,用劲不可呆滞。

【临床应用】

本法一般适用于四肢小关节。具有理筋通络,滑利关节的作用,常配合其他手法治疗指(趾)间关节的疼痛,肿胀或屈伸不利等症。

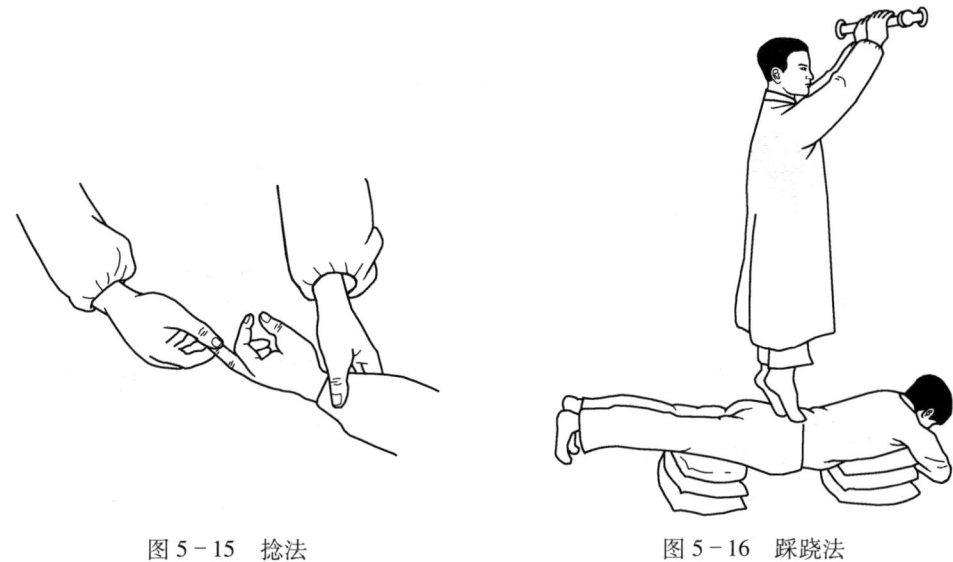

图 5-15 捻法　　　　图 5-16 踩跷法

5.4.6 踩跷法

用单足或双足踩踏一定部位,称踩跷法。

【动作要领】

患者俯卧,在胸部和大腿部各垫 3~4 个枕头,使腰部腾空。医者双手扶住预先设置好的横木上,以控制自身体重和踩踏时的力量,同时用脚踩踏患者腰部并作适当的弹跳动作,弹跳时足尖不要离开腰部(图 5-16)。根据患者体质,可逐渐加重踩踏力量和弹跳幅度,同时嘱患者随着弹跳的起落,配合呼吸,跳起时患者吸气,踩踏时患者呼气,切忌屏气。踩踏速度要均匀而有节奏。

【临床应用】

临床常用于腰椎间盘突出症的治疗。本法刺激量大,应用时必须谨慎,对体质虚弱者或脊椎骨质有病变者均不可使用本法。

5.5 叩击类手法

用手掌、拳背、手指、掌侧面,桑枝棒叩打体表,称叩击类手法。本类手法包括拍、击、弹等法。

5.5.1 拍法

用虚掌拍打体表,称拍法。

【动作要领】

操作时手指自然并拢,掌指关节微屈,平稳而有节奏地拍打患部(图 5-17)。

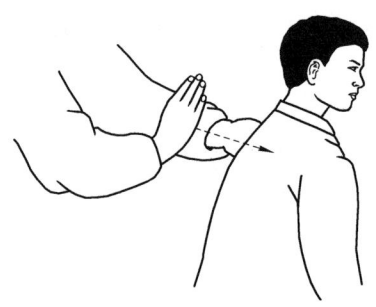

图 5-17 拍法

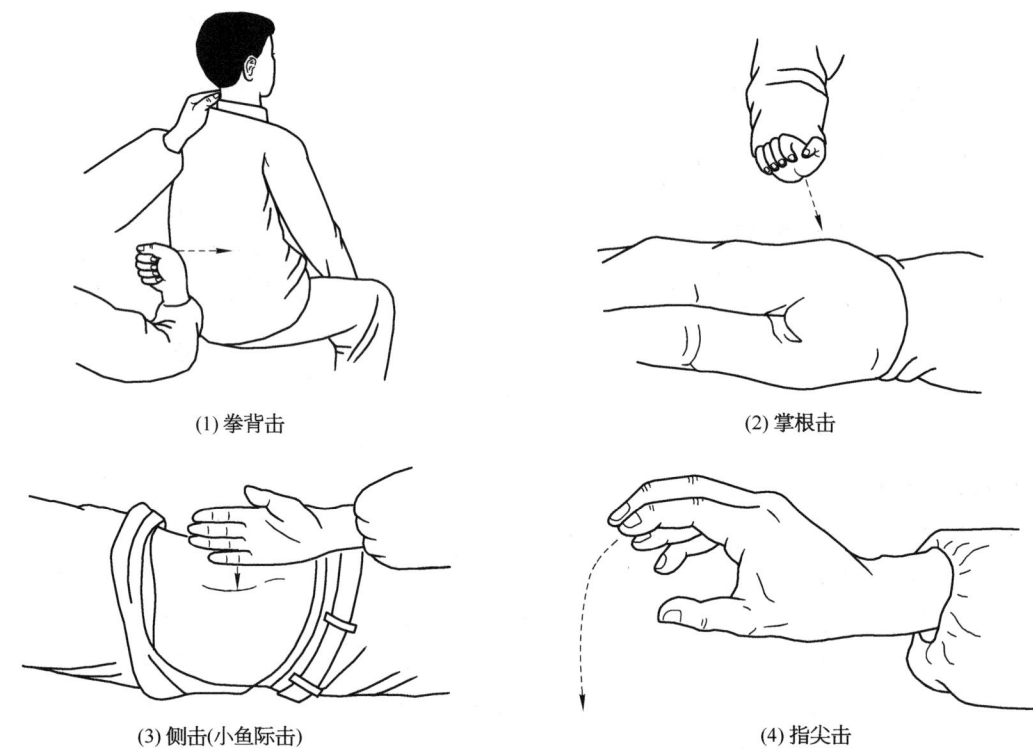

(1) 拳背击　　(2) 掌根击

(3) 侧击(小鱼际击)　　(4) 指尖击

图 5-18 击法

【临床应用】

拍法适用于肩背、腰臀及下肢部。对风湿痠痛,局部感觉迟钝或肌肉痉挛等症常用本法配合其他手法治疗,具有舒筋通络、行气活血的作用。

5.5.2 击法

用拳背、掌根、掌侧小鱼际、指尖或用桑枝棒叩击体表,称为击法(图 5-18)。

【动作要领】

(1) 拳击法　手握空拳,腕伸直,用拳背平击体表。

(2) 掌击法　手指自然松开,腕伸直,用掌根部叩击体表。

(3) 侧击法(又称小鱼际击)　手指自然伸直,腕略背屈,用单手或双手小鱼际部击打体表。

(4) 指尖击法　用指端轻轻打击体表,如雨点下落。

（5）棒击法　用桑枝棒击打体表。

击法用劲要快速而短暂,垂直叩击体表,在叩击体表时不能有拖抽动作,速度要均匀而有节奏。

【临床应用】

拳击法常用于腰背部;掌击法常用于头顶、腰臀及四肢部;侧击法常用于腰背及四肢部;指尖击法常用于头面、胸腹部;棒击法常用于头顶、腰背及四肢部。本法具有舒筋通络,调和气血的作用。对风湿痹痛,局部感觉迟钝,肌肉痉挛或头痛等症,常用本法配合治疗。

【附】　桑枝棒制法

用细桑枝十二根（粗约 0.5 cm）去皮阴干,每根用桑皮纸卷紧,并用线绕扎,然后把桑枝合起来先用线扎紧,再用桑皮纸层层卷紧并用线绕好。外面用布裹紧缝好即成。要求软硬适中（即具有弹性）,粗细合用（即用手握之合适,约 4.5~5 cm）,长约 40 cm。

5·5·3　弹法

【动作要领】

用一手指的指腹紧压住另一手的指甲,用力弹出,连续弹击治疗部位。操作时弹击力要均匀,每分钟弹击 120~160 次（图 5-19）。

【临床应用】

本法可适用于全身各部,尤以头面、颈项部最为常用。具有舒筋通络,祛风散寒的作用。对项强、头痛等症,常用本法配合治疗。

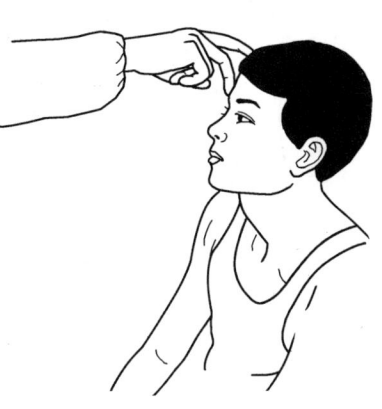

图 5-19　弹法

5·6　运动关节类手法

对关节作被动性活动的一类手法,称运动关节类手法。本类手法包括摇法、背法、扳法、拔伸法。

5·6·1　摇法

使关节作被动的环转活动,称摇法。

【动作要领】

（1）颈项部摇法　用一手扶住患者头顶后部,另一手托住下颏,作左右环转摇动（图 5-20）。

（2）肩关节摇法　用一手扶住患者肩部,另一手握住腕部或托住肘部,作环转摇动（图 5-21）。

（3）髋关节摇法　患者仰卧位,髋膝屈曲。医者一手托住患者足跟,另一手扶住膝部,作髋关节环转摇动（图 5-22）。

（4）踝关节摇法　一手托住患者足跟,另一手握住大踇趾部,作踝关节环转摇动（图 5-23）。

摇法动作要缓和,用力要稳,摇动方向及幅度须在患者生理许可范围内进行,由小到大。

【临床应用】

本法适用于四肢关节及颈项、腰部等。对关节强硬、

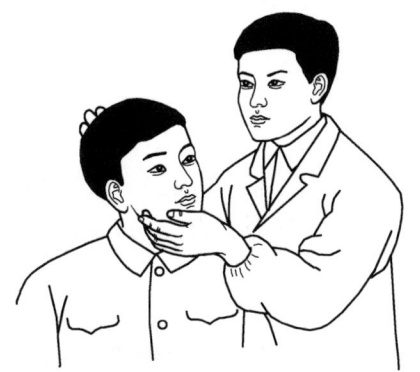

图 5-20　颈项部摇法

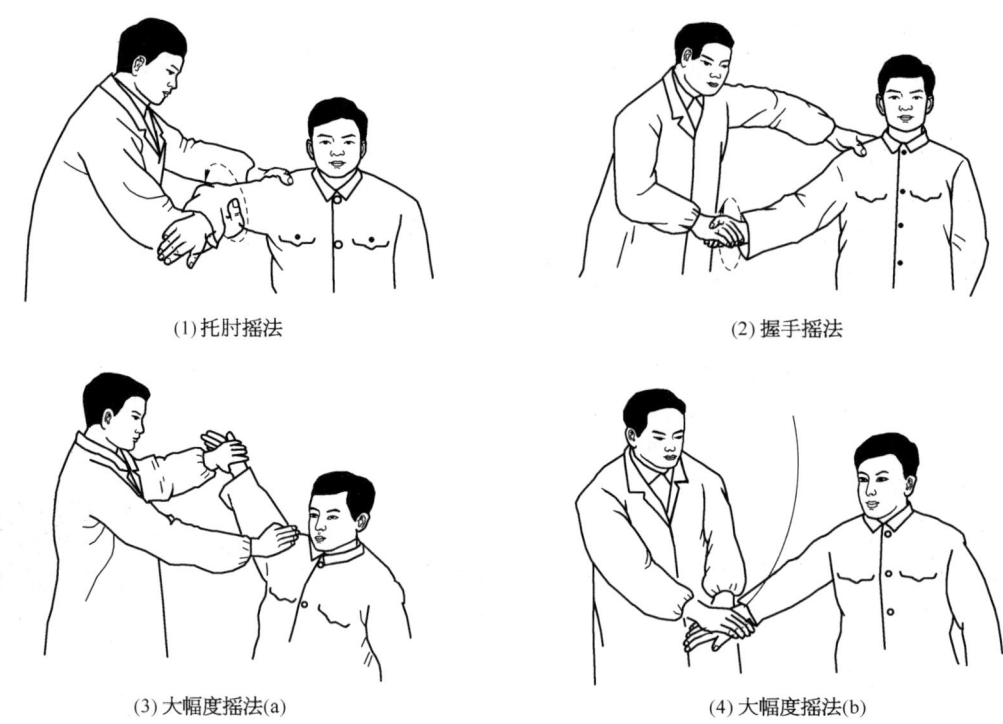

(1) 托肘摇法　　　　　　　　(2) 握手摇法

(3) 大幅度摇法(a)　　　　　　(4) 大幅度摇法(b)

图 5-21　肩关节摇法

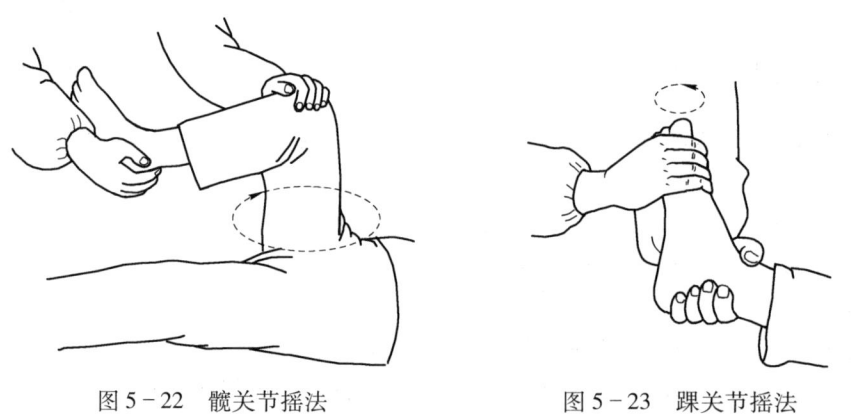

图 5-22　髋关节摇法　　　　图 5-23　踝关节摇法

屈伸不利等症,具有滑利关节、增强关节活动功能的作用。

5·6·2　背法

【动作要领】

医者和患者背靠背站立,医生两肘套住患者肘弯部,然后弯腰屈膝挺臀,将患者反背起,使其双脚离地,以牵伸患者腰脊柱,再作快速伸膝挺臀动作,同时以臀部着力颤动或摇动患者腰部。操作时臀部的颤动要和两膝的屈伸动作协调(图5-24)。

【临床应用】

本法可使腰脊柱及其两侧伸肌过伸,促使扭错之小关节复位,并有助于缓解腰椎间盘突出症的症状。对腰部扭闪疼痛及腰椎间盘突出症等常用本法配合治疗。

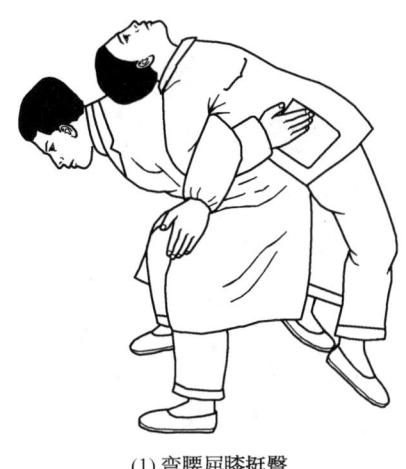
(1) 弯腰屈膝挺臀

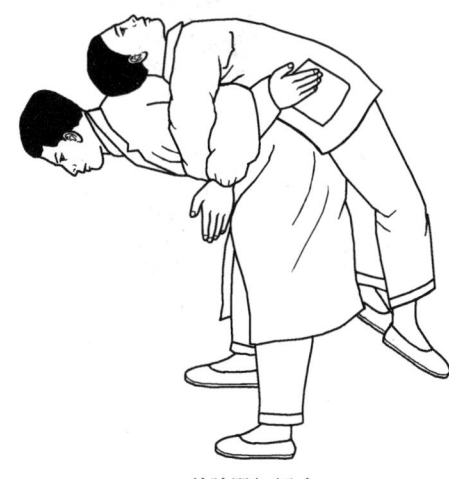
(2) 伸膝臀部颤动

图 5-24　背法

5·6·3　扳法

用双手作相反方向或同一方向用力扳动肢体，称扳法。

【动作要领】

（1）颈项部扳法　操作时有两种方法（图 5-20、图 5-25）。

① 颈项部斜扳法：患者头部略向前屈。医生一手抵住患者头侧后部，另一手抵住对侧下颌部，使头向一侧旋转至最大限度时，两手同时用力作相反方向的扳动（图 5-20）。

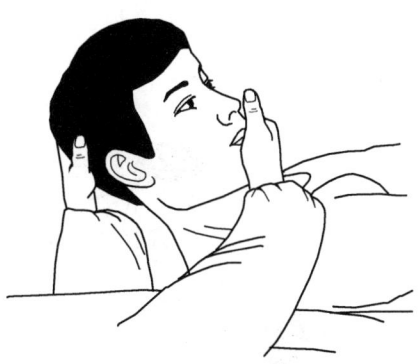

图 5-25　颈项部旋转定位扳法

② 旋转定位扳法：患者坐位，颈前屈到某一需要的角度后，医生在其背后，用一肘部托住其下颌部，手则扶住其枕部（向右扳则用右手，向左扳则用左手），另一手扶住患者肩部。托扶其头部的手用力，先作颈项部向上牵引，同时把患者头部作被动向患侧旋转至最大限度后，再作扳法（图 5-25）。

（2）胸背部扳法　操作时有两种方法（图 5-26）。

① 扩胸牵引扳法：患者坐位，令其两手交叉扣住，置于项部。医生两手托住患者两肘部，并用一侧膝部顶住患者背部，嘱患者自行俯仰，并配合深呼吸，作扩胸牵引扳动。

② 胸椎对抗复位法：患者坐位，令其两手交叉扣住，置于项部。医生在其后面，用两手从患者腋部伸入其上臂之前，前臂之后，并握住其前臂下段，同时医生用一侧膝部顶住患部脊柱。嘱患者身体略向前倾，医生两手同时作向后上方用力扳动。

（3）腰部扳法　本法操作时，常用的有斜扳法、旋转扳法、后伸扳法等三种（图 5-27）。

① 腰部斜扳法：患者侧卧位，医生用一手抵住患者肩前部，另一手抵住臀部，或一手抵住患者肩后部，另一手抵住髂前上棘部。把腰被动旋转至最大限度后，两手同时用力作相反方向扳动。

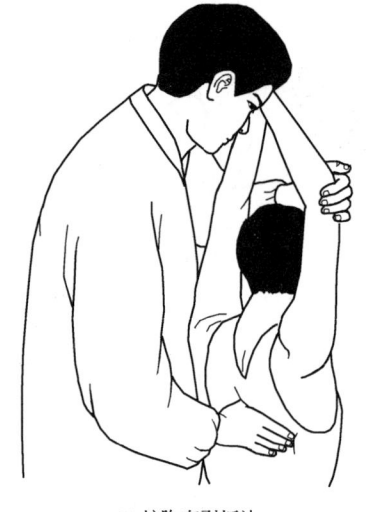
(1) 扩胸牵引扳法

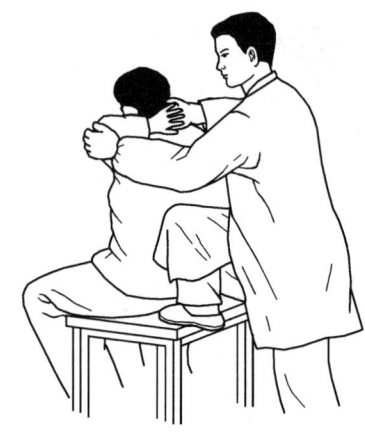
(2) 胸椎对抗复位法

图 5-26　胸背部扳法

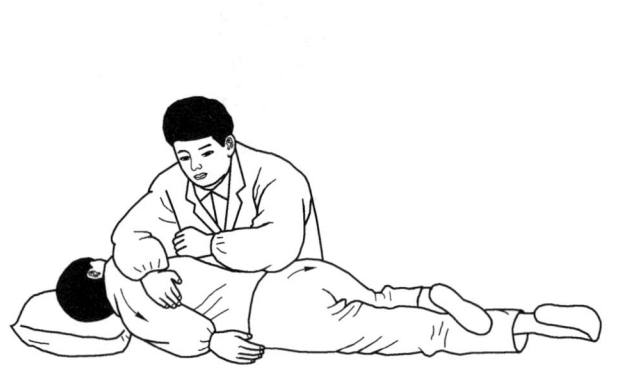
(1) 腰部斜扳法

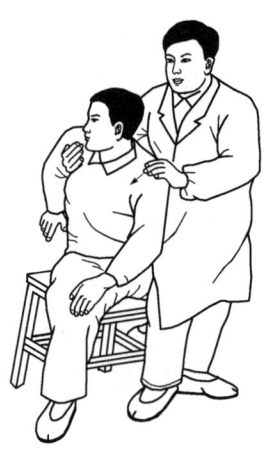
(2) 直腰旋转扳法

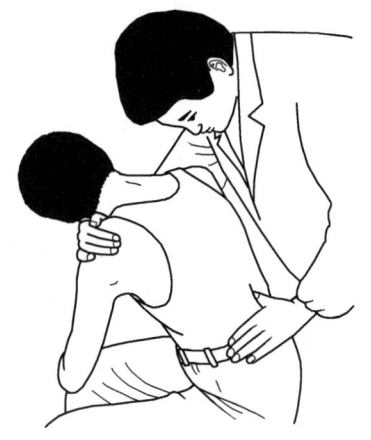
(3) 弯腰旋转扳法

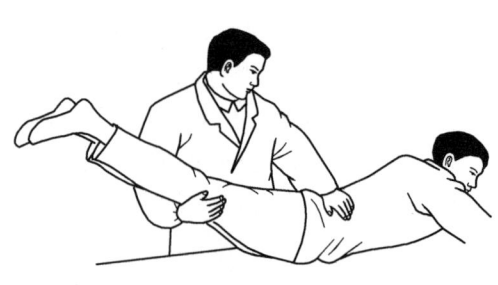
(4) 腰部后伸扳法

图 5-27　腰部扳法

② 腰部旋转扳法：有两种操作方法。

直腰旋转扳法：患者坐位，医生用腿夹住患者下肢，一手抵住患者近医生侧的肩后部，另一手以患者另一侧腋下伸入抵住肩前部，两手同时用力作相反方向扳动。

弯腰旋转扳法：患者坐位。腰前屈到某一需要角度后，一助手帮助固定患者下肢及骨盆。医生用一手拇指按住需扳动的脊椎的棘突（向左旋转时用右手），另一手勾扶住患者项背部（向左旋转时用左手），使其腰部在前屈位时再向患侧旋转。旋转至最大限度时，再使其腰部向健侧侧弯方向扳动。

③ 腰部后伸扳法：患者俯卧位。医生一手托住患者两膝部，缓缓向上提起，另一手紧压在腰部患处，当腰后伸到最大限度时，两手同时用力作相反方向扳动。

扳法操作时动作必须果断而快速，用力要稳，两手动作配合要协调，扳动幅度一般不能超过各关节的生理活动范围。

【临床应用】

本法临床常和其他手法配合使用，起到相辅相成的作用。常用于脊柱及四肢关节。对关节错位或关节功能障碍等病症，常用本法治疗，有舒筋通络，滑利关节，纠正解剖位置的失常等作用。

5·6·4 拔伸法

拔伸即牵拉、牵引的意思。固定肢体或关节的一端，牵拉另一端的方法，称拔伸法。

【动作要领】

（1）头颈部拔伸法　患者正坐。医生站在患者背后，用双手拇指顶在枕骨下方，掌握托住两侧下颌角的下方，并用两前臂压住患者两肩，两手用力向上，两前臂下压，同时作相反方向用力（图 5-28）。

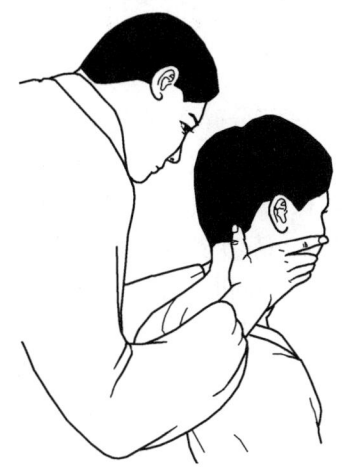 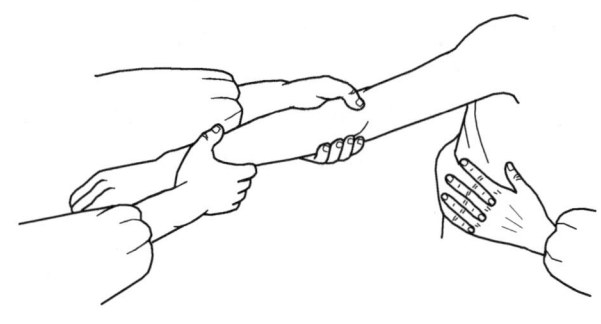

图 5-28　头颈部拔伸法　　　　图 5-29　肩关节拔伸法

（2）肩关节拔伸法　患者坐势。医生用双手握住其腕或肘部，逐渐用力牵拉，嘱患者身体向另一侧倾斜（或有一助手帮助固定患者身体），与牵拉之力对抗（图 5-29）。

（3）腕关节拔伸法　医生一手握住患者前臂下端，另一手握住其手部，两手同时作相反方向用力，逐渐牵拉（图 5-30）。

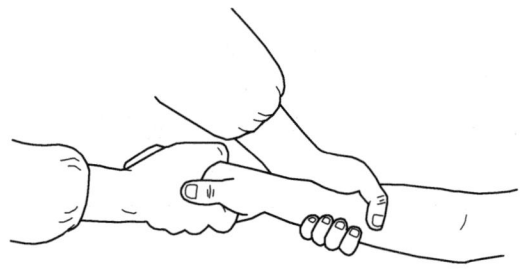
图 5-30　腕关节拔伸法

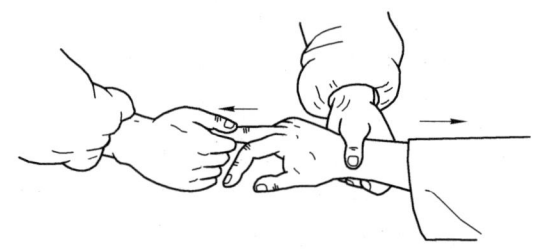
图 5-31　指间关节拔伸法

（4）指间关节拔伸法　用一手捏住被拔伸关节的近侧端，另一手捏住其远侧端，两手同时作反方向用力牵引（图 5-31）。

本法操作时用力要均匀而持久，动作要缓和。

【临床应用】

本法常用于关节错位、伤筋等。对扭错的肌腱和移位的关节有整复作用。

5·7　推拿手法练习

手法要掌握熟练的技巧和持续的力量，必须进行认真、刻苦的练习和一定时期的临床实践。尤其对某些比较复杂，难度较高的手法，如一指禅推法、滚法等，更应经过长期反复的练习，直至娴熟，才能在临床上发挥治疗作用。手法练习的内容，主要是动作技巧的指力、腕力、臂力的锻炼，而重点在于动作技巧的熟练，所以在上临床前，分两个阶段进行，循序渐进。第一阶段在沙袋上进行基本训练，待有一定的基础后才转入人体上操作练习。另外，力的锻炼（柔和劲、持久力和强力）可以通过练功（易筋经、少林内功）、抓坛子、抓拿沙袋及水面推球等来达到。

5·7·1　沙袋上练习

备布袋一只，长约 26 cm、宽 16 cm，内装黄沙或大米（掺入一部分碎海绵更佳，使其具有弹性）将袋口缝合，外套一干净布袋，便于替换。开始练习时袋可扎得紧些，以后逐渐放松。根据各手法的动作要领及难度，重点练习一指禅推法、滚法和揉法、摩法等，通过练习、重点掌握主要手法的动作技巧和灵活度，同时亦可增长指力和腕力。练习姿势可采取坐势和站势，坐势练习手法有一指禅推法、揉法和摩法，除一指禅推法可双手同时进行外，揉法和摩法则着重练习右手。站势练习手法主要是滚法。滚法练习时，要求左右手交替进行，熟练程度等同，才能适应临床需要。经过一段时间的练习，在基本掌握这些手法的动作要领的基础上，才能转入人体上操作练习。

5·7·2　人体上练习

人体上练习是为临床应用打好基础，所以尽可能结合临床治疗的一般操作常规，分部位进行练习。从实践出发，不但要注意单一手法的操作和进行双手协调动作的练习，而且要练习各种手法的配合运用，同时根据人体的形态、结构、关节活动功能等，在施手法时结合肢体的被动运动。下面分别介绍人体各部的操作练习方法。

5·7·2·1　头面部

（1）一指禅推法（患者取仰卧位或坐位）

① 自印堂——神庭。一指禅罗纹或偏峰自印堂穴推向神庭穴,来回3遍。

② 自攒竹——阳白——太阳——头维。一指禅偏峰自攒竹穴经阳白穴再至太阳向上至头维穴,来回3遍,左右同。

③ 自睛明——沿上眼眶由内向外,成∞字形环转推三圈。一指禅指峰自左睛明沿上眼眶向外,随后沿下眼眶向内至目内眦推向右睛明穴,按上眼眶向外,下眼眶向内的顺序呈∞字形环转推3遍。

④ 自睛明——迎香——地仓——下关——颊车——人中——承浆。一指禅偏峰或罗纹自睛明推至迎香穴,随后经地仓向上到下关穴,向下至颊车穴再推向人中穴,环唇推至承浆穴。左右同。

⑤ 推百会穴。一指禅偏峰或指峰推百会穴,要求吸定,防止滑移。

(2) 拿五经(患者取坐位)　五指拿头顶督脉和两旁太阳、少阳经,谓之拿五经,自前发际经头顶向后至枕部,止于两侧风池穴。

(3) 扫散法(患者取坐位)　用拇指和其他四指指峰自太阳穴经头维、耳后高骨向后推至风池穴,左右各3~5遍。

(4) 掌抹法(患者取坐位)　用大鱼际外侧端按住前额,随后分向两旁,经阳白、太阳、耳上至风池穴。

5.7.2.2　项背部

(1) 一指禅推法(取坐势)

① 自枕骨下经风府至大椎穴。(上下3~5遍)

② 两手偏峰吸定两风池穴,以蝴蝶双飞势自风池经天柱至大杼穴。(上下3~5遍)

(2) 直推桥弓穴(取坐势)　推左侧桥弓穴,必须右手操作,四指按住颈项部,以拇指偏峰自翳风穴单向直推至缺盆穴10~20次。推右侧桥弓穴时左手操作,方法同。

(3) 㨰法(取坐势)　枕骨下经风府——大椎——肩中俞——肩外俞。在㨰法操作同时,配合颈椎关节前屈、后伸、左右旋转或侧屈的被动运动。

(4) 拿法(取坐势)

① 单手拿双侧风池穴。(5~10次)

② 拿两侧肩井穴。(8~10次)

(5) 按法(取坐势)　用拇指罗纹部按风池、肩中俞、肩外俞、天宗穴。

(6) 摇法(取坐势)　一手扶住头后枕部,另一手托住下颏、颈椎取中立位摇动,左右各作被动环旋活动三次。

(7) 扳法(取坐势颈前屈位)　一手拇指抵住侧凸的颈椎棘突,另一手抱头作旋转复位法(此法适用于一个棘突的偏倾)。

5.7.2.3　胸腹部

(1) 一指禅推法(取仰卧势)　用偏峰或罗纹推胸部膻中、乳根穴及腹部的上中脘、天枢、气海穴。

(2) 分推法(取仰卧势)　用两拇指偏峰自膻中穴分推到两乳头部。

(3) 擦法(取坐势)　用全掌自锁骨下横擦,逐渐下降至膻中——两乳根——鸠尾穴。(自上而下、左右各3~5遍)

(4) 搓法(取坐势)　用四指指面及掌部挟住两胁部搓动,自上而下3~5遍。

(5) 摩法（取仰卧势）

① 用食中环三指摩膻中穴。

② 用食中环三指或掌摩腹部的中脘——天枢——气海穴，或全掌环转摩腹部（顺逆时针均要练习）。

(6) 推摩法（复式手法、取仰卧势） 以一指禅偏峰推中脘——天枢——气海穴，另三指用摩法随同操作。或用三指摩法摩上述穴位，一指禅推法随同操作。

(7) 揉法（取仰卧势） 以中指指面揉天突、膻中、中脘、神阙穴（各 50~300 次）

(8) 按法（取仰卧势） 以拇指指尖或螺纹按中脘、气海，附带足三里穴（得气为佳）。

5·7·2·4 肩及上肢部

(1) 一指禅推法（取坐势）

① 自肩髃——肩内陵——臂臑——曲池——手三里穴。

② 自肩井——肩髎——肩贞——天宗穴。

(2) 滚法（取坐势或卧势均可）

① 滚肩关节前缘，配合肩关节内旋、外旋及外展的被动运动。

② 滚肩关节外缘、配合肩关节内旋后伸的被动运动。

③ 滚肩关节后缘、配合肩关节内收及前上举的被动运动。

④ 滚肘关节、前臂、腕关节及掌指关节配合相应的关节被动运动。

(3) 按法（取坐势） 以拇指罗纹按肩内陵、肩髃、肩髎、肩贞、天宗、臂臑、曲池穴（要求得气感）。

(4) 拿法（取坐势） 拿肩关节、曲池、合谷、极泉、少海等穴。

(5) 捻法（取坐势） 捻指间关节。

(6) 摇法（取坐势）

① 一手扶肩、另一手托住肘臂部摇肩关节，顺逆各 3~5 次。

② 大幅度摇肩关节，顺逆各 3~5 次。

(7) 搓法（取坐势） 两掌托住肩关节，环形搓动，随后徐徐向下至手臂，改为上下搓动至腕部。

(8) 抖法（取坐势） 两手握住腕掌部缓缓抖动，自腕——肘——肩部。

(9) 擦法（取坐势） 裸露肩部、肘部、臂部、腕部及指掌部用大鱼际擦法，以热为度。

5·7·2·5 腰及下肢部

(1) 滚法（取俯卧势）

① 滚腰背两侧骶棘肌、腰骶部。配合腰及髋关节后伸的被动运动。

② 自臀部——大腿后侧——腘窝——腓肠肌——跟腱（来回 3 遍，左右同）。

③ 换仰卧势：腹股沟——内收肌——股四头肌——膝关节——小腿前外侧——踝关节——足背部。

(2) 按法（取俯卧及仰卧势） 按腰背部俞穴（脾俞、胃俞、肾俞、大肠俞），上次髎、环跳、殷门、委中、承山、昆仑、太谿、丘墟、商丘、足三里穴。

(3) 擦法（取坐势）

① 横擦肩背逐渐下降至腰骶部（反复 3~5 次）。

② 直擦脊柱及两侧骶棘肌，以透热为度。

③ 膝关节内外侧。(取仰卧势)
④ 踝关节内外侧。(取仰卧势)
(4) 摇法(取仰卧势)
① 摇髋关节。
② 摇膝关节。
③ 摇踝关节。
(5) 扳法
① 腰部斜扳法(取侧卧势,左右各一次)。
② 腰椎旋转扳法(取坐势)。
③ 强迫直腿高举法(取仰卧势)。

6 经络与俞穴

6·1 经络

经络,是经脉和络脉的总称。经,有路径的意思,经脉是经络系统的纵行干线。络,有网络的意思,络脉是经脉的分支,纵横交错,网络全身,无处不至。经络是运行全身气血,联络脏腑肢节,沟通上下内外,调节体内各部分的通路。通过经络在全身有规律的循行和错综复杂的联络交会,把人体的五脏六腑、四肢百骸、五官九窍、皮肉筋脉等组织器官联结成一个有机的统一整体。

经络是由经脉和络脉组成。其中经脉分为正经和奇经两大类,为经络系统的主要部分。正经有十二,即手足三阴经和手足三阳经,合称"十二经脉"。奇经有八,即督、任、冲、带、阴跷、阳跷、阴维、阳维,合称"奇经八脉"。络脉有别络、浮络、孙络之别。别络较大,共有十五。其中十二经脉与任、督二脉各有一支别络,再加上脾之大络,合为"十五别络"。别络有本经别走邻经之意,其功能是加强表里阴阳两经的联系与调节作用。络脉之浮行于浅表部位的称为"浮络"。络脉最细小的分支称为"孙络"。此外,还有十二经别、十二经筋和十二皮部。十二经别是十二经脉别出的正经。凡阳经的经别自本经别出而循行体内后,它们仍归到本经;而阴经的经别自本经别出而循行体内后,不再回入本经,却与其为表里的阳经相合,十二经别依表里分成六组,就是"六合"。加强了十二经脉在体内的联系。并能通达某些正经未能行经的器官与形体部位,以补正经之不足。十二经筋,是十二经脉循行部位上分布的筋肉系统的总称,有联缀百骸、维络周身,主司关节运动的作用。十二皮部,是十二经脉在体表一定皮肤部位的反应区。由于十二经筋与十二皮部的分区,基本上和十二经脉在体表的循行部位一致,因此它们都是按照十二经脉命名的。

6·1·1 十二经脉

6·1·1·1 名称分类 十二经脉,有手经、足经、阴经、阳经之分。即于十二经脉中分为手三阴经、手三阳经、足三阴经、足三阳经四组。这是根据各经所联系内脏的阴阳属性及其在肢体循行位置的不同而定的。阳经属腑,行于四肢的外侧;阴经属脏,行于四肢的内侧。手经行于上肢,足经行于下肢(见下表)。

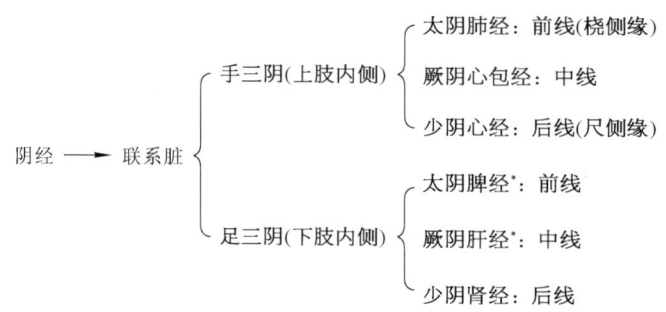

* 小腿下半部和足背部,肝经在前,脾经在中线。至内踝上八寸处交叉之后,脾经在前,肝经在中线。

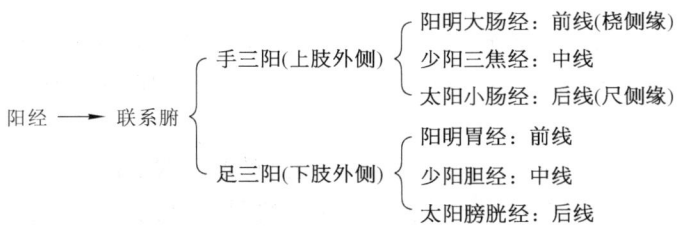

6·1·1·2 走向和交接规律　手足三阴三阳经脉的走向和相互交接的规律是:手三阴,从胸走手,交手三阳;手三阳,从手走头,交足三阳;足三阳,从头走足,交足三阴,足三阴,从足走腹,交手三阴(见下图)。这样就构成了一个"阴阳相贯,如环无端"的循环经路。

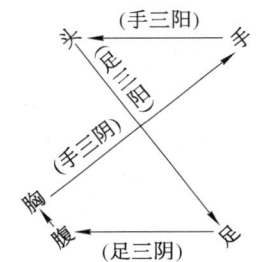

手足阴阳经脉走向交接规律示意图

6·1·1·3 表里关系及流注次序　十二经脉分别络属于相应的脏腑,从而构成了脏腑阴阳的表里相合关系,即:手阳明大肠经与手太阴肺经为表里;手少阳三焦经与手厥阴心包经为表里;手太阳小肠经与手少阴心经为表里;足阳明胃经与足太阴脾经为表里;足少阳胆经与足厥阴肝经为表里;足太阳膀胱经与足少阴肾经为表里。在循行路线上,凡具有表里关系的经脉,均循行分布于四肢内外两个侧面的相对位置(足厥阴肝经与足太阴脾经在下肢内踝上八寸处,交叉变换前后位置),并在手或足相互交接。十二经脉存在着这种表里关系,所以在生理上是彼此相通的,在病变时也是相互影响的。

十二经脉分布在人体内外,其经脉中的气血运行是循环贯注的。即从手太阴肺经开始,依次传至足厥阴肝经,再传至手太阴肺经,首尾相贯,如环无端。其流注次序如下表:

```
                (食指端)           (鼻孔旁)         (足大趾端)        (心中)
    →手太阴肺 ─────→ 手阳明大肠 ─────→ 足阳明胃 ─────→ 足太阴脾 ─────→
(肺             (小指端)           (目内眦)         (足小趾端)        (胸中)
 中) 手少阴心 ─────→ 手太阳小肠 ─────→ 足太阳膀胱 ─────→ 足少阴肾 ─────→
                (无名指端)         (目外眦)       (足大趾甲后丛毛处)
     手厥阴心包 ─────→ 手少阳三焦 ─────→ 足少阳胆 ─────→ 足厥阴肝 ─────→
```

6·1·1·4 循行部位

(1) 手太阴肺经　《灵枢·经脉》:"肺手太阴之脉起于中焦,下络大肠,还循胃口,上膈属肺,从肺系横出腋下,下循臑内,行少阴心主之前,下肘中,循臂内上骨下廉,入寸口。上鱼,循鱼际,出大指之端。其支者从腕后直出次指内廉,出其端。"

(2) 手阳明大肠经　《灵枢·经脉》:"大肠手阳明之脉,起于大指次指之端,循指上廉,出合谷两骨之间,上入两筋之中。循臂上廉,入肘外廉,上臑外前廉,上肩,出髃骨之前廉,上出于柱骨之会上。下入缺盆,络肺。下膈,属大肠。其支者,从缺盆上颈,贯颊,入下齿中。还出挟口,交人中,左之右,右之左,上挟鼻孔。"《灵枢·邪气脏腑病形》:"大肠合入于巨虚上廉。"

（3）足阳明胃经　《灵枢·经脉》:"胃足阳明之脉起于鼻,交頞中,旁约太阳之脉,下循鼻外,入上齿中。还出挟口,环唇,下交承浆。却循颐后下廉,出大迎,循颊车,上耳前,过客主人,循发际,至额颅。其支者,从大迎前,下人迎,循喉咙,入缺盆。下膈,属胃,络脾。其直者,从缺盆下乳内廉,下挟脐,入气街中。其支者,起于胃口,下循腹里,下至气街中而合。以下髀关,抵伏兔,下膝膑中。下循胫外廉,下足跗,入中趾内间。其支者,下膝三寸而别,下入中指外间;其支者,别跗上,入大指间,出其端。"《灵枢·邪气脏腑病形》:"胃合于三里。"

（4）足太阴脾经　《灵枢·经脉》:"脾足太阴之脉起于大指之端,循指内侧白肉际,过核骨后,上内踝前廉。上腨内,循胫骨后,交出厥阴之前,上膝股内前廉,入腹,属脾,络胃。上膈,挟咽,连舌本,散舌下。其支者,复从胃别上膈,注心中。"

（5）手少阴心经　《灵枢·经脉》:"心手少阴之脉,起于心中,出属心系。下膈,络小肠。其支者,从心系上挟咽,系目系。其直者,复从心系却上肺,下出腋下,下循臑内后廉,行太阴心主之后,下肘内,循臂内后廉,抵掌后锐骨之端,入掌内后廉,循小指之内,出其端。"

（6）手太阳小肠经　《灵枢·经脉》:"小肠手太阳之脉,起于小指之端。循手外侧上腕,出踝中。直上循臂骨下廉,出肘内侧两骨（原文作筋,今从太素）之间。上循臑外后廉。出肩解,绕肩胛,交肩上。入缺盆,络心。循咽下膈,抵胃,属小肠。其支者,从缺盆循颈,上颊,至目锐眦,却入耳中。其支者,别颊上䪼,抵鼻,至目内眦,斜络于颧。"《灵枢·邪气脏腑病形》:"小肠合入于巨虚下廉。"

（7）足太阳膀胱经　《灵枢·经脉》:"膀胱足太阳之脉,起于目内眦,上额,交巅。其支者,从巅至耳上角。其直者,从巅入络脑。还出别下项,循肩髆内,挟脊抵腰中。入循膂,络肾,属膀胱。其支者,从腰中,下挟脊,贯臀入腘中。其支者,从髆内左右别下贯胛,挟脊内,过髀枢,循髀外,从后廉下合腘中。以下贯踹内,出外踝之后,循京骨至小指外侧。"《灵枢·邪气脏腑病形》:"膀胱合入于委中央。"

（8）足少阴肾经　《灵枢·经脉》:"肾足少阴之脉,起于小指之下,邪走足心,出于然谷之下。循内踝之后,别入跟中,以上腨内。出腘内廉,上股内后廉。贯脊,属肾,络膀胱。其直者,从肾上贯肝膈,入肺中。循喉咙,挟舌本。其支者,从肺出络心,注胸中。"

（9）手厥阴心包经　《灵枢·经脉》:"心主手厥阴心包络之脉,起于胸中,出属心包络,下膈,历络三焦。其支者,循胸出胁,下腋三寸,上抵腋下。循臑内,行太阴、少阴之间。入肘中,下臂,行两筋之间,入掌中,循中指,出其端。其支者,别掌中,循小指次指出其端。"

（10）手少阳三焦经　《灵枢·经脉》:"三焦手少阳之脉,起于小指次指之端,上出两指之间,循手表腕,出臂外两骨之间,上贯肘。循臑外上肩,而交出足少阳之后。入缺盆,布膻中,散络心包,下膈遍属三焦。其支者,从膻中上出缺盆,上项,系耳后。直上出耳上角,以屈下颊至䪼。其支者,从耳后入耳中,出走耳前,过客主人前,交颊至目锐眦。"《灵枢·邪气脏腑病形》:"三焦合入于委阳。"《灵枢·本输》:"三焦者……出于委阳,并太阳之正,入络膀胱。"

（11）足少阳胆经　《灵枢·经脉》:"胆足少阳之脉,起于目锐眦,上抵头角,下耳后,循颈,行手少阳之前,至肩上,却交出手少阳之后,入缺盆。其支者,从耳后入耳中,出走耳前,至目锐眦后。其支者,别锐眦,下大迎,合于手少阳,抵于頄,下加颊车,下颈,合缺盆。以下胸中,贯膈,络肝,属胆,循胁里,出气街,绕毛际,横入髀厌中。其直者,从缺盆下腋,循胸,过季胁,下合髀厌中,以下循髀阳,出膝外廉。下外辅骨之前,直下抵绝骨之端。下出外踝之前,循足跗上,入小指次指之间。其支者,别跗上,入大指之间,循大指歧骨内,出其端,还贯爪甲,出三毛。"《灵枢·邪气脏腑病形》:"胆合于入阳陵泉。"

（12）足厥阴肝经　《灵枢·经脉》:"肝足厥阴之脉,起于大趾丛毛之际,上循足跗上廉,去内踝一寸。上踝八寸,交出太阴之后,上腘内廉,循股阴,入毛中,环阴器,抵小腹。挟胃,属肝,络胆。上贯膈,布胁肋。循喉咙之后,上入颃颡,连目系。上出额,与督脉会于巅。其支者,从目系下颊里,环唇内。其支者,复从肝,别贯膈,上注肺。"

6·1·2　奇经八脉

奇经八脉由于它们与脏腑没有直接相互"络属"的关系,相互之间也没有表里配合,与十二正经不同,故称"奇经"。

奇经八脉交叉贯串于十二经脉之间,具有加强经脉之间的联系,以调节正经气血的作用。凡十二经脉中气血满溢时,则流注于奇经八脉,蓄以备用;不足时,也可由奇经给予补充。奇经与肝、肾等脏及女子胞,脑髓等奇恒之腑的联系较为密切,这对奇经的生理病理均有一定意义。

6·1·2·1　奇经八脉的分布路线

（1）督脉　《素问·骨空论》:"督脉者起于少腹以下骨中央,女子入系廷孔。其孔,溺孔之端也。其络循阴器,合篡间（会阴部）绕篡后,别绕臀至少阴,与巨阳（足太阳）中络者合。少阴上股内后廉,贯脊属肾。与太阳起于目内眦,上额交巅上,入络脑,还出别下项,循肩髆内、侠脊抵腰中,入循膂络肾。其男子循茎下至篡,与女子等。其少腹直上者,贯脐中央,上贯心,入喉,上颐,环唇,上系两目之下中央。"《难经》:"督脉者,起于下极之俞,并于脊里,上至风府,入于脑。"

（2）任脉　《素问·骨空论》:"任脉者起于中极之下,以上毛际,循腹里,上关元,至咽喉,上颐循面入目。"《灵枢·五音五味》:"冲脉、任脉皆起于胞中,上循背（《甲乙经》作"脊"）里,为经络之海;其浮而外者,循腹（左）上行,会于咽喉,别而络唇。"

（3）冲脉　《素问·骨空论》:"冲脉者,起于气街,并少阴之经,挟脐上行,至胸中而散。"《灵枢·逆顺肥瘦》:"夫冲脉者,五藏六府之海也……其上者,出于颃颡,渗诸阳,灌诸精。其下者,注少阴之大络,出于气街,循阴股内廉,入腘中,伏行骭骨内,下至内踝之后属而别。其下者,并于少阴之经,渗三阴。其前者,伏行出跗属,下循跗,入大趾间。"《灵枢·动输》:"冲脉者,十二经之海也。与少阴之大络起于肾下,出于气街,循阴股内廉,斜入腘中,循胫骨内廉,并少阴之经,下入内踝之后,入足下。其别者,斜入踝,出属跗上,入大指之间,注诸络以温足胫。"《灵枢·五音五味》:"冲脉……起于胞中,上循背（《甲乙经》作"脊"）里,为经络之海,其浮而外者,循腹（右）,上行会于咽喉,别而络唇口。"

（4）带脉　《灵枢·经别》:"足少阴之正,至腘中,别走太阳而合,上至肾,当十四椎,出属带脉。"《难经》:"带脉者,起于季胁,回身一周。"

（5）阳跷脉、阴跷脉　《灵枢·脉度》:"（阴）跷脉者少阴之别,起于然谷之后,上内踝之上,直上,循阴股,入阴,上循胸里,入缺盆上,出人迎之前。入頄,属目内眦,合于太阳、阳跷而上行。"

《难经》:"阳跷脉者,起于跟中,循外踝上行,入风池。"
(6) 阳维脉、阴维脉 《难经》:"阴维,起于诸阴交也。"
《难经》:"阳维,起于诸阳会也。"

6.1.2.2 奇经八脉的功能

(1) 督脉 为阳脉之海,主要功能是统摄全身阳气及维系人身之气。十二经脉中的手三阳与足三阳均会于督脉,故有调整和振奋全身阳气的重要作用;同时因督脉由下向上,贯脊属肾,故对人身之气有密切影响。

(2) 任脉 为阴脉之海,三阴经脉、阴维脉与冲脉均会于任脉,故有总调人身阴经经气的功能。

(3) 冲脉 总领诸经气血的要冲。能调节十二经的气血。故冲脉有"十二经之海"和"血海"之称。

(4) 带脉 有约束躯干部各条经脉,使经气通畅的功能。循行于下肢的经脉都受带脉约束,故对这些经脉具有统带作用,所以有"诸脉皆属于带"的说法。

(5) 阴跷脉、阳跷脉 跷,有轻健跷捷的意思。阳跷脉主一身左右之阳;阴跷脉主一身左右之阴。同时还有濡养眼目,司眼睑的开合和下肢运动的作用。

(6) 阴维脉、阳维脉 维,有维系的意思。阴维脉维系手、足三阴经;阳维脉维系手、足三阳经。

6.1.3 十五络脉

十二经脉和任、督二脉各自别出一络,加上脾之大络,共计十五条,称为"十五络"。它们的作用主要是沟通各组表里的经脉,加强十二经脉的循环传注。

十五络脉的分布特点是:十二经脉的别络从本经的络穴处别出后,均走向其表里的经脉(阴经别络于阳经,阳经别络于阴经);任脉的别络散布于腹部,以沟通腹部的经气,督脉别络散布于头部,别走足太阳膀胱经,以沟通背部的经气;脾之大络散布于胸胁。

此外,还有从络脉分支的孙络与浮络。即《灵枢·脉度》所谓"络之别者为孙",其浮现在皮肤表层能看到的称为浮络。亦即《灵枢·经脉》所谓"诸脉之浮而常见者"之类。它们难以数计,遍布全身,其作用主要是输布气血于经筋和皮部。

6.1.4 十二经别

十二经别,是十二正经离合出入的别行部分,故称"经别"。它们的作用主要是对十二经脉起着离、合、出、入于表里经之间,加强了内外的联系,有濡养脏腑的作用。

十二经别的分布特点是:其所行路径,都从肘、膝以上的正经别出,经过躯干,深入内脏,上至头、项;并于头项之处,其阴经合于阳经,阳经合于本经而上抵头面。例如足太阳、少阴经别,下合于腘,入走肾与膀胱,上出于项,合于足太阳本经。足少阳、厥阴经别,下合毛际,入走肝胆,上系于目,合于足少阳本经。足阳明、太阴经别,下合于髀,入走脾胃,上出鼻頞,合于足阳明本经。手太阳、太阴经别,下合于腋,入走心与小肠,上出目内眦,合于手太阳本经。手少阳、厥阴经别,先合于胸,入走三焦,上出耳后,合于手少阳本经。手阳明、太阴经别,均走肺与大肠,上出缺盆,合于手阳明本经。由于十二经别,按其阴阳表里关系,分为六组,先从体表合而入走本脏本腑,然后或离或合,上出头项再合于六阳经脉,故有"六合"之称。手足三阴经俞穴之所以能治头面范围的疾病,主要是因为经别与经脉有其内在联系。例如偏、正头痛,可取太渊、列缺治疗。如《席弘赋》说:"列缺头痛及偏正,重泻太渊无不应。"又如牙痛、喉病,可取太溪、太冲、照海、三阴交等穴主治。如《通玄指要赋》说:"牙齿痛,吕细(太溪)堪治。"由此可见手足三阴经之所以能治头面、五官病,是与经别的内在联系作用分不开的。

6·1·5　十二经筋

十二经筋,是十二经脉之气结聚散络于筋肉关节的体系。其主要作用是联结筋肉、骨骼,保持人体正常的运动功能。

十二经筋的分布特点是:它们联属于十二经脉,行于体表,不入内脏。其循行走向,都是从四肢末端走向头身。如足三阳经筋起于足趾,行股外上行结于顑(面部);足三阴经筋起于足趾,循股内上行结于阴器(腹部);手三阳经筋起于手指,循臑外上行结于角(头部);手三阴经筋起于手指,循臑内上行结于贲(胸部)。它们相互之间的联系,除如上述手足三阳三阴经筋在头、面、胸、腹部分组结合以外,各经循行于踝、腘、膝、股、髀、臀、腕、肘、腑、臂、肩、颈等关节或筋肉丰盛处,并与邻近的他经相联结,尤其是足厥阴经筋,除结于阴器外,并能总络诸筋。

从上述经筋的分布和联结的情况来看,可见经筋同肌肉系统的关系是相当密切的。正如《素问·痿论》所说:"宗筋主束骨而利机关也。"这就说明经筋能约束骨骼,利于关节的屈伸活动。

6·1·6　十二皮部

十二皮部是十二经脉机能活动反映于体表的部位,也是络脉之气散布的所在。如《素问·皮部论》说:"凡十二经脉者,皮之部也。"

十二皮部的分布区域,是以十二经脉在体表的分布范围为依据的。如《素问·皮部论》说:"欲知皮部,以经脉为纪。"由于皮部居于人体的最外层,是机体的卫外屏障。当机体卫外功能失常时,病邪可通过皮部深入络脉、经脉以至脏腑。也正如《素问·皮部论》所说:"邪客于皮则腠理开,开则邪入客于络脉,络脉满则注入经脉,经脉满则入合于脏腑也。"这是外邪由表入里的一个方面。反之,当机体内脏有病时,亦可通过经脉、络脉而反应于皮部。由此可见,皮部与内脏也是密切相关的。

6.2　常用俞穴

穴又称穴位、穴道。"腧"具有转输和输注的意思,"穴"具有空隙和聚集的意思。

凡是有一定的名称和一定部位,按照十四经排列的腧穴也称为"经穴";没有列入十四经,而从临床实践中逐渐发现的经验穴,称为经外奇穴;无一定名称和位置,是以压痛点而定穴的称为阿是穴,又称天应穴。

穴的发现和定位是在实践中不断发展起来的。

穴的治疗作用不只限于局部或浅表,常可治疗邻近、远端或体内的疾病。

取穴时可以运用人体体表标志、骨度分寸、指寸法等不同的方法。取穴正确与否能直接影响治疗效果。在临床上除用以上方法取穴外,往往还可以根据特殊体表和肢体活动时所出现肌肉皱纹、筋腱关节凹陷等标志取穴,这就要求我们除了熟悉一些显露的体表标志外还要对骨性、肌肉、筋腱标志进行观察、揣摩,以掌握骨骼、关节、肌肉、筋腱的隆突凹陷等特点。

选穴和配穴可依据腧穴的主治和所属经络而采用邻近、远端、前后、上下、左右等方法。

常用腧穴见下表:

经络	穴名	位置	主治	常用手法
手太阴肺经	中府	前正中线旁开6寸,平第一肋间隙处	咳喘、胸闷、肩背痛	一指禅推、按、揉、摩
	尺泽	肘横纹中,肱二头肌腱桡侧	肘臂挛痛、咳喘、胸胁胀满、小儿惊风	按、揉、拿
	孔最	在尺泽与太渊连线上,腕横纹上7寸	咳嗽、咯血、音哑、咽喉痛、肘臂痛	按、揉、拿
	列缺	桡骨茎突上方,腕横纹上1.5寸	咳嗽、气急、头项强痛、牙痛	一指禅推、按、揉
	太渊	腕横纹桡侧端,桡动脉桡侧凹陷中	咳嗽、气喘、乳胀、咽喉痛、手腕痛	按、揉、掐
	鱼际	第一掌骨中点,赤白肉际	胸背痛、头痛眩晕、喉痛、发热恶寒	按、揉、掐
	少商	拇指桡侧指甲角旁约0.1寸	中风昏仆、手指挛痛、小儿惊风	掐
手阳明大肠经	合谷	手背,第一、二掌骨之间,约平第二掌骨中点处	头痛、牙痛、发热、喉痛、指挛、臂痛、口眼㖞斜	拿、按、揉
	阳溪	腕背横纹桡侧,两筋之间	头痛、耳鸣、齿痛、咽喉肿痛、目赤、手腕痛	掐、按、拿、揉
	偏历	在阳溪与曲池的连线上,阳溪上3寸处	鼻衄、目赤、耳聋、耳鸣、手臂疫痛、喉痛、水肿	按、揉、拿
	温溜	在阳溪与曲池的连线上,阳溪上5寸	腹痛、呃逆、喉舌痛、头痛	一指禅推、按、掐、拿
	手三里	曲池穴下2寸	肘挛、屈伸不利、手臂麻木疫痛	拿、按、揉、一指禅推
	曲池	屈肘,当肘横纹外端凹陷中	发热、高血压、手臂肿痛、肘痛、上肢瘫痪	拿、按、揉
	肩髃	肩峰前下方,举臂时呈凹陷处	肩膀痛、肩关节活动障碍、偏瘫	一指禅推、按、揉
	迎香	鼻翼旁0.5寸,鼻唇沟中	鼻炎、鼻塞、口眼㖞斜	掐、按、揉、一指禅推
足阳明胃经	四白	目正视,瞳孔直下,当眶下孔凹陷中	口眼歪斜、目赤痛痒	按、揉、一指禅推
	地仓	口角旁0.4寸	流涎、口眼㖞斜	一指禅推、按、揉
	大迎	下颌角前1.3寸骨陷中	口噤、牙痛	掐、按
	颊车	下颌角前上方一横指凹陷中,咀嚼时咬肌隆起处	口眼㖞斜、牙痛、颊肿	一指禅推、按、揉
	下关	颧弓与下颌切迹之间的凹陷中。合口有孔,张口即闭	面瘫、牙痛	一指禅推、按、揉
	头维	额角发际直上0.5寸	头痛	抹、按、揉、扫散法
	人迎	喉结旁开1.5寸	咽喉肿痛、喘息、瘰疬项肿、气闷	拿、缠
	水突	人迎穴下1寸,胸锁乳突肌的前缘	胸满咳喘、项强	拿、缠
	缺盆	锁骨上窝中央,前正中线旁开4寸	胸满喘咳、项强	按、弹拨
	天枢	脐旁2寸	腹泻、便秘、腹痛、月经不调	揉、摩、一指禅推
	髀关	髂前上棘与髌骨外缘连线上,平臀沟处	腰腿痛、下肢麻木痿软、筋挛急、屈伸不利	按、拿、弹拨、滚
	伏兔	髌骨外上缘上6寸	膝痛冷麻、下肢瘫痪	滚、按、揉
	梁丘	髌骨外上缘上2寸	膝痛冷麻	滚、按、点、拿
	犊鼻	髌骨下缘,髌韧带外侧凹陷中	膝关节疫痛活动不便	点、按

（续表）

经络	穴名	位置	主治	常用手法
足阳明胃经	足三里	犊鼻穴下3寸，胫骨前嵴外一横指处	腹痛、腹泻、便秘、下肢冷麻、高血压	按、点、一指禅推
	上巨虚	足三里穴下3寸	夹脐痛、腹泻、下肢瘫痪	拿、擦、按、揉
	下巨虚	上巨虚穴下3寸	小腹痛、腰脊痛、乳痈、下肢痿痹	拿、擦、按、揉
	丰隆	外膝眼与外侧踝尖连线之中点	头痛、痰嗽、肢肿、便秘、狂痫、下肢痿痹	一指禅推、按、揉
	解溪	足背踝关节横纹中央，拇长伸肌腱与趾长伸肌腱之间	踝关节扭伤、足趾麻木	按、拿、掐、点
	冲阳	解溪穴下1.5寸，足背最高处，有动脉应手	口眼㖞斜、面肿、上齿痛、胃痛、足缓不收、狂痫	按、揉、点、掐
足太阴脾经	太白	第一跖骨小头后缘，赤白肉际	胃痛、腹胀、肠鸣、泄泻、便秘、痔漏	掐、按、揉
	公孙	第一跖骨底前缘，赤白肉际	胃痛、呕吐、食不化、腹痛、泄泻、痢疾	掐、按、揉
	三阴交	内踝上3寸，胫骨内侧面的中央	失眠、腹胀纳呆、遗尿、小便不利、妇女病	按、点、拿
	地机	阴陵泉下3寸	腹痛、泄泻、水肿、小便不利、遗精	拿、按、揉
	阴陵泉	胫骨内侧髁下缘凹陷中	膝关节疼痛，小便不利	点、拿、按、一指禅推
	血海	髌骨内上方2寸	月经不调、膝痛	拿、按、点
	大横	脐中旁开4寸	虚寒泻痢、大便秘结、小腹痛	一指禅推、摩、揉、拿
手少阴心经	极泉	腋窝正中	胸闷胁痛，臂肘冷麻	拿、弹拨
	少海	屈肘，当肘横纹尺侧端凹陷中	肘关节痛、手颤肘挛	拿、弹拨
	通里	神门穴上1寸	心悸、怔忡、头晕、咽痛、暴喑、舌强不语、腕臂痛	掐、按、揉、拿
	阴郄	神门穴上0.5寸	心痛、惊悸、骨蒸盗汗、吐血衄血、暴喑	掐、按、揉、拿
	神门	腕横纹尺侧端，尺侧腕屈肌腱的桡侧凹陷中	惊悸、怔忡、失眠、健忘	拿、按、揉
手太阳小肠经	少泽	小指尺侧指甲角旁约0.1寸	发热、中风昏迷、乳少、咽喉肿痛	掐
	后溪	第五掌指关节后尺侧、横纹头赤白肉际	头项强痛、耳聋、咽痛、齿痛、目翳、肘臂挛痛	掐
	腕骨	手背尺侧，豌豆骨前凹陷中	头痛、肩臂挛痛、腕痛指挛、黄疸、热病无汗	掐
	养老	尺骨小头桡侧缘凹陷中	目视不明、肩臂腰痛	掐、按、揉
	支正	前臂伸面尺侧，腕上5寸处	颈项强、手指拘挛、头痛、目眩	拿、按、揉
	小海	屈肘，当尺骨鹰嘴与肱骨内上髁之间凹陷中	牙痛、颈项痛、上肢痠痛	拿
	肩贞	腋后皱襞上1寸	肩关节痠痛、活动不便、上肢瘫痪	拿、按、揉、擦
	天宗	肩胛骨冈下窝的中央	肩背痠痛、肩关节活动不便、项强	一指禅推、擦、按、揉

(续表)

经络	穴名	位置	主治	常用手法
手太阳小肠经	秉风	肩胛骨冈上窝中	肩胛疼痛、不能举臂，上肢痠麻	一指禅推、按、揉、擦
	肩外俞	第一胸椎棘突下旁开3寸	肩背痠痛、颈项强急、上肢冷痛	一指禅推、擦、按、揉
	肩中俞	大椎穴旁开2寸	咳嗽、气喘、肩背疼痛、视物不清	一指禅推、擦、按、揉
	颧髎	目外眦直下，颧骨下缘凹陷中	口眼㖞斜	一指禅推、按、揉
足太阳膀胱经	睛明	目内眦旁0.1寸	眼病	一指禅推、按
	攒竹	眉头凹陷中	头痛失眠、眉棱骨痛、目赤痛	一指禅推、按、揉
	天柱	哑门穴旁开1.3寸，当斜方肌外缘凹陷中	头痛、项强、鼻塞、肩背痛	一指禅推、按、拿
	大杼	第一胸椎棘突下，旁开1.5寸	发热、咳嗽、项强、肩胛痠痛	一指禅推、擦、按、揉
	风门	第二胸椎棘突下，旁开1.5寸	伤风、咳嗽、项强、腰背痛	一指禅推、擦、按、揉
	肺俞	第三胸椎棘突下，旁开1.5寸	咳嗽气喘、胸闷、背肌劳损	一指禅推、擦、按、揉、弹拨
	心俞	第五胸椎棘突下，旁开1.5寸	失眠、心悸	一指禅推、擦、按、揉、弹拨
	膈俞	第七胸椎棘突下，旁开1.5寸	呕吐、噎膈气喘、咳嗽、盗汗	一指禅推、擦、按、揉
	肝俞	第九胸椎棘突下，旁开1.5寸	胁肋痛、肝炎、目糊	一指禅推、擦、按、揉、弹拨
	胆俞	第十胸椎棘突下，旁开1.5寸	胁肋痛、口苦、黄疸	一指禅推、点、按、揉
	脾俞	第十一胸椎棘突下，旁开1.5寸	胃脘胀痛、消化不良、小儿慢脾惊	一指禅推、点、按、揉、擦、弹拨
	胃俞	第十二胸椎棘突下，旁开1.5寸	胃病、小儿吐乳、消化不良	一指禅推、点、按、揉、擦、弹拨
	三焦俞	第一腰椎棘突下，旁开1.5寸	肠鸣、腹胀、呕吐、腰背强痛	一指禅推、按、擦、揉
	肾俞	第二腰椎棘突下，旁开1.5寸	肾虚、腰痛、遗精、月经不调	一指禅推、按、揉、擦
	气海俞	第三腰椎棘突下，旁开1.5寸	腰痛	一指禅推、按、揉、擦
	大肠俞	第四腰椎棘突下，旁开1.5寸	腰腿痛、腰肌劳损、肠炎	一指禅推、按、揉、擦、弹拨
	关元俞	第五腰椎棘突下，旁开1.5寸	腰痛、泄泻	一指禅推、按、揉、擦
	八髎	在第一、二、三、四骶后孔中（分别称为上髎、次髎、中髎、下髎）	腰腿痛、泌尿生殖系疾患	点、按、擦
	秩边	第四骶椎下，旁开3寸	腰臀痛、下肢痿痹、小便不利、便秘	擦、拿、弹拨、按
	殷门	臀沟中央下6寸	坐骨神经痛、下肢瘫痪、腰背痛	点、压、拍、擦、拿
	委阳	腘横纹外端，股二头肌腱内缘	腰脊强痛、小腹胀满、小便不利、腿足挛痛	拿、按

(续表)

经络	穴名	位置	主治	常用手法
足太阳膀胱经	委中	腘窝横纹中央	腰痛、膝关节屈伸不利、半身不遂	㨰、拿、按、揉、一指禅推
	承山	腓肠肌两肌腹之间凹陷的顶端	腰腿痛、腓肠肌痉挛	㨰、拿
	飞扬	昆仑直上7寸	头痛、腰背痛、腿软无力	拿、按、揉
	跗阳	昆仑直上3寸	头痛、腰骶痛、外踝肿痛、下肢瘫痪	拿、弹拨
	昆仑	外踝与跟腱之间凹陷中	头痛、项强、腰痛、踝关节扭伤	按、拿、点
	申脉	外踝下缘凹陷中	癫狂痫、腰腿疫痛	掐、点、按
	金门	申脉前下方,骰骨外侧凹陷中	癫痫、腰痛、外踝痛、下肢痹痛	掐、点、按
	京骨	第五跖骨粗隆下,赤白肉际	癫痫、头痛、项强、腰腿痛、膝痛脚挛	拿、掐
足少阴肾经	涌泉	足底中、足趾跖屈时呈凹陷处	偏头痛、高血压、小儿发热	擦、按、拿
	太溪	内踝与跟腱之间凹陷中	喉痛、齿痛、不寐、遗精、阳痿、月经不调	一指禅推、拿、按、揉
	大钟	太溪下0.5寸,跟腱内缘	腰脊强痛、足跟痛、气喘、咳血	一指禅推、按、揉
	水泉	太溪直下1寸	月经不调、痛经、小便不利、目昏花	按、揉、点
	照海	内踝下缘凹陷中	月经不调	按
	交信	内踝上2寸,胫骨内侧缘	月经不调、泄泻、便秘、睾丸肿痛	按、揉
	筑宾	太溪直上5寸	癫狂、疝痛、足胫痛	点、按、揉、拿
手厥阴心包经	曲泽	肘横纹中,肱二头肌腱尺侧缘	上肢疫痛颤抖	拿、按、揉
	郄门	腕横纹上5寸,掌长肌腱与桡侧腕屈肌腱之间	心痛、心悸、呕吐	拿、按、揉
	内关	腕横纹上2寸,掌长肌腱与桡侧腕屈肌腱之间	胃痛、呕吐、心悸、精神失常	一指禅推、按、揉、拿
	大陵	腕横纹中央,掌长肌腱与桡侧腕屈肌腱之间	心痛心悸、胃痛、呕吐、癫痫、胸胁痛	按、揉、弹拨
	劳宫	手掌心横纹中,第二、三掌骨之间	心悸、颤抖	按、揉、拿
手少阳三焦经	中渚	握拳,第四、五掌骨小头后缘之间凹陷中	偏头痛、掌指痛屈伸不利、肘臂痛	点、按、揉、一指禅推
	阳池	腕背横纹中,指总伸肌腱尺侧缘凹陷中	肩臂痛、腕痛、疟疾、消渴、耳聋	一指禅推、按、揉
	外关	腕背横纹上2寸,桡骨与尺骨之间	头痛、肘臂手指痛、屈伸不利	一指禅推、按、揉
	会宗	腕背横纹上3寸,尺骨桡侧缘	耳聋、痫证、臂痛	㨰、按、揉
	肩髎	肩峰外下方,肩髃穴后寸许凹陷中	肩臂疫痛、肩关节活动不便	一指禅推、按、揉、㨰、拿
足少阳胆经	风池	胸锁乳突肌与斜方肌之间,平风府穴	偏正头痛、感冒项强	按、拿、一指禅推
	肩井	大椎穴与肩峰连线的中点	项强、肩背痛、手臂上举不便	拿、㨰、一指禅推、按、揉
	居髎	髂前上嵴与股骨大转子连线的中点	腰腿痛、髋关节疫痛、骶髂关节炎	㨰、点、压、按

(续表)

经络	穴名	位置	主治	常用手法
足少阳胆经	环跳	股骨大转子与骶裂孔连线的外1/3与内2/3交界处	腰腿痛、偏瘫	擦、点、压、按
	风市	大腿外侧中间,腘横纹水平线上7寸	偏瘫、膝关节痠痛	擦、点、按、压
	阳陵泉	腓骨小头前下方凹陷中	膝关节痠痛、胁肋痛	拿、点、按、揉
	外丘	外踝上7寸,腓骨前缘	胸胁支满、肤痛痿痹、癫疾呕沫	擦、按、揉
	光明	外踝上5寸,腓骨前缘	膝痛、下肢痿痹、目痛、夜盲、乳胀	擦、按、揉
	悬钟	外踝上3寸,腓骨后缘	头痛、项强、下肢痠痛	拿、按
	丘墟	外踝前下方,趾长伸肌腱外侧凹陷中	踝关节痛、胸胁痛	按、点、拿
	足临泣	足背,第四、五趾间缝纹端上1.5寸	瘰疬、胁肋痛、足跗肿痛、足趾挛痛	掐、点、按
足厥阴肝经	太冲	足背,第一、二跖骨底之间凹陷中	头痛、眩晕、高血压、小儿惊风	拿、按、揉
	蠡沟	内踝上5寸,胫骨内侧面的中央	小便不利、月经不调、足胫痿痹	擦、拿、按、揉
	中都	内踝上7寸,胫骨内侧面的中央	腹痛、泄泻、疝气、崩漏、恶露不尽	擦、拿、按、揉
	章门	第十一肋端	胸胁痛、胸闷	摩、揉、按
	期门	乳头直下、第六肋间隙	胸胁痛	摩、揉、按
任脉	关元	脐下3寸	腹痛、痛经、遗尿	一指禅推、摩、揉、按
	石门	脐下2寸	腹痛、泄泻	一指禅推、摩、揉、按
	气海	脐下1.5寸	腹痛、月经不调、遗尿	一指禅推、摩、揉、按
	神阙	脐的时间	腹痛、泄泻	摩、揉、按
	中脘	脐上4寸	胃痛、腹胀、呕吐、消化不良	一指禅推、摩、按、揉
	鸠尾	剑突下,脐上7寸	心胸痛、反胃、癫痫	按、揉
	膻中	前正中线,平第四肋间隙处	咳喘、胸闷胸痛	一指禅推、摩、按、揉
	天突	胸骨上窝正中	喘咳、咯痰不畅	按、压、一指禅推
督脉	承浆	颏唇沟的中点	口眼㖞斜,牙痛	按、揉、掐
	长强	尾骨尖下0.5寸	腹泻、便秘、脱肛	按、揉、点
	腰阳关	第四腰椎棘突下	腰脊疼痛	擦、一指禅推、按、揉、擦、扳
	命门	第二腰椎棘突下	腰脊疼痛	擦、一指禅推、按、揉、擦、扳
	身柱	第三胸椎棘突下	膝脊强痛	擦、一指禅推、扳、按
	大椎	第七颈椎棘突下	感冒、发热、落枕	一指禅推、擦、按、揉
	风府	后发际正中直上1寸	头痛项强	点、按、揉、一指禅推
	百会	后发际正中直上7寸	头痛头晕、昏厥、高血压、脱肛	按、揉、一指禅推
	人中	人中沟正中线上1/3与下2/3交界处	惊风、口眼㖞斜	掐

(续表)

经络	穴名	位　置	主　治	常用手法
经外奇穴	印堂	两眉头连线的中点	头痛、鼻炎、失眠	抹、一指禅推、按、揉
	太阳	眉梢与目外眦之间向后约1寸处凹陷中	头痛、感冒、眼病	按、揉、抹、一指禅推
	鱼腰	眉毛的中点	眉棱骨痛、目赤肿痛、眼睑颤动	抹、一指禅推、按
	腰眼	第四腰椎棘突下,旁开3.3寸凹陷处	腰扭伤、腰背痠楚	㨰、按、拿、擦
	夹脊	第一胸椎至第五腰椎,各椎棘突下旁开0.5寸	脊椎疼痛强直、脏腑疾患及强壮作用	㨰、擦、压、推、一指禅推
	十七椎	第五腰椎棘突下	腰腿痛	扳、㨰、按
	十宣	十手指尖端,距指甲0.1寸	昏厥	掐
	鹤顶	髌骨上缘正中凹陷处	膝关节肿痛	按、揉、点
	阑尾穴	足三里穴下约2寸处	阑尾炎、腹痛	按、拿、揉、点
	肩内陵	腋前皱襞顶端与肩髃穴连线中点	肩关节痠痛、运动障碍	一指禅推、㨰、拿、按、揉
	桥弓	耳后翳风到缺盆成一线	头痛、头晕	推、揉、拿
	胆囊穴	阳陵泉直下1寸	胆绞痛	按、揉、点

7 常见病症治疗

7.1 四肢关节伤筋

7.1.1 肩部伤筋

肩部是上肢运动的基础,它包括由肩胛骨、锁骨和肱骨通过韧带、关节囊和肌肉相互连接而形成的四个关节:肩肱关节、肩锁关节、胸锁关节和肩胛胸壁关节(图7-1)。

【解剖生理】

(1) 肩部关节

① 肩肱关节:由肩胛骨的关节盂与肱骨头连接而成的球窝关节,因肱骨头的面积远远地大于关节盂的面积,且韧带薄弱、关节囊松弛,故肩肱关节是人体中运动范围最大、最灵活的关节。

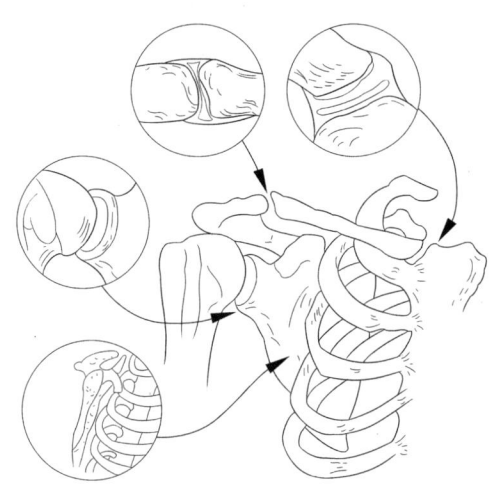

图7-1 肩部四关节

关节盂为一上窄下宽的长圆形凹面,向前下外倾斜,盂面上被覆一层中心薄、边缘厚的玻璃样软骨,盂缘被纤维软骨环即关节盂唇所围绕(图7-2)。在儿童盂唇和盂缘之间界线不明显,盂唇边缘和关节囊紧密联接;在成年人盂唇和盂缘之间界线明显,其形态和结构如半月软骨。分别为肱二头肌长头及肱三头肌长头附丽处。关节盂唇加深关节盂凹,有保持关节稳定的功能。当关节盂前缘塌陷或缺损和关节盂唇前缘撕裂为造成习惯性肩脱位的原因。

肱骨头为半圆形的关节面,向后、上、内倾斜,仅以部分的关节面与关节盂接触(图7-3),故极不稳定。肱骨大结节朝向外侧,构成结节间沟的外壁,小结节朝向前侧,成为结节间沟的内壁。肱二头肌的长腱,经过结节间沟,并随着关节活动而上下滑行。成年至45岁以后,由于骨质增生,结节间沟变窄常可继发肱二头肌腱鞘炎。此外,外伤、炎症、固定等因素可导致肱二头肌长腱粘连,从而影响肩关节活动。大结节骨折移位,冈上肌腱炎或肩峰下滑囊炎均为造成肩肱关节外展活动受限的原因。

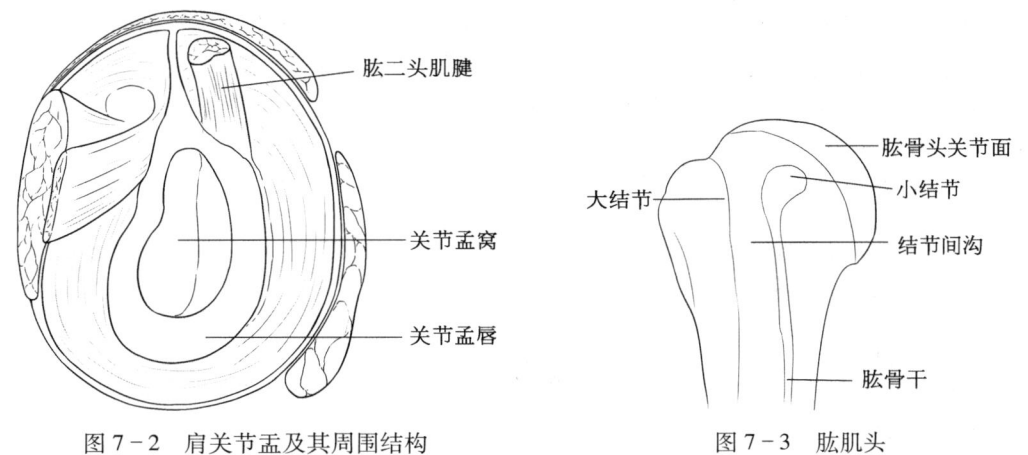

图 7-2 肩关节盂及其周围结构　　　　图 7-3 肱肌头

肩肱关节囊的纤维组织构成的松弛的囊壁,环绕在关节的周围[图 7-4(1)]。关节囊的后壁起始于关节盂唇和关节盂缘。远端止于肱骨解剖颈。前壁起始部依滑膜隐窝的有无而异。有隐窝者,其起点远离关节面;无隐窝者,关节囊起于关节盂唇、盂缘及附近骨质。关节囊远端的最高平面抵止于肱骨解剖颈的上缘,最低平面止于肱骨干骨膜。关节囊的内面衬以滑膜,向下沿肱骨解剖颈反折至肱骨头软骨面的周围。关节囊前部的清膜松弛,滑膜沿着肩胛颈的前部伸延至喙突根部,形成滑膜隐窝。在结节间沟内,滑膜向下延展,并沿肱二头肌腱向上反转[图 7-4(2)]。肩内收时关节囊成皱襞状,外展时皱襞逐渐减少以至消失。关节囊的上部被坚强有力的腱袖加强。

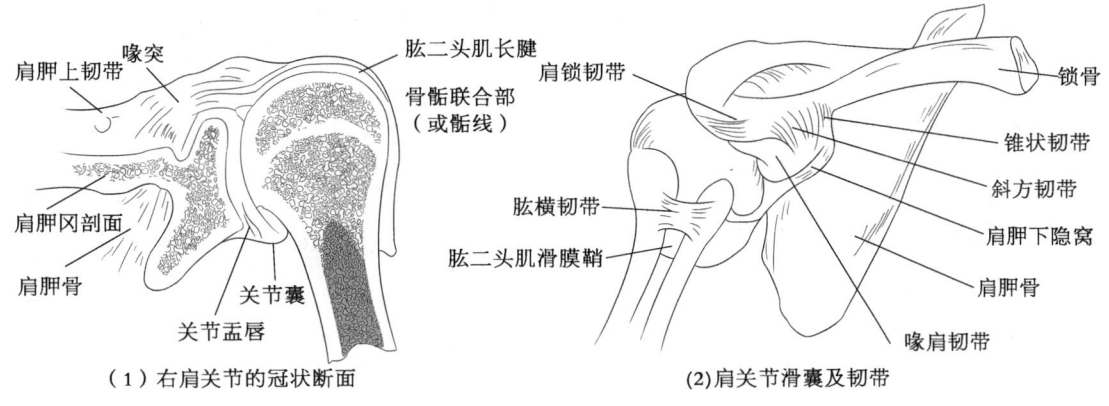

(1) 右肩关节的冠状断面　　　　(2) 肩关节滑囊及韧带

图 7-4 肩关节的冠状断面、滑囊和韧带

肩关节滑液囊,有肩峰下滑液囊,肩胛下肌滑液囊,胸大肌、背阔肌和大圆肌肌腱止于肱骨结节间沟两侧的滑液囊,喙突下滑液囊,前锯肌下滑液囊等。其中肩峰下滑液囊有较大的临床意义(图 7-5)。此囊紧密连于肱骨大结节和肌腱袖的上外侧,其项部与肩峰和喙肩韧带下面相接。肩部周围的肌肉有内外两层,外层为三角肌和大圆肌,内层为肌腱袖。肩峰下滑囊位于此两层组织之间,保证肱骨大结节顺利地通过肩峰下进行外展活动。正常肩峰下滑液囊与肩关节之间有肩袖相通,腱袖完全破裂时两者相互贯通。

肩肱关节的韧带主要有喙肩韧带、盂肱韧带、喙肱韧带。喙肩韧带是肩关节上部的屏障,以广阔的基底起于喙突外缘,逐渐变窄,在肩锁关节的前部止于肩峰的内缘(图 7-6),

把肩峰下滑囊与肩锁关节分开。上臂抬高时,肱骨大结节位于喙肩弓(喙肩韧带与肩峰)的下部,成为肱骨头外展的支点。喙肩弓下部的滑囊和附近疏松结缔组织,有利于肩部浅深两层肌肉的滑动。切除此韧带后对肩关节活动影响不大。

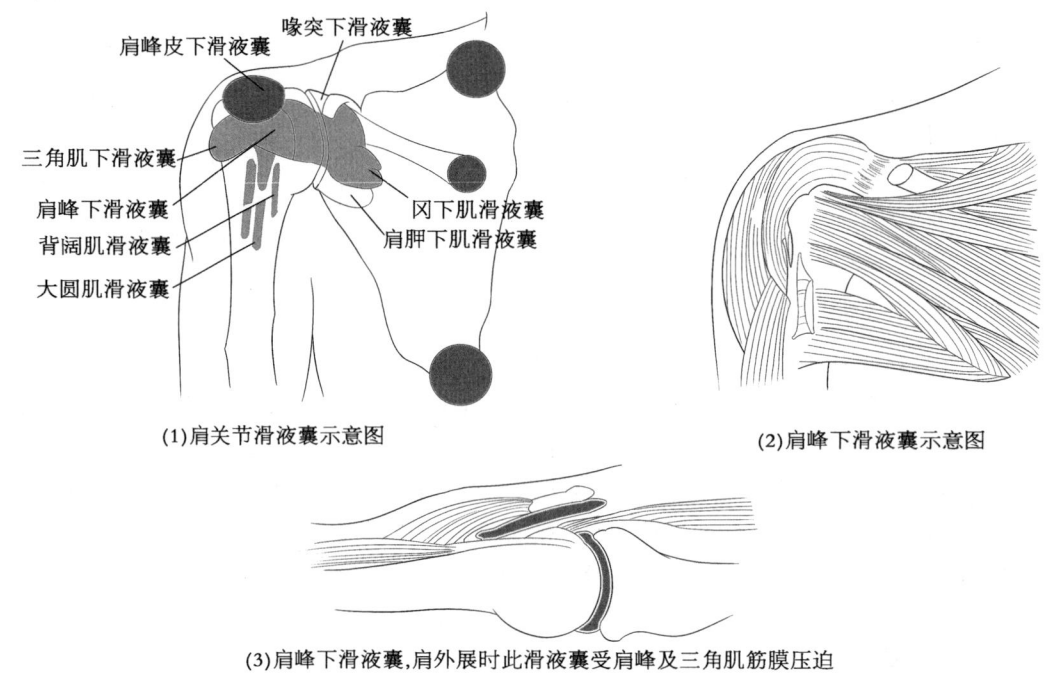

图 7-5 肩关节及肩峰下滑液囊

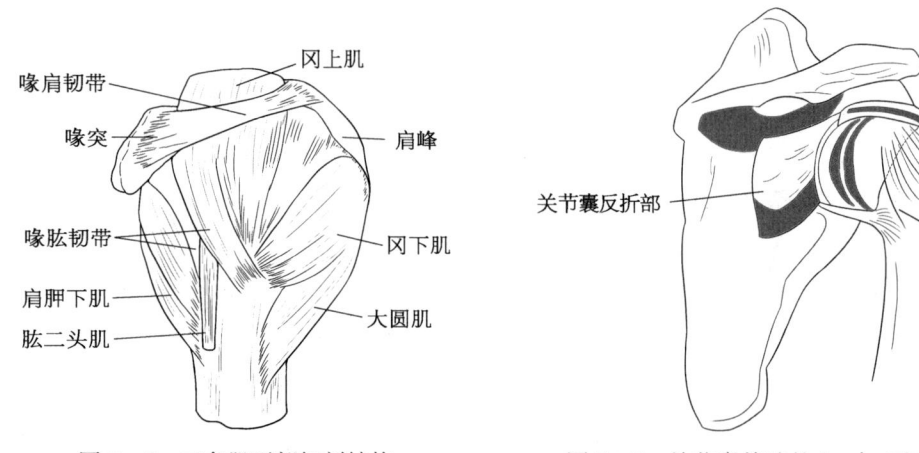

盂肱韧带为关节囊前壁的增厚部。起于肱骨解剖颈的前下部,向上、内止于关节盂上结节和关节盂唇。分为盂肱上、中、下三个韧带(图7-7),该韧带位于关节囊的内面,有限制关节外旋的功能。其中以盂中韧带最为重要,如此韧带缺如,则关节囊的前壁薄弱易发生关节脱位。

喙肱韧带起于肩胛骨喙突的外缘,向前下部发出,在冈上肌与肩胛下肌之间与关节囊同止于肱骨大小结节,桥架于结节间沟之上,为悬吊肱骨头的韧带。肱骨外旋时韧带纤维伸展,有约束肱骨外旋的作用。肱骨内旋时韧带纤维短缩,有阻止肱骨头脱位的作用。冻肩症的患者,此韧带固定于缩短的内旋位,限制了上臂外展外旋,从而影响肩肱关节功能。

② 胸锁关节:由锁骨内端、胸骨柄的锁骨切迹与第一肋骨间所形成的摩动关节(图 7-8),被关节囊及韧带围绕固定,其中包括胸锁前、后韧带以及与对侧锁骨相连的锁骨内韧带。因此,锁骨稳定而不易脱位。胸锁关节的后部为大血管、气管、食管及胸膜顶部,有丰富的静脉网,并有胸骨甲状肌及胸骨舌状肌附着于关节囊的后部。胸锁两骨之间有软骨盘将关节腔分为上下两部,盘的上部附着于锁骨,下部附着于第一肋软骨,周围与关节囊韧带融合,有减少肩肱关节活动时对胸骨的震荡,制止锁骨向内滑脱和调节关节旋转活动的功能。胸锁乳突肌位于关节囊前部的内侧,胸大肌的胸骨头及锁骨头在关节囊的前下部,两肌的协调作用保证了关节的稳定。胸锁关节参与肩部的各项活动。

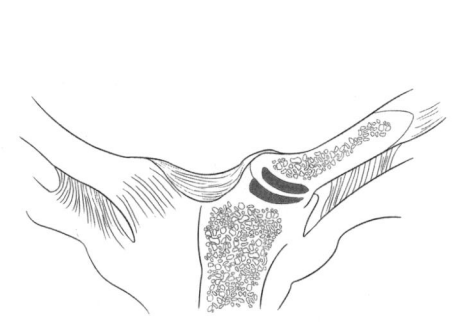

图 7-8 胸锁关节剖面图

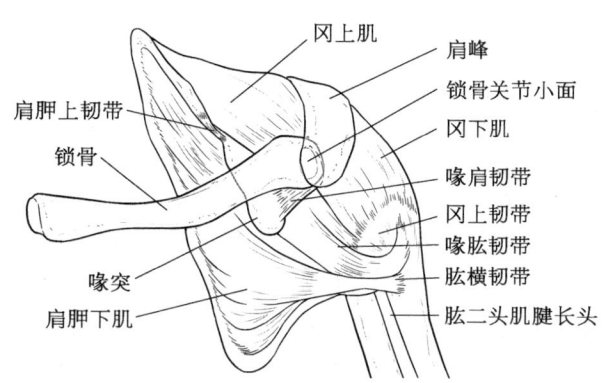

图 7-9 肩锁关节及附近的解剖结构

③ 肩锁关节:肩峰内端及锁骨肩峰端,借关节囊,肩锁韧带,三角肌、斜方肌腱附着部和喙锁韧带(锥状韧带及斜方韧带)等组织连接而成(图 7-9)。有时关节内亦有软骨盘。

喙锁韧带为联系锁骨与肩胛骨喙突的韧带,起于喙突,向后上部伸展,止于锁骨外端下缘,分为斜方韧带及锥状韧带[图 7-4(2)]。当锁骨旋转活动时,此韧带延长,上肢外展时,有适应肩锁关节 20°活动范围的功能。

喙锁韧带是稳定肩锁关节的重要结构,当肩锁关节脱位手术整复时,此韧带必须修复。肩锁关节参与两组活动,即使肩胛骨垂直向上或向下和肩胛骨关节盂向前或向后,前者是耸肩活动,后者似推铅球活动。锁骨与喙突之间有时形成喙锁关节,多数由于幼年时期肩部负重迫使锁骨与喙突之间构成关节,故其关节软骨由附近结缔组织转变而来。

④ 肩胛胸壁关节:肩胛骨与胸壁之间并无关节,但在功能上可视为肩关节的一部(图 7-1)。此间隙被前锯肌分为前后二部,在肩胛下肌与前锯肌之间的前间隙为腋窝的延续部,含有疏松结缔组织,肩胛下动静脉、肩胛下神经及胸背神经干均在此间隙内通过。前锯肌和胸廓外部筋膜之间为后间隙,充填以蜂窝组织,肩胛骨即在此间隙沿胸壁活动。

(2) 肩胛肌肉(图 7-10) 肩肱关节的关节囊松弛,韧带薄弱,关节盂较浅,主要依靠附近肌肉维持关节稳定。如果关节周围的肌肉发生萎缩瘫痪,必然引起关节半脱位,从而影响肩关节功能。

正常肩肱关节活动应具备两个条件:必须相当稳定;肱骨头必须与关节盂密切接触。

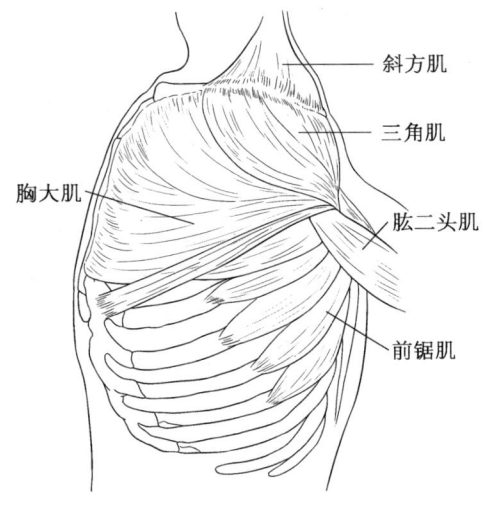

图 7-10 肩外侧肌肉

前者需要肩胛部肌力的平衡；后者需要肌腱帽完整，以防止肱骨头半脱位。现将有关稳定和活动肩关节的重要肌肉叙述于下：

① 肌腱袖（图 7-6）：肌腱袖是由冈上肌、冈下肌、小圆肌和肩胛下肌所组成的腱性组织，以扁宽的腱膜牢固地附着于关节囊的外侧肱骨外科颈，有悬吊肱骨、稳定肱骨头、协助三角肌外展肩关节的功能。冈下肌及小圆肌均起于冈下窝，两者收缩使肱骨外旋。肩胛下肌起于肩胛骨前面，其收缩时肱骨内旋。冈上肌起于冈上窝，有外展肩关节的功能。当冈上肌或肩胛下肌腱抵止部撕裂时即可导致腱袖松弛而引起习惯性肩关节脱位。并可引起肩关节外展、内收、内旋、外旋诸功能的减退或丧失。

② 三角肌：三角肌为肩关节外最坚强有力的肌肉，起点广泛，远端以扁腱止于肱骨干的三角肌结节（图 7-10），其肌束分为前、中、后三部，上臂外展运动主要由三角肌中部纤维和冈上肌协同作用，其前部肌纤维同时可内旋及屈曲上臂。后部肌纤维可以外旋及伸展上臂，三角肌瘫痪时其功能部分可由冈上肌代偿，但此时肩关节只有 20°~30° 的外展功能，同时三角肌瘫痪时，由于上肢的重力作用，可发生肩关节半脱位。

③ 胸大肌：胸大肌的起点分为锁骨部，胸肋部和腹部，肌腹呈扇形，逐渐移行成为扁腱，止于肱骨结节间沟外侧唇（图 7-10）。该肌主要作用为内收、内旋、屈曲肩关节。此肌瘫痪时肩肱关节功能影响较小。

④ 背阔肌：背阔肌为一三角形的肌肉，发自躯干背部，止于肱骨结节内侧的底部（图 7-11），有内收、内旋和后伸肩关节的功能。

⑤ 肱二头肌长腱：该肌起于盂上结节及关节盂的后唇，向下越过肱骨头进入结节间沟，沟的前侧有横韧带防止长肌滑脱（图 7-12），此腱有悬吊肱骨头，防止肱骨头向外向上移位

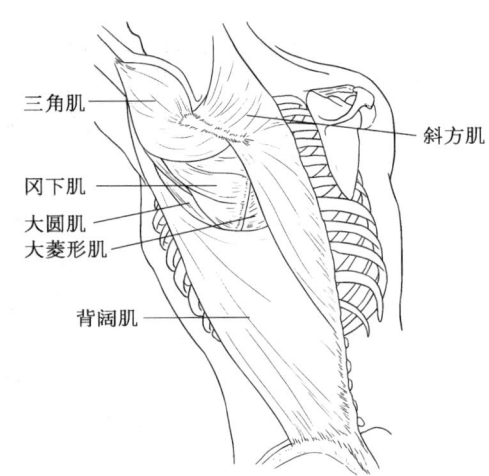

图 7-11 肩后外侧浅层肌肉

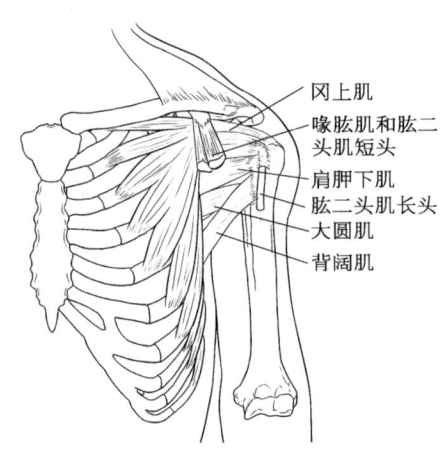

图 7-12 肩前侧深层肌肉

的作用。前臂旋后及肘关节屈曲时,腱的紧张力增加,但并不沿结节间沟滑动。此腱断裂后,可影响肩部的稳定。肩关节活动时长腱沿结节间沟上下滑动。肱二头肌腱鞘发炎时,由于肌腱腱鞘肿胀,因此外展及内外旋均受累,且活动时局部疼痛。肱二头肌除了有屈肘功能外,对于肩肱关节前屈也起一定作用。

(3) 肩部关节活动　肩部关节的运动比较复杂,各关节既有单独运动,又有相互间的协同运动,肩部关节有内收、外展、前屈、后伸、内外旋转诸运动,以及由这些运动综合而成的旋转运动。肩部各关节在运动时形成一完整的统一体,因此在处理肩部损伤时必须有整体观念。

上臂的外展与前屈活动系由肩肱关节和肩胸关节共同完成,其中最初30°外展和60°前屈是由肩肱关节单独完成。当外展、前屈继续进行时,肩胸关节开始参与并以与肩肱关节活动成一比二的比例活动。即肩部每活动15°,其中肩肱关节活动10°,肩胸关节活动5°。正常的肩胸关节有60°活动范围,肩肱关节有120°活动范围,两者之和为180°,所以当肩胸关节活动完全丧失时,肩部活动至少丧失三分之一。在上臂外展的前90°范围内,锁骨有40°抬高范围,即上臂每抬高10°,锁骨约抬高4°。正常肩锁关节有20°活动范围,部分活动在上臂外展最初30°范围内完成,部分于上臂外展到135°以上时完成。

胸锁(40°)与肩锁(20°)两关节活动范围的总合,等于肩胸关节的活动范围(60°)。

肩胸、胸锁及肩锁三个关节中,以胸锁和肩锁两关节与整个肩关节的运动关系较为密切。因此,在临床处理时须注意保留此两关节的活动功能。

7·1·1·1　肱二头肌长腱滑脱　肱二头肌长腱及其周围组织的解剖特点:肱二头肌长腱,起自肩胛骨盂上结节,向下跨过肱骨头穿过肩横韧带和肱二头肌腱鞘的伸展部,藏于结节间沟的骨纤维管内。沟的内侧为肩胛下肌,外侧的上部为冈上肌和喙肱韧带,下部为胸大肌覆盖。关节囊伸入结节间沟,肌腱受滑膜包围,腱鞘长约5 cm。正常的肱二头肌长腱在肩关节活动时,有纵向滑动,尤其外展外旋时滑动范围最大。当骨纤维管变浅,横韧带松弛或破裂时,就有滑脱的可能性。

【病因病机】　肱二头肌长腱滑脱是由于胸大肌和肩胛下肌抵止部的慢性撕脱,致使二头肌长腱滑动于结节间沟内缘之上。当上臂过度外展和外旋时,可将保护肱二头肌长腱的软组织撕脱,而产生长腱滑脱。临床上分为习惯性和外伤性两种。

(1) 习惯性滑脱　先天性小结节发育不良,结节间沟内侧壁坡度变小。中年以后因关节发生退行性变,胸大肌和肩胛下肌抵止部撕裂或松弛,肱二头肌长腱弛缓或延长,结节间沟底部骨质增生、沟床变浅等,均可引起肌腱经常滑脱。

(2) 外伤性滑脱　为肩关节损伤的并发症,见于肩关节脱位,肱骨大结节或肱骨外科颈骨折后。亦有因结节间沟上的肩横韧带撕裂,引起肱二头肌长腱滑脱(图7-13)。

【临床表现】

习惯性肱二头肌长腱滑脱,一般都有轻度外伤史。滑脱后,肱二头肌长腱处剧痛,肿胀,上臂无力,功能活动受累,特别是当肩外展外旋和前屈外展活动时,可摸到弹跳或听到弹响。如不及时治疗,可引起肌腱炎,使局部粘连,经常疼痛。

外伤性滑脱,常因并发于肩关节脱位或肱骨外科颈骨折等严重

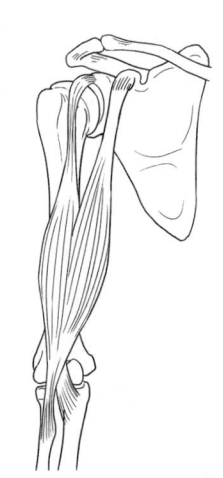

图7-13　肱二头肌腱长头滑脱方向

创伤而被忽视。一旦关节脱位整复,骨折复位,则滑脱之肌腱亦随之而整复。但亦有因急性外伤将结节间前侧横韧带撕裂使长腱滑脱,或肱二头肌长腱与联合附近的较粗部位嵌于腱管内。临床表现为肩前部疼痛,上臂呈内旋位,肩肱关节功能丧失,仅胸肩关节活动存在,肩部各方活动功能丧失。走路时伤肢不能前后摇动,患者常以健手托住患肢前臂,保持肘关节于屈曲位,以减少因活动和上肢重量所造成的疼痛。

【检查】

局部明显压痛,肿胀,肩关节活动功能受限。被动外展外旋上臂时可触到摩擦感,听到弹响音。严重外伤者应拍摄X线片以排除骨折及关节脱位。

【治疗】

治宜理筋整复。

患者正坐,医者立于患者对侧,右手四指放于肩上部,掌心向下,拇指放于三角肌前缘中部,拇指用力抵住肱骨颈部,即肱二头肌长腱处。左手握患肢腕关节上部,患者掌心向前,肩外展至60°,并前屈40°,两手对抗牵引,在牵引下将患者前臂逐渐旋后,并把肩放回至40°外展位,使放下的前臂尽量旋后[图7-14(1)]。此时,右手拇指指掌面用向外向上按、推滑脱的肱二头肌长腱,同时左手将患肢作急剧旋前活动[图7-14(2)]。如此滑脱的肱二头肌长腱即被拇指推回原位[图7-14(3)]。随后用拇指在原处轻轻地按揉,最后用两手掌分别按于肩部前及后侧旋转按揉。

如肱二头肌长腱向上嵌入于腱管内,可将右手拇指放于肱二头肌腱与腱联合处,施行弹拨手法,将嵌入腱管内的肌腱向外拉出。

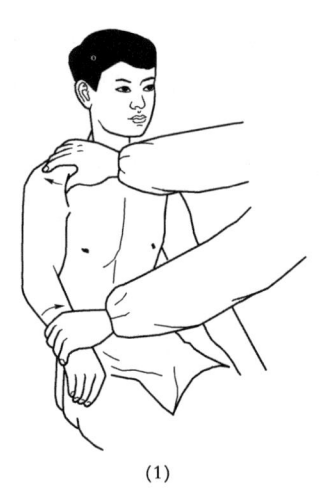 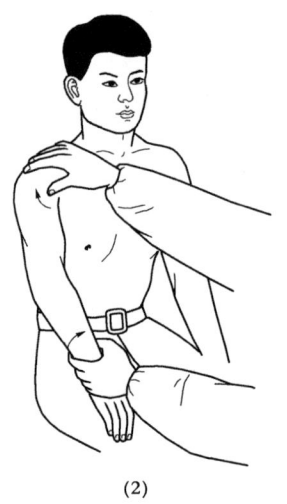 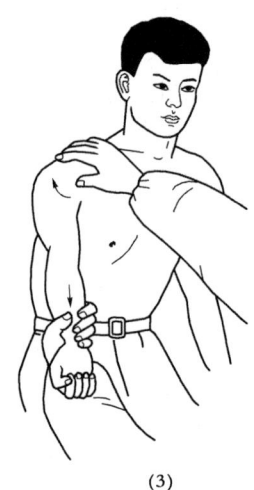

(1) (2) (3)

图7-14 肱二头肌长腱滑脱治疗手法

【注意事项】

复位后将上臂置于内收、内旋位,前臂用三角巾悬吊固定2~4周。活动时应注意避免肩部作剧烈外展、外旋活动。

7·1·1·2 肱二头肌长头肌腱腱鞘炎

【病因病机】

肱二头肌长头肌腱起于肩胛骨盂上结节,向下跨过肱骨头穿过肩横韧带和肱二头肌腱鞘的伸展部,藏于结节间沟的纤维管内。当结节间沟粗糙或结节间沟底部骨质增生,沟床变浅,以及其他肌肉病变造成肩部不稳等,均可增加肌腱的摩擦。长期的体力劳动,也可造成肱二头肌长头肌腱的磨损;有的可因突然牵扯而损伤,如持物平举突然过度背伸向后,使肩关节外展外旋,可使该肌腱突然受到牵扯而致伤。本病的病理变化都是肌腱与腱鞘的损伤性炎症。表现为腱鞘水肿、变红与肥厚,肌腱变黄、失光泽、粗糙与纤维变。在腱鞘与肌腱之间,有时有纤维粘连。

【临床表现】

局部疼痛并向三角肌下放散。肱二头肌长腱处有锐利压痛,关节活动明显受限,肱二头肌舒缩时,常能触及轻微的摩擦感。在提物或使肱二头肌收缩时,疼痛更为明显。

慢性劳损患者,压痛点局限于结节间沟处,肩关节活动除上臂外举再向后作背伸时疼痛外,其他方向的活动多不疼痛。

【检查】

内旋试验阳性,抗阻力试验阳性。

【治疗】

宜舒筋活血法。

用推、按、擦法作用于肩前部肱二头肌长腱处,或于局部轻弹拨肱二头肌长腱。对急性发作期疼痛甚者,可以制动于休息位,配合热敷或局部封闭。

7·1·1·3 肱二头肌短头肌腱损伤 肱二头肌短头起于肩胛骨的喙突,与喙肱肌并行,但肱二头肌短头靠外,向下与外侧肱二头肌长头相合成一个肌腹,向下延续成肌腱,经过肘关节前面,大部分止于桡骨结节,内侧部分移行于前臂深筋膜,称二头肌腱膜。它们的主要作用是屈肘和屈肩关节,短头又有使上肢内收作用。肱二头肌还有使前臂旋后的作用。当肩关节外展和后伸时,肱二头肌短头被拉紧,并易与大小结节滚滑摩擦而发生损伤。

【病因病机】

人体劳动或锻炼时,肘关节常处于屈曲状态,肱二头肌处于紧张状态,当外力将屈曲的上肢过度外展或后伸时,肱二头肌短头附着于喙突部位就可能撕裂伤。伤后渗出液又可将肱二头肌短头与喙肱肌粘连。使肱二头肌短头和喙肱肌产生无菌性炎症,发生疼痛。尤以40岁以后的中年人,在肌腱退行性变的基础上,更易受伤,发生损伤性炎症。短头肌腱损伤后,组织肿胀、变硬、挛缩等,使肩关节外展、后伸受限。若复加风寒侵袭,疼痛加重,并影响上肢的上举外展动作。如不及时治疗,日久可诱发冻肩。

【临床表现】

患肢上举、外展、外旋、后伸时,喙突部疼痛明显,喙突部压痛,并可摸到肿胀或粘连的肱二头肌短头。在肘关节屈曲、外展,作肱二头肌短头的抗阻力试验,略将上肢外展、后伸,喙突部出现疼痛加剧。

【治疗】

宜舒筋活血法。

先用擦法将肩部肌肉放松,如有粘连时,将肘关节屈曲,肩关节外展后伸略外旋,在肱二头肌短头肌腱拉紧的情况下,用另一手拇指在喙突部用弹拨理筋法。接着在局部施以按揉5分钟,再用摇法,被动活动肩关节。

治疗后,应鼓励患者作肩关节功能锻炼,还可配合封闭疗法和热敷治疗。

7·1·1·4 冈上肌肌腱炎、冈上肌肌腱钙化

【病因病机】

冈上肌是组成肩袖的一部分,起于肩胛骨冈上窝,肌腱在喙突肩峰韧带及肩峰下滑囊下面,肩关节囊上面的狭小间隙通过,止于肱骨大结节上部。肌腱与关节囊紧密相连着,增加了关节囊的稳定性,但也影响了冈上肌的活动。其作用为固定肱骨头于肩胛盂中,并与三角肌协同动作使上肢外展。在上肢外展活动时,冈上肌腱易遭受轻微外伤或过度活动可导致肌腱慢性劳损、退变等产生无菌性炎症。因退变而致细胞活力降低,CO_2结合力降低,pH值升高,促使钙盐沉着,产生钙化,在临床上亦偶有所见。

【临床表现】

冈上肌肌腱炎和冈上肌肌腱钙化的临床表现相似,但后者在X线摄片上可见到钙化。

(1)肩外侧疼痛并扩散到三角肌附丽点附近。有时疼痛可向上放射到颈部,向下放射到肘部、前臂及手指。在冈上肌肌腱抵止点大结节处有明显压痛。

(2)肩关节活动一般不受限制,但在肩部外展60°~120°范围时疼痛剧烈,甚者影响活动。此为本病的主要特点。这一疼痛特点,可以和肱二头肌长头腱鞘炎及冻肩相鉴别。

(3)因冈上肌有增加肩关节外展力的作用,所以当冈上肌发炎后,肩关节抗阻力外展时,力量较弱且疼痛。日久可导致肩部肌肉萎缩。

以上症状在临床上有急性发作、亚急性发作和慢性发作三种情况,其中亚急性发作最为多见。

急性发作——在扭伤、过度劳动后突然引起肩部剧痛,活动尤甚。也有无外伤史,于睡眠时骤然发生疼痛,这样的患者多原有慢性冈上肌肌腱炎。疼痛剧烈者影响睡眠和食欲。局部红肿压痛、肌痉挛、温度增高。肩关节活动严重受限制,能持续数周。

亚急性发作——发病较缓慢,肩外旋内旋时痛,外展60°~120°疼痛加剧十分典型,大结节处明显压痛,外展,内、外旋抗阻力痛阳性,久之可见三角肌萎缩。

慢性发作——高举外展时偶有轻度刺痛,无肌痉挛现象,此时患者因无明显功能活动的影响,很少来诊治。

【治疗】

宜活血化瘀、舒筋通络法。施以㨰、按、拿、擦、摇等手法。

患者正坐位,在肩关节下垂并稍内收的姿势下,在冈上肌处用㨰法以舒通血脉,活血化瘀。然后再稍外展肩关节,医者一手托肘上部,另一手在冈上肌处用拇指作按揉手法以舒筋通络,剥离粘连。最后用擦法,以透热为度。

另一法:患者正坐位,医者立于患者病侧与患者并排,面向前。医者以左手前臂自后侧插于患者腋下,右手持患腕,两手做对抗牵引,牵引时将前臂向前旋转,徐徐下落。医生两膝分开屈曲,将患侧腕部夹于两膝之间,同时医者用插于腋下的左前臂将患者上臂向外侧牵拉,使肱骨大结节突出。医者用右手拇指掌面压于肱骨大结节前下方,用力向后上部按揉、弹拨冈上肌肌腱,按揉弹拨的同时两腿松开夹住的手腕(图7-15)。医者两手握患腕(掌心向前)向上拔伸

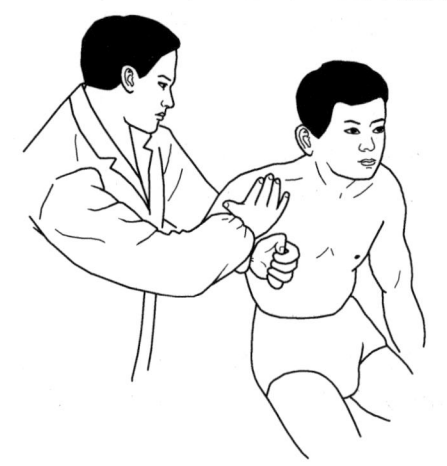

图7-15 冈上肌肌腱炎、肌腱钙化治疗手法

并向前向后活动其肩关节 2~3 次。

对急性疼痛期的患者,手法宜轻柔缓和,以活血止痛,待疼痛缓解后,再按上法治疗。治后应嘱患者主动作肩关节的功能锻炼。治疗时可配合热敷。

7·1·1·5 肩峰下滑囊炎 肩峰下滑囊,又名三角肌下滑囊,位于三角肌下面与冈上肌上面,此囊分为肩峰下和三角肌下两部分,两者之间可能有一个薄的中隔,但大多数是相通的。其滑囊覆盖肱骨结节间沟和短小旋转肌,滑囊顶部和肩胛骨肩峰、喙突紧密相连,滑囊底部与短小旋转肌及肱骨大结节连接。冈上肌肌腱与肩关节囊的上部相结合,并形成此囊底的大部分。当上臂外展成直角时,滑囊几乎完全隐藏于肩峰下而不可见。滑囊将肱骨大结节与三角肌、肩峰突隔开,滑囊内部有滑液膜覆盖。它的主要功能在使肱骨大结节不致在肩峰突下面发生摩擦。往往因长期摩擦而引起劳损,产生滑囊水肿、增厚的无菌性炎症,或发生滑囊壁内互相粘连,妨碍上臂外展和旋转肩关节的正常活动。

【病因病机】

当肩部遭受明显的直接撞击伤或肩部外展时受间接暴力捩伤,均可造成急性的肩峰下滑囊炎。肩峰下滑囊炎经常不是一项单独现象,而是继发于肩关节邻近组织退化和慢性炎症,尤以冈上肌肌腱炎为最密切。因为冈上肌肌腱在肩峰下滑囊的底部,当冈上肌肌腱发生慢性劳损或退行性病变时,肩峰下滑囊必然同时受影响,所以肩峰下滑囊有病变时,也隐藏着冈上肌肌腱的疾病。

【临床表现】

肩外侧面疼痛,常引向三角肌止端,上臂外展外旋运动时,疼痛加剧。肩峰下压痛明显。急性期因滑囊膨胀三角肌前缘呈圆形肿胀。

初期肩部活动受限较轻,日久与腱袖粘连,而使肩部活动障碍。肌肉萎缩以冈上肌和冈下肌出现较早,晚期可出现三角肌萎缩。

【治疗】

急性期宜消瘀止痛法,手法宜轻柔。患者正坐,患者自然下垂,医者在患侧,面对患者,揉、擦患肩三角肌部位,揉擦时可配用冬青膏、红花油等,以加强消瘀止痛的作用,同时配合局部热敷。治后宜使上臂外展位置制动休息。

慢性期宜活血化瘀、滑利关节法。患者正坐,医者一手托患肢于稍外展位,另一手用㨰法在肩部三角肌处治疗。然后,在肩部施按揉法及轻快的拿法。最后在患部用擦法,以透热为度。对有粘连而致关节活动功能受限者,在治疗时要加强肩关节各方向的被动运动,逐渐改善关节的活动范围。治后可配合热敷,并嘱作肩关节主动功能锻炼。

7·1·2 肘部伤筋

肘部疼痛是临床常见的一种症状,除肘部疾病外,臂丛神经病变、颈椎病及肩部疾病也可引起肘部疼痛,临床上应注意鉴别。本节主要讨论因肘部损伤所引起的疼痛。

【解剖生理】

肘关节由肱骨下端、尺桡骨上端及附着其上的韧带和肌肉构成,它包括三个关节,即肱尺、肱桡和尺桡上关节。肱骨下端扁而宽,前有冠状窝,后有鹰嘴窝,两窝之间仅有一层极薄的骨片相隔。窝下方内侧为滑车,亦称内髁,外侧为肱骨小头,亦称外髁,二髁连成一块,并与肱骨长轴形成向前 30°~50° 的前倾角[图 7 - 16(1)]。滑车略低于肱骨小头,所以当肘关节伸直时呈现 5°~7° 携带角[图 7 - 16(2)]。肱骨下端两侧之隆起部为内、外上髁,内上髁

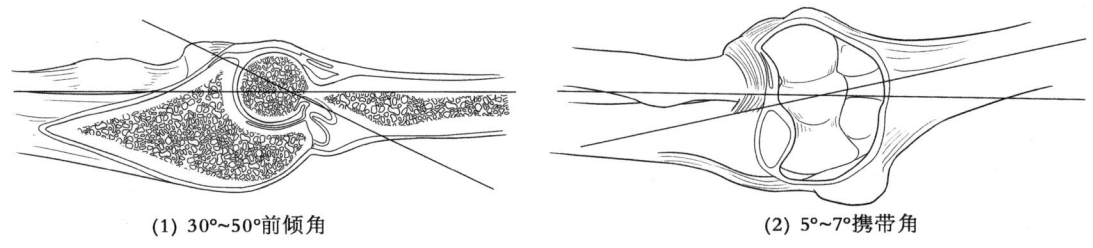

(1) 30°~50°前倾角　　(2) 5°~7°携带角

图 7-16　肱角下端的倾角

为前臂屈肌总腱附着部，外上髁为前臂伸肌总腱附着部。桡骨小头凹陷关节面与肱骨小头相接形成肱桡关节。桡骨小头被附着在尺骨桡切迹前后缘的环状韧带栓套于切迹内，为上桡尺关节。桡骨颈的内后方粗隆部有肱二头肌肌腱附着，起屈肘及前臂旋后作用。尺骨粗隆部有肱肌附着部，起屈前臂的作用。尺骨鹰嘴部肱三头肌附着部，起伸直肘关节的作用。肘关节伸直时，肱骨两上髁与尺骨鹰嘴三点在一条直线上，称肘直线；屈肘90°时，此三点则形成一等腰三角形（图7-17），称肘三角。该三角骨性标志有无改变，对鉴别肘关节脱位和骨折有实际意义。尺骨鹰嘴与皮肤之间有一黏液囊，叫鹰嘴黏液囊，有时因撞伤或经常摩擦而肿大或发炎。

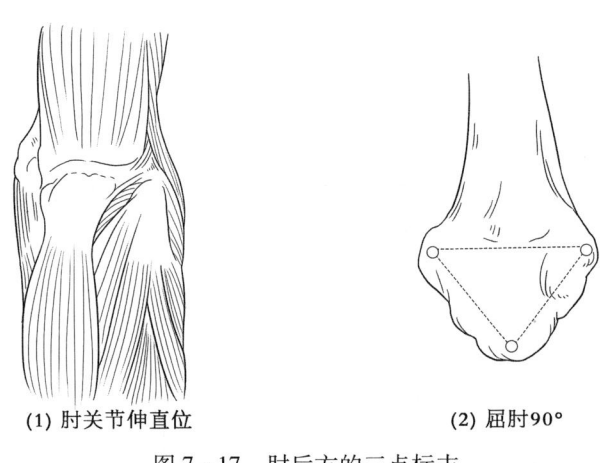

(1) 肘关节伸直位　　(2) 屈肘90°

图 7-17　肘后方的三点标志

7·1·2·1　**肱骨外上髁炎**　肱骨外上髁炎，又名肱桡滑囊炎、桡侧伸腕肌腱起点损伤或网球肘。

肱骨外上髁为肱桡肌及前臂伸肌总腱附着部。如果前臂在旋前位腕关节经常作背伸性活动，可将其附着部位的软组织牵扯发生损伤，引起局部出血粘连，甚至关节滑膜嵌入肱桡关节间隙而致疼痛。

【病因病机】

本病发病可因急性扭伤或拉伤而引起，但多数患者发病缓慢，一般无明显外伤史，多见于需反复作前臂旋转、用力伸腕的成年人，好发于右侧。当前臂作旋前活动时，如腕关节同时作背伸、尺偏的联动动作，则肱骨外上髁的伸肌群，尤其是桡侧腕长短伸肌的附着处受到牵拉，如此经常反复，则可引起损伤。其主要病理变化：

（1）伸肌腱附着点骨膜下出血，形成小血肿，血肿逐渐机化，导致骨膜炎。

（2）伸肌腱附着点发生撕裂。

（3）环状韧带的创伤性炎症或纤维组织炎。

（4）肱桡关节外的滑囊炎或肱桡关节滑膜被肱骨与桡骨小头嵌挤引起的炎症。

有人指出，伸指总肌腱穿出的血管神经束，因周围是较硬的肌腱组织，在肌肉不断地收缩或被动牵拉时，使其经常受到挤压，潜在着损伤的可能性，故此伸总肌腱部穿出的血管神经束就极易受到损伤。当年龄增长，纤维结缔组织开始退行性变，弹性减退时，则损伤的机会大为增加。血管神经束受到挤压的刺激若超过生理允许范围时，使神经支发生创伤性炎症，表现为慢性炎症，久之，血管神经束与肌腱裂孔发生粘连，症状加重。不断的疼痛与挤压刺激使血管经常处于痉挛状态，以致血管壁增厚，甚至使血管栓塞，血管壁的受纳器也退性变，栓塞的血管完全承受了来自腱膜或肌腱的挤压，起了支撑保护神经支的作用，故症状缓解。

【临床表现】

患者肘后外侧疼痛，尤其在旋转背伸、提、拉、端、推等动作时疼痛更为剧烈，同时沿腕伸肌向下放射。局部可微呈肿胀。前臂旋转及握物无力。

【检查】

肱骨外上髁处及肱桡关节处明显压痛，以及沿腕伸肌行走方向的广泛压痛。

伸肌紧张试验和密耳（Mill）氏试验（见肘部检查法）阳性。

【治疗】

宜舒筋活血法，多采用㨰、按、揉、弹拨、擦等手法。

先沿肱骨外侧髁向前臂用㨰、按、揉法广泛舒筋活血，再用弹拨法治疗。

患者正坐，医者坐于患者病侧，右手持腕使患者右前臂旋后位，左手用屈曲的拇指端压于肱骨外上髁前方，其他四指放于肘关节内侧。医者以右手逐渐屈曲患者肘关节至最大限度。左手拇指用力按压患者肱骨外上髁的前方，然后再伸直其肘关节，同时医者左手拇指推至患肢桡骨头之前上面，沿桡骨头前外缘向后弹拨伸腕肌起点。施术后患者有桡侧三指麻木感及疼痛减轻的现象。

弹拨方法很多，亦可将患肢前臂旋后、曲肘、按置桌上，在肘下垫以软物。医者以双手食、中指拿住肱桡肌与腕伸肌紧向外扳，然后嘱病员患肢前臂旋前，医者用拇指向外方紧推邻近桡侧腕长短伸肌。反复数次，弹拨范围可向上、下移动。

最后用擦法（可配合应用擦剂），擦肘外侧肱骨外上髁及前臂伸肌群。

对病程短的患者可作局部封闭疗法。保守治疗无效时，可作手术治疗。

7·1·2·2 肱骨内上髁炎

【病因病机】

肱骨内上髁是前臂屈肌总腱附着部。由于某种工作需反复屈腕、伸腕，前臂旋前的动作，使前臂腕屈肌群牵拉，引起肱骨内上髁肌腱附丽处的集叠性损伤，产生慢性无菌性炎症。或在跌仆受伤，腕关节背伸、前臂外展、旋前位姿势时，往往引起肱骨内上髁肌肉起点撕裂伤，产生血肿，继之纤维瘢痕化。

肱骨内上髁穿出前臂屈肌总腱的血管神经束的挤压，以及尺神经皮支受挤压，亦是发生本病不可忽视的原因。

【临床表现】

患者屈伸腕关节时肱骨内上髁处疼痛，局部酸痛无力，疼痛可放射到前臂掌侧。

【检查】

肱骨内上髁外及尺侧腕屈肌、指浅屈肌部有明显压痛点。前臂抗阻力旋前或抗阻力屈腕时疼痛加重。

【治疗】

宜舒筋活血法。操作方法同肱骨外上髁炎,只是部位在肱骨内上髁处。

7·1·2·3 **尺骨鹰嘴滑囊炎** 在尺骨鹰嘴部位,肱三头肌腱附着于鹰嘴突处有两个滑囊,一个处于鹰嘴突和肌腱之间,称为肱三头肌下滑囊;一个处于皮肤与鹰嘴突和肌腱之间,在肘后皮下,故称鹰嘴皮下滑囊。正常的滑囊有润滑肌腱来回活动及缓冲局部机械冲击、摩擦的作用。

【病因病机】

常因局部撞伤或反复摩擦等机械刺激过度而引起创伤性炎症,多表现于皮下滑囊无菌性炎症,出现局部肿胀、疼痛等症状。

本病多发于矿工及用肘部支撑用力的工种,所以有矿工肘之称。

【临床表现】

尺骨鹰嘴部位呈现圆形或椭圆形肿胀,大小不等,直径约 1~2.5 cm,肿块可以活动,位于皮下,质软,有轻度波动感,伴压痛,皮色大都不红。肘部活动无明显影响。如伴继发感染,则局部红肿疼痛,患肢无力,屈肘轻度受限。

【治疗】

宜活血祛瘀。常选用按、揉、擦等手法,于尺骨鹰嘴部施术。

急性期若局部肿胀疼痛剧烈,亦可外敷消瘀止痛的药膏,每 3~4 天换药一次。若伴有继发感染者,可服用清热解毒的药物。有积液时,除推拿治疗外,还可配合针灸治疗,可用三棱针点刺 3~4 处,然后加以挤压,外用消毒敷料加压包扎。亦可采用封闭疗法。一般保守疗法可愈,不需手术治疗。

7·1·3 腕与手部伤筋

【解剖生理】

腕部为前臂与手的联接结构,包括 8 块腕骨以及与其形成关节的桡、尺骨下端和 5 个掌骨的近端。其中包括桡腕关节、腕骨间关节、腕掌关节。下尺桡关节虽不属腕关节,但本节也进行讨论。

桡骨下端膨大与腕骨组成桡腕关节,其横断面略成四方形,由松质骨构成。桡骨下端具有掌、背、桡、尺四个面。掌面光滑凹陷,有旋前方肌附着。背面稍凸且有四个骨性腱沟,内有伸肌腱通过。桡侧面向远侧延伸形成桡骨茎突、肱桡肌附着其上,并有拇短伸肌和拇长展肌通过此处的骨纤维性腱管。尺侧面构成下桡尺关节,为前臂下端旋转活动的枢纽。正常的桡骨下端关节面向掌侧倾斜 10°~15°,向尺侧倾斜 20°~25°,因此桡骨茎突比尺骨茎突长 1~1.5 cm(图 7-18)。

尺骨下端呈柱状,末端稍膨大,称尺骨头,顶端为尺骨茎突。尺骨头的桡侧有半环形关节面,约占圆周的 2/3 与桡骨下端形成下桡尺关节。

从背面看,下桡尺关节呈"L"形。其垂直部分位于桡尺骨下端之间,其横行部分在三角纤维软骨盘与尺骨头下端之间。三角纤维软骨的基底与桡骨下端相连,其尖端附着于尺骨茎突的深面,三角纤维软骨是联系桡尺骨下端的重要纽带。三角软骨盘的前后均与关节囊

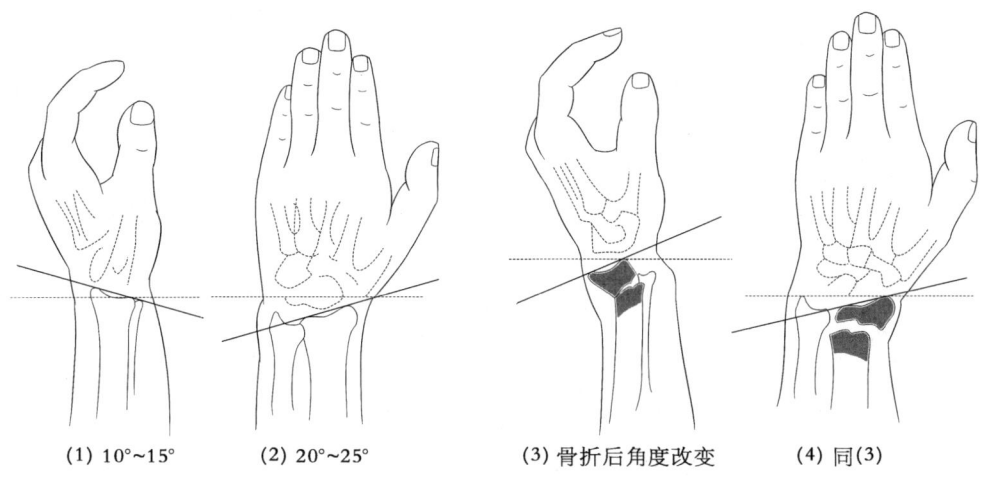

(1) 10°~15°　　(2) 20°~25°　　(3) 骨折后角度改变　　(4) 同(3)

图 7-18　桡骨下端关节面的倾斜角度

相连,将桡腕关节和下桡尺关节完全分隔。下桡尺关节是桡骨能围绕尺骨作150°旋转运动的结构基础。

桡腕关节是桡骨下端与近侧排三个腕骨构成的关节,被关节囊与韧带相连接。在腕伸与屈肌的支配下有掌屈、背伸、桡偏及尺偏活动,同时在前臂旋前、旋后动作下,能使腕关节旋转自如。腕关节是手部关键性关节之一,在伸与屈肌稳定于功能位的基础上,手的功能才可以充分发挥。

八块腕骨分成远近两排。近排四块腕骨中的舟、月、三角骨由坚强的韧带联系在一起,与桡骨下端的关节面及三角软骨形成关节。豌豆骨实际上是尺侧腕屈肌的种子骨。不参与形成桡腕关节。远排四块腕骨有大多角骨、小多角骨、头状骨和钩状骨,其中头状骨位于中央,最为坚强,为坚强的韧带所联系。近、远侧腕骨间关节均属微动关节。两排腕骨之间为一变形的平面关节,实为椭圆关节。远侧列腕骨的远侧面与掌骨基底构成腕掌关节。第2~5腕掌关节均属平面关节,其中第5腕掌关节的活动范围较大。拇指的腕掌关节最为重要,此关节在拇长展肌的牵引下保持于外展伸直位,在拇收肌的牵引下,稳定于内收屈曲位,二肌相互拮抗能使拇指"虎口"加大,在腕关节稳定的基础上,屈与伸拇长肌腱可使拇指远节发挥最有效的功能。此关节为拇指的关键性关节。

腕管系一缺乏伸缩性的骨纤维性隧道,为腕骨和腕掌韧带构成,此韧带横架于大多角骨和钩骨之间,管的背侧为腕骨,掌侧为腕横韧带,指深浅屈肌腱、拇长屈肌腱等九条肌腱和正中神经及其滋养动脉经过腕管,因其间隙狭窄,所以较易发生腕管综合征。

腕部的骨性标志及表面结构:桡骨茎突在"鼻烟窝"(系拇指伸直、外展时,拇短伸肌和拇长伸肌二肌腱之间凹陷处)处可以摸到;当前臂旋前时,可在尺骨小头下方摸到尺骨茎突;舟状骨,位于腕前桡侧的皮下,相当于手掌部皮肤和前臂皮肤交界的横纹上;豌豆骨位于腕前尺侧的皮下,相当于腕横纹处。

腕部的软组织众多,腕部掌侧面除有从前臂来的长肌腱外,还有很多起自腕骨和掌骨,止于指骨的短小手肌。如外侧群的大鱼际,内侧群的小鱼际。握拳屈腕时,在掌侧可以见到位于中间的掌长肌腱,其桡侧为桡侧腕屈肌腱,靠近尺侧缘为尺侧腕屈肌腱。腕掌侧腱鞘很多,主要的腱鞘有指屈肌总腱鞘、桡侧腕屈肌腱鞘和拇长屈肌腱鞘。

腕背侧的伸肌支持带由腕后区深筋膜增厚而成,其桡侧附着于桡骨下端外侧缘及桡骨茎突,尺侧绕过尺骨茎突及其远侧与屈肌支持带延续,并附着于豌豆骨及三角骨。从它的深面向桡尺骨远端时隆起发出数个纵隔,伸入各肌腱之间,与骨膜共同构成骨纤维性管,前臂伸肌腱连同腱滑液鞘经过这些区格至手指。腕背侧腱鞘从桡侧向尺侧有六个,即拇长展肌和拇短伸肌腱鞘、桡侧腕长短伸肌腱鞘、拇长伸肌腱鞘、指伸肌和食指伸肌腱鞘、小指伸肌腱鞘和尺侧腕伸肌腱鞘。

腕关节活动为桡腕关节腕骨间关节的复合运动。掌屈45°、背屈30°~40°、内收35°、外展35°(参见图4-9)。

手部结构:掌骨共5块,由拇指侧命名为第1、2、3、4、5掌骨,各掌骨一端和腕骨远排相接,一端和指骨构成掌指关节。第1掌骨和大多角骨构成拇指腕掌关节,运动度较大,不仅可做屈、伸、内收、外展动作,还能做对掌运动,使手紧握工具。指骨共14块,拇指只有两节指骨,其余各指皆三节指骨。指骨与指骨之间构成指关节。手的结构复杂,手指活动有很多肌肉参与。手部除有从前臂来的长肌腱外,还有很多短小的手肌,起自腕骨的掌骨处,止于指骨。手肌分外侧、中间、内侧三群。外侧、内侧在腕部已述,中间群包括4块蚓状肌和7块骨间肌。指滑液鞘包裹各指的指屈肌腱,附着于指骨两侧并被指纤维鞘所覆盖。各掌指关节均具有关节囊和两个侧副韧带,当掌指关节伸直时,韧带松弛,手指可做两侧摇摆活动。反之,掌指关节弯曲时则韧带紧张,手指不能作两侧活动。指间关节与掌指关节构造近似,亦有关节囊和侧副韧带,但指间关节无侧向活动。指间关节受伤以后,容易产生强直并且不易恢复功能。

掌指及指间关节的活动范围:拇指关节外展60°,对掌60°。指掌关节屈曲90°;第1、2指间关节屈曲90°;第2、3指间关节屈曲60°。掌指关节过伸30°(图7-19)。

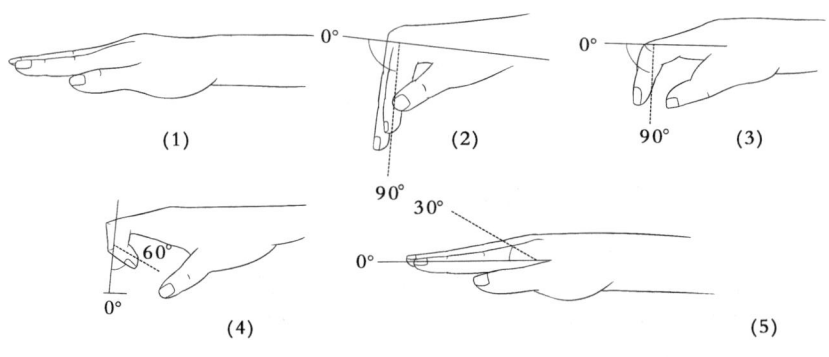

图7-19 掌指及指间关节的活动幅度

7·1·3·1 桡骨茎突部狭窄性腱鞘炎　狭窄性腱鞘炎在指、趾、腕、踝等部均可发生,但以桡骨茎突部最为多见。祖国医学把本病归入伤筋范围。

腱鞘是保护肌腱的滑囊。有内外两层,内层与肌腱紧密黏附,外层通过滑液腔与内层分开。在两端,内外两层相互移行而构成封闭的腔隙。内外层之间有滑液,可减少肌腱活动时的摩擦(图7-20)。在腕部、掌指部、足部和肩部二头肌腱沟等处均有腱鞘,起保护肌腱免受骨骼和其他组织的摩擦和压迫,保证肌腱润滑,使之有充分的活动度。

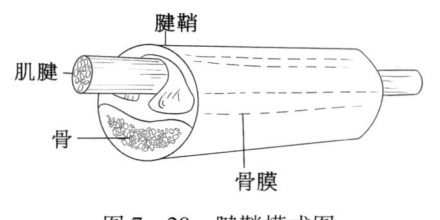
图 7-20 腱鞘模式图

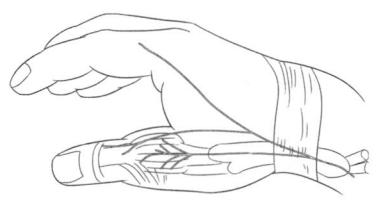
图 7-21 桡骨茎突部腱鞘

【病因病机】

腕指经常活动或短期内活动过度,即腱鞘受到急、慢性劳损或慢性寒冷的刺激是导致本病的主要原因。拇长展肌起自尺骨和桡骨中部的背面,止于第1掌骨底的外侧,主持拇指的外展活动。拇短伸肌在拇长展肌的下方,起自桡骨背面,止于拇指第1指骨底的背侧,具有背伸拇指第1指骨及外展拇指的功能。拇长展肌和拇短伸肌的肌腱在桡骨茎突部共同进入一个腱鞘,长约7~8 cm(图7-21)。腱鞘表面覆有腕背侧韧带,其下方为桡骨茎突部之纵沟,形成一个纤维性管道。管道的沟浅而窄,表面粗糙不平,伸或外展拇指时,肌腱在鞘内滑动摩擦。人们在日常生产劳动中,如果经常用拇指用力捏持操作,使肌腱在狭窄的腱鞘内不断地运动摩擦,日久可以引起肌腱、腱鞘的损伤性炎症。其主要病理变化是肌腱与腱鞘发生炎症、水肿、腱鞘内外层逐渐增厚,而使腔道更狭窄,以致肌腱与腱鞘之间轻度粘连,当肌腱肿胀,鞘内的张力增加,而产生疼痛及功能障碍。病理切片检查显示慢性炎症改变;腕背韧带失泽,有充血及细胞浸润反应;腱鞘呈浆液性滑囊炎,有钙质沉着;肌腱水肿,甚至可有部分纤维断裂。

【临床表现】

起病多较缓慢,一般无明显外伤史。患者桡骨茎突部疼痛,可放射至手或肩、臂部、腕及拇指活动时疼痛加剧。拇指无力,伸拇活动受限。桡骨茎突部可触及硬结节,并有明显压痛,握拳试验阳性(见第4章)。X线检查一般无异常。

【治疗】

宜舒筋活血法。多在桡骨茎突部及其上下方采用按、揉、㨰、擦等手法。

先于前臂伸肌群桡侧施㨰法,再点按手三里、偏历、阳溪、列缺和合谷等穴。然后医者用拇指重点揉按桡骨茎突部及其上下方,达到舒筋活血的目的。

医者再以一手握住患腕,另一手握其手指进行对抗牵引,并使患腕掌屈、背屈,同时缓缓旋转。

推按阳溪穴(相当于桡骨茎突局部)。以右手为例,医者左手拇指置于桡骨茎突部,右手食指及中指夹持患者拇指,拇指及食指等握住患者其他四指向下牵引,同时向尺侧极度屈曲[图7-22(1)]。然后,医者用左拇指捏紧桡骨茎突部,用力向掌侧推压挤按,同时右手用力将患者腕部掌屈[图7-22(2)],以后再伸展,反复3~4次。

最后,以桡骨茎突部为中心用擦法,擦时可配合药物。亦可配合热敷及外敷膏药。一般每日或隔日治疗一次。

7·1·3·2 指部腱鞘炎 指部腱鞘炎又称弹响指、扳机指。本病多见于妇女,任何手指均可发病,但以拇指及中指最为多见。

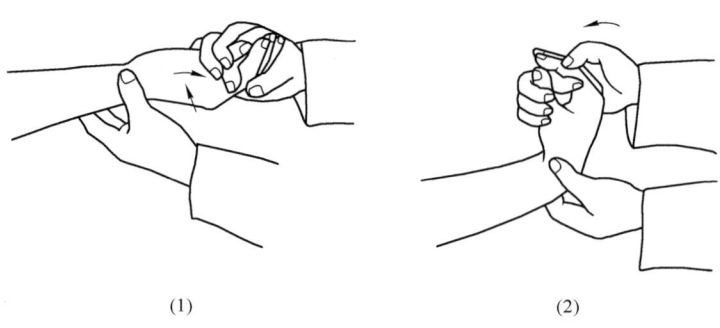

图 7-22 桡骨茎突腱鞘炎理筋手法

【病因病机】

大多由于手指长期、快速活动或手指长期用力活动,如结毛衣、抄写钢板蜡纸等。肌腱与腱鞘间反复摩擦,使肌腱与腱鞘损伤,发生水肿、增生。局部腱鞘逐渐增厚,形成环状狭窄,压迫水肿的肌腱,渐成葫芦状肿大,阻碍肌腱的滑动。当肿大的肌腱通过鞘管的狭窄部,即产生扳枪机样动作及弹响。当肿大的肌腱不能通过时,则手指不能伸屈,发生闭锁(图 7-23)。

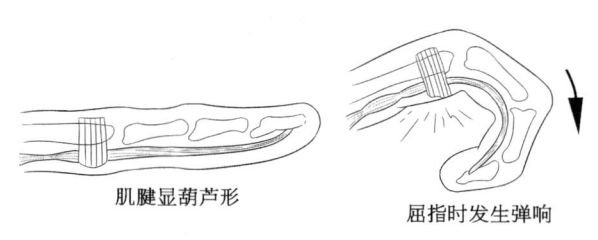

图 7-23 指部腱鞘炎

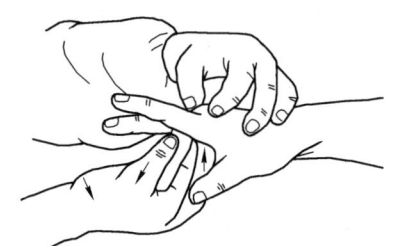

图 7-24 推挤腱鞘狭窄部

【临床表现】

患指局部痠痛无力,晨起疼痛较剧,稍活动反而好转。患指伸屈受限,有弹响及"扳机状"现象。严重时手指常交锁在屈曲或伸直位。

检查时可触及局部皮下有硬结节,手指屈伸时结节可随之稍活动,并有弹动感。局部压痛明显。

【治疗】

宜舒筋活血法。多采用捻、摇、拔伸等手法于局部治疗。

用捻法在患指的掌指关节周围施术,以舒筋活血。

拔伸患指的掌指关节:医者一手的拇指和食指捏住患指的远端指骨,另一手捏住患指的掌指关节近端进行对抗拔伸。

医者以左手拇指及食指用力持握患手第一掌骨,以拇指放于患手拇指掌骨远端的尺侧,食指放于拇指掌骨远端的桡侧。医者以右手拇指掌面和屈曲的食指中节持握患手拇指近节远端,两手做对抗牵引,牵引时屈曲其患指的掌指关节,并同时用中指指端抵住患手拇指掌骨远端掌侧(即腱鞘狭窄部),用力向尺侧推挤其腱鞘的狭窄部,往往有撕裂感(图 7-24)。

另一手法，医者可用左手紧握其拇指，先作屈伸活动，再以右手拇指尖端与患者拇指腱鞘狭窄部呈垂直位，用力向桡侧推按挤压其狭窄部。此法可适用于各指部腱鞘炎。

最后轻摇患指的掌指关节。

以上手法每日或隔日一次，通过手法起到减少和预防粘连、消肿、扩张狭窄部及撕裂狭窄部组织的作用。

7·1·3·3　腱鞘囊肿　腱鞘囊肿是指发生于关节囊或腱鞘附近的囊肿，有单房性和多房性之分。囊肿壁的外层由纤维组织构成，内层为白色光滑的内皮膜覆盖，囊内充满胶状黏液。囊腔可与关节腔或腱鞘相通，但也有成封闭状者。

腱鞘囊肿常见于腕背部、腕关节的掌侧面、手指背面和掌面、足背部、膝的侧面和腘窝等处亦常发生。本病好发于青壮年，女性多见。

【病因病机】

本病的原因不明，但从临床观察，与外伤有一定的关系。有人认为是由于关节囊或腱鞘膜向外突出，形成疝状物；亦有人认为系黏液样变性所致。或由于结缔组织内局部胶样变性所致。

【临床表现】

囊肿多逐渐发生，成长缓慢，外形一般光滑，触诊时呈饱胀感，有时可有波动，且周缘大小可能发生变动。

患者局部酸痛或疼痛，有时会向囊肿周围放射。若囊肿和腱鞘相连，患部远端会出现软弱无力的感觉。

【治疗】

宜理筋散结法，多采用按压或敲击手法。

按压法　将患者腕部固定并略呈掌屈，然后用右指将囊肿用力持续按压，直至挤破囊肿。本法适应于一般囊肿。

敲击法　将患腕平置于软枕上，腕背向上并略呈掌屈，医者一手握患手维持其位置稳定，另一手持换药用弯盘，用力迅速而准确地向囊肿敲击，往往一下即可击破，如囊肿坚硬一次未击破时，可加击一二下。本法适应囊肿大而坚硬者。

针刺法　消毒皮肤后在皮下及囊肿中注入2%普鲁卡因1～2 ml，然后以消毒之三棱针刺入囊肿，可刺破3～4处，然后再用拇指按压，使囊肿内容物向四周流散，术后可作加压包扎2～3天。本法适应于质坚，较小而扁平的囊肿。

7·1·3·4　指间关节扭伤　手指是日常工作必不可少的器官，所以受伤的机会极为常见，尤以指间关节及掌指关节之侧副韧带及关节囊等软组织纤维的损伤最为常见。严重时可有一侧或两侧侧副韧带断裂。

在正常情况下，掌指关节与指间关节两侧都有副韧带加强稳定、限制指关节的侧向活动。当掌指关节屈曲时，侧副韧带紧张；指间关节的侧副韧带在手指伸直时紧张，屈曲时松弛。拇指的掌指关节和其他四指的近侧指间关节囊比较松弛。甚易遭受损伤。

【病因病机】

本病多因暴力冲击，使手指远端向侧方过度弯曲，而引起一侧副韧带的撕裂伤，甚至断裂伤。这种损伤往往伴有该关节的暂时性半脱位。有的在韧带附着处有撕脱骨折的小骨片，骨片常包含一部分关节软骨。由于侧副韧带和指间关节囊紧密地连在一起，当侧副韧带断裂时，必然有关节囊的撕裂伤，影响到关节的稳定性。临床上双侧副韧带损伤较少见。

【临床表现】

由于手指皮下缺乏结缔组织,关节较为表浅,故关节扭挫伤后,关节周围肿胀明显,且经久不易消失。关节挫伤时,两侧侧副韧带压痛明显,扭伤时多一侧症状明显。指间关节功能活动受限。如侧副韧带断裂时,除上述症状更明显外,有少数患者伴有畸形,手指偏向一侧,并向该侧活动程度增加;如有关节囊撕裂,侧方运动更为明显,有时可伴有撕脱骨折,可有移位;如同时有关节囊撕裂,由于关节内负压作用,撕脱骨折片或韧带可被吸引至关节腔内,使复位不易。拍摄 X 线片可确立掌指关节或指间关节有无侧方脱位及骨折的诊断。

【治疗】

有撕脱骨折及脱位者,应及时复位固定。单纯性指间关节扭挫伤,宜舒筋活血法治之,多采用捻、摇、拔伸法。

患者正坐,伤手伸出,掌心向下。医者站在伤手外侧(若为环、小指则站在内侧),一手托住腕部,拿住伤指,另一手拇、食指捏住伤指关节的内外两侧,用捻法治疗。捻后,再将托腕之手改用拇、食两指捏住伤指关节近侧,指骨两侧;另一手拿住伤指远端,用摇法 6~7 次,然后,在拔伸下轻轻地将关节反复伸屈数次。局部可外敷中药或外用洗药热敷,以消肿止痛,促进其功能恢复。

7·1·3·5 桡侧腕伸肌腱周围炎　肌腱周围炎是肌腱周围滑动组织的损伤性炎症病变。常好发于前臂的桡侧腕伸肌腱,其次是足背的踇长伸肌肌腱、大腿的股四头肌和小腿的跟腱部等,在身体其他部位也可散在发生。旧称"闪轧性腱鞘炎"。

桡侧腕长伸肌与桡侧腕短伸肌,负有强力的伸腕作用,不论是用力握物或是提重物时,都需腕伸肌固定腕关节于伸腕位。而拇长展肌与拇短伸肌在前臂桡背侧下 1/3 处斜跨其上面。此二肌交叉时都已走出腱鞘,活动时缺乏腱鞘的保护,仅有疏松的腱旁组织,所以易遭磨损。尤其当手用力握物向尺侧倾斜时,以上两肌群的运动方向不一致,更容易引起摩擦发生本病。

【病因病机】

本病大多由于急性外伤而引起,如猛烈拉伤、扭伤、或局部砸、挫伤等,故又有"创伤性腱鞘炎"之称。少数病例也可因反复多次的摩擦劳损而造成。其病理改变是肌腱周围滑动组织的损伤性炎症病变。肌腱相互摩擦,而使腱旁组织产生大量炎性液体和纤维蛋白蓄积的反应。

【临床表现】

常有明显的外伤史或劳损史。患者腕部痠痛,活动时有捻发音。局部及沿肌腱循行部肿胀,皮肤可轻度发红,局部压痛明显。

【治疗】

宜活血化瘀法。采用按、揉、擦手法,在局部轻柔的按摩,可改善血液循环,促进渗出性炎症的吸收。每日 1 次,1 周左右即可恢复。可配合热敷。治疗后可包扎固定。

7·1·3·6 桡尺远端关节分离伴韧带损伤　桡尺远端关节即下桡尺关节,由桡骨远端半月切迹与尺骨小头的桡侧半环形关节面所构成(图 7－25)。前臂在旋前旋后运动中,桡骨围绕尺骨转动。自桡骨的尺侧缘,至尺骨茎突基部,有尖端向尺侧的三角形软骨,称三角纤维软骨盘。其前后两缘

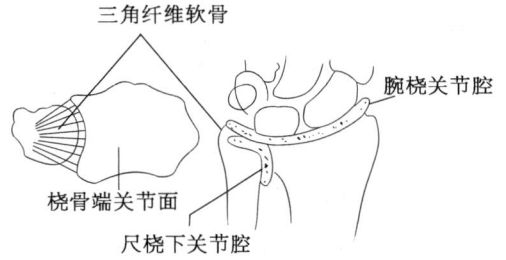

图 7－25　腕关节软骨盘

有韧带相连结,起增强关节的活动性,防止前臂在旋前、旋后时将三角软骨撕裂的作用。软骨的上、下方均有滑膜囊,又称囊性隐窝,借以缓冲对三角软骨盘的冲击力。三角软骨中心部分菲薄,其与桡骨连接处较与尺骨连接处薄弱。这样的解剖结构说明三角软骨作用是连接下桡尺关节的重要组成部分,并可限制前臂过度的旋前旋后动作。

【病因病机】

大多数病人有明显的外伤史,如前臂旋转力量及范围过大,这样首先引起三角软骨盘前后两条韧带的紧张。如旋转暴力继续增加,可引起韧带的撕裂伤,以至断裂。这时暴力若终止,三角软骨盘不受损伤,但下桡尺关节也可松动分离。如旋转暴力未终止而继续增加,三角软骨盘没有韧带的保护,可由它连结的薄弱部分,即与桡骨相连接处撕裂,造成下桡尺关节松动分离。如由腕部受到冲击暴力,而囊性隐窝抵消不了时,暴力会损伤三角软骨盘最薄弱的部分,三角软骨盘的中央,使它破裂,造成下桡尺关节分离。三角软骨盘损伤可以单纯发生,也可并发于桡骨远端骨折及下桡尺关节脱位。腕部损伤时,若发生桡骨远端的撕脱骨折或尺骨茎突基底部撕脱骨折,这种损伤反而可避免三角软骨盘的损伤。

日常生活中,长期运用前臂旋转劳动而使腕部韧带产生慢性劳损者,更易遭致损伤发生本病。

也有少数人的三角软骨盘先天发育不全,从小就双前臂的下桡尺关节分离,活动度超过正常范围。

【临床表现】

急性期时,下桡尺关节背侧轻度肿胀。患者自觉腕部疼痛与无力感,并有握力减退。疼痛以尺侧最为突出。局部压痛明显,前臂旋前旋后活动受限,动则疼痛加剧。部分患者下桡尺关节松弛,尺骨小头较正常隆起,容易前后推动且有松动感。拍摄 X 线片显示,下桡尺关节较健侧增宽。

急性期过后,腕部尺背侧继续疼痛乏力,握力减退,不能平举重物或用力作腕部扭转活动。检查时,腕关节的尺背侧间隙有明显的压痛,如果推尺骨小头向掌侧或背侧时,出现疼痛及"咯吱"响声,部分患者下桡尺关节仍较健侧松弛,前臂旋转时,出现清脆的响声或交锁现象。腕关节碘剂造影更有助于三角软骨盘完全破裂的诊断。

【治疗】

宜理筋整复法。采用拔伸、按压和摇法。

急性期:先用手法将分离的桡尺骨远端复位。患者正坐、伸臂、掌心向下。医者与患者并行站立,一手拿住尺骨远端,另一手拿住桡骨远端,上臂与胸壁夹紧患肢上臂,与拿桡尺骨远端的双手相对牵引,同时双手前后略错动下桡尺关节,并按挤两骨使其复位;在按挤力量保护下,医者转身使患臂屈肘,前臂旋后,伤手摸肩进行操作。术后,医者仍需在按挤保护住下桡尺关节的情况下,令患肘伸直,前臂旋前,恢复原体位。以上手法反复操作两次后,用绷带略加压力包绕5~9层,起保护作用。2~3周后可戴护腕,逐渐练习腕部功能活动。

对后期患者,可戴护腕保护下桡尺关节,避免作前臂过度旋转动作。局部可采用捻法摇法治疗。

陈旧性损伤也用以上手法治疗,固定时间以 3~4 周为宜。

7·1·3·7 腕管综合征　又称腕管症候群,是指正中神经在腕管内受到压迫所引起的手指麻木等神经症状,临床上并不少见。

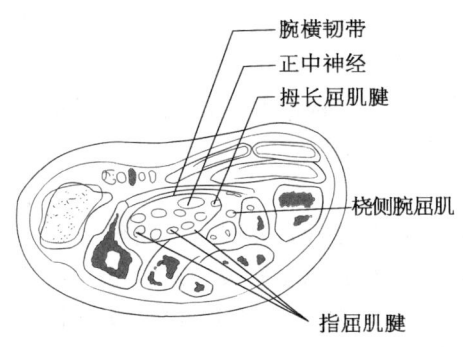

图 7-26 腕关节横剖面

腕关节掌侧横行韧带(宽 1.5~2.0 cm,长 2.5~3.0 cm)与腕骨连接构成一"腕管",呈一个骨纤维管道,很像一座拱桥,其背面由八块腕骨组成,掌面由坚韧的腕横韧带构成;腕管内除一根正中神经通过外,还有9根指屈肌腱通过(图7-26),其间隙狭窄,易产生腕管综合征。

【病因病机】

祖国医学认为本病由于急性损伤或慢性劳损,使血瘀经络;及寒湿淫筋,风邪袭肌,致气血流通受阻而引起。

腕管是一个骨纤维管道,有一定的容积,在正常情况下,指屈浅、深肌腱在腕管内滑动,不会妨碍正中神经。但当局部遭受损伤等外在因素的影响,如局部骨折脱位,骨质增生,韧带增厚;或腕管内容物体积膨大时,引起腕管相对狭窄而发病。临床上特别多见的是因指屈浅、深肌腱发生非特异性慢性炎性变化时,由于肌腱腱鞘的肿胀、膨大,可致腕管相对的变窄,此时腕管内正中神经即被挤压而发生神经压迫症状。

【临床表现】

初期主要为正中神经受压症状,如患手桡侧三个半手指(拇、食、中、1/2环指)有感觉异样、麻木、刺痛。一般夜间较重,当手部温度增高时更显著。劳累后症状加剧,偶可向上放射到臂、肩部。叩击腕部屈面正中时,可引起手指正中神经分布区放射性触电样刺痛。腕关节掌屈 90°,40秒钟后可见症状加剧,甩动手指,症状可缓解。患肢可发冷、发绀、活动不利。

后期患者出现大鱼际肌(拇展短肌、拇对掌肌)萎缩、麻痹及肌力减弱、拇、食指及环指桡侧的一半感觉消失;拇指处于手掌的一侧,不能掌侧外展(即拇指不能与掌面垂直)。肌萎缩程度常与病程长短有密切关系,一般病程在四个月以后可逐步出现。

以止血带阻断手臂血循环(其压力应在收缩压与舒张压之间),可使症状重新出现并加剧。拍摄 X 线片,能排除局部的骨性改变。

【治疗】

宜舒筋通络,活血化瘀法。采用一指禅推、按、揉、摇、擦等手法。

患者正坐,将手伸出,掌心朝上置放桌上,医者用拇指点按曲泽、内关、大陵、鱼际等穴。再用一指禅推法在前臂至手沿手厥阴心包经往复治疗。在腕管及大鱼际处应重点治疗,手法应先轻,然后逐渐加重。再用摇法摇揉腕关节及指关节。继之用擦法擦腕掌部,以达到舒筋通络、活血化瘀的目的。

捏腕法:患者正坐,前臂放于旋前位,手背朝上。医者双手握患者掌部,右手在桡侧,左手在尺侧,而拇指平放于腕关节的背侧,以拇指指端按入腕关节背侧间隙内。在拔伸情况下摇晃腕关节,然后,将手腕在拇指按压下背伸至最大限度,随即屈曲,并左右各旋转其手腕 2~3 次(图 7-27)。

术后,用温经通络的药膏外敷,腕部用纸板固定于休息位。症情缓和后,用中药外洗,或外用舒筋药水搽擦。

7·1·3·8 腕关节扭伤 腕关节包括桡腕关节和腕骨间关节。腕部结构复杂,软组织众多,既有从前臂来的长肌腱,亦有很多起自腕骨和掌骨处的短小的手肌。腕部除桡尺骨外,

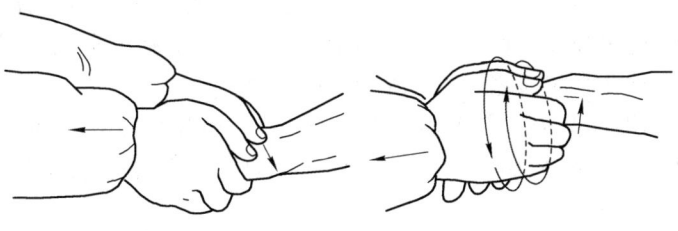

图 7-27 捏腕法

尚有 8 块腕骨,骨与骨之间韧带繁多,因此腕部直接或间接受外力影响,可引起扭伤,其损伤性质不同,临床表现各异,处理原则也不同。因腕关节受直接或间接暴力只有软组织损伤而无骨折者极为罕见,所以腕部急性损伤必须排除腕骨骨折或桡骨尺骨下端骨折。

本节讨论范围仅限于腕周围软组织的扭伤。而腕关节软组织扭伤与劳损应用推拿疗法均可以减轻疼痛。

【病因病机】

一般多有外伤史,由直接或间接暴力所致。如在生产劳动、体育运动或日常生活中,不慎跌仆手掌猛力撑地;或因持物而突然旋转及伸屈腕关节;亦有因暴力直接打击而致伤者;亦有因腕关节超负荷量的过分劳累或腕关节长期反复操劳积累而引起的。以上损伤均可造成腕关节周围的韧带、肌腱的撕裂伤。当暴力过大时可合并发生撕脱骨折和脱位。

【临床表现】

腕关节损伤,有的具有典型的外伤史;有的并无外伤史。

急性损伤的症状可见腕部肿胀疼痛,功能活动受限,活动时疼痛加剧,局部有明显压痛。

慢性劳损的症状可见腕关节疼痛不甚,无明显肿胀,作较大幅度活动时,伤处可有疼痛感,腕部常有"乏力"和"不灵活"感。

检查时,如果将腕关节用力掌屈,在背侧发生疼痛,则为腕背侧韧带与指伸肌腱损伤;反之则为腕掌侧韧带或指屈肌腱损伤。如果将腕关节向尺侧倾斜,在桡侧茎突部发生疼痛,则为桡侧副韧带损伤;反之则为尺侧副韧带损伤。如果向各种方向均发生疼痛,且活动明显受限,则多为韧带和肌腱等的复合损伤。

腕部解剖结构复杂,损伤疾病繁多,临证时必须注意与桡、尺骨远端骨折,舟状骨骨折,月骨骨折或脱位,三角骨背侧撕脱骨折,舟、月骨无菌性坏死等鉴别,可拍摄 X 线片以资鉴别。

【治疗】

宜舒筋活血法。采用按、揉、摇、拿、擦、拔伸等手法。

推拿治疗腕部软组织损伤,因损伤部位和损伤时间的不同,在手法的具体应用上亦有不同。

急性损伤:由于疼痛和肿胀较为明显,手法操作时宜轻柔。先在伤处附近选用相应经络上的适当穴位,如尺侧掌面,可选手少阴心经的少海、通里、神门等穴;桡侧掌面,可选手太阴肺经的尺泽、列缺、太渊等穴;桡侧背面,可选手阳明大肠经的合谷、阳溪、曲池等穴;其他部位同上选法。选好穴位后,用点按法使之得气,即有较强的痠胀感,约 1 分钟。以疏通经气,促使经络气血畅通。再在伤处的周围向上、下、左、右用揉法,约 3~5 分钟,以使凝滞消散,改善伤处周围的血液循环。同时配合拿法弹筋,以缓解痉挛。然后用摇腕手法,在拔伸的情况下,被动地使腕作绕环、背屈、掌屈、侧偏等动作,以恢复正常的活动功能。最后再用擦法,以透热为度。对肿胀明显者可在术后用中药外敷。

急性损伤后期和慢性劳损:由于疼痛与肿胀较轻,运用以上手法时,要相应加重,活动幅度逐渐加大,以解除挛缩、松解粘连、改善关节活动。医者在手法操作时,要注意用力适度,以防其再度损伤。

腕部推拿手法,对骨折愈合后的功能恢复也是十分有益的。

7·1·4 髋部伤筋

【解剖生理】

髋关节是一完善的球凹关节(杵臼关节)。它的主要功能是负重及维持相当大范围的活动,具有稳定、有力而灵活的特点。当髋部损伤时,上述功能就会丧失或减退。临床的治疗目的在于恢复其负重和活动功能。两者相比,应以前者为主。

髋关节由股骨头和髋臼构成。股骨头呈球形,约占圆球的2/3,股骨头的方向朝上、内、前。髋臼由髂骨、坐骨和耻骨三者连接而成,像倒杯形的半球凹,其关节面部分为马蹄形,覆被以关节软骨。髋关节的稳定除了依赖组成关节的骨的特点外,关节囊和韧带起着重要作用。关节囊很坚固,起于髋臼边缘及髋臼唇,前面止于粗隆间线,后面止于股骨颈中1/3与远侧1/3交界处。因此股骨颈前面全部在关节囊内,后面有内侧2/3部分在关节囊内。关节囊前壁有坚强的髂股韧带,内侧有耻股韧带,后方为坐股韧带。髂股韧带有限制髋关节过度后伸作用,与臀大肌共同保持身体直立姿势。股骨头与髋臼之间有圆韧带,有供给血液及稳定股骨头的作用。

股骨颈和股骨干之间形成一个角度,叫做内倾角,又叫颈干角,正常范围在120°~130°之间。内倾角大于正常为髋外翻,小于正常为髋内翻(图7-28)。

股骨颈的中轴线与股骨两髁的额状平面间形成一个角度,叫前倾角或扭转角,正常在12°~15°之间(图7-29)。

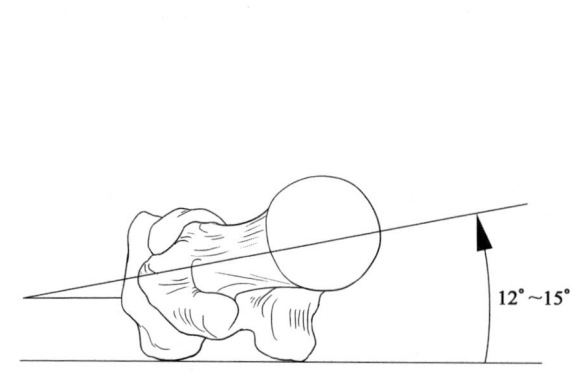

图7-28 股骨颈内倾角

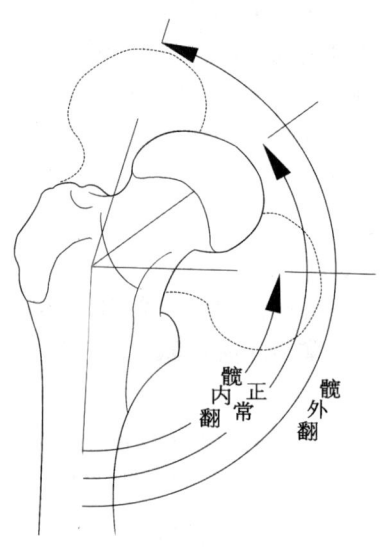

图7-29 股骨颈前倾角

股骨头的血运主要来自关节囊的小动脉、股骨干滋养动脉和圆韧带的小动脉三个途径，其中以关节囊和圆韧带的血管为最主要。若股骨头的血运遭到破坏就会引起股骨头缺血性坏死并继发创伤性关节炎。

7·1·4·1 髋关节滑囊炎　髋关节的解剖结构相当稳定，所以一般伤筋的机会较少，惟小儿的急性髋关节滑囊炎临床上并不少见。

髋部肌肉众多，股骨粗隆部是众多肌腱的抵止点。为防止磨损，其抵止处常有滑液囊保护。髋关节滑液囊很多，有髂耻囊，髂腱下囊，梨状肌囊，闭孔内肌囊，臀大肌转子囊，臀中肌浅、深转子囊，臀小肌转子囊，股直肌囊，耻骨肌囊等。而本病是指臀大肌腱膜与大转子外侧之间的臀大肌转子囊和髂腰肌与髂耻隆起及髋关节囊之间的髂耻囊的无菌性炎症。

【病因病机】

髋关节过度使用，轻度外伤，均可引起无菌性炎症。临床上多见于小儿。本病亦可能与外感疾病有关。

髂耻囊常与髋关节囊相交通，急性滑囊炎时，局部疼痛和压痛，并可出现股三角区肿胀疼痛，可因股神经受压或刺激而沿大腿前侧放射至膝部与小腿内侧。

【临床表现】

患儿跛行，除髋关节疼痛外，由于股神经受压，疼痛可沿股前部放射到膝与小腿内侧。平卧时患者大腿常处于屈曲外展和外旋位，患儿不愿伸直其腿，借此减小臀大肌张力，减轻疼痛；两腿比较，患肢有轻微的"长"于健侧的感觉。局部压痛明显，活动大转子时疼痛加重。

髂耻滑囊炎时，股三角区肿胀，大腿呈屈曲强迫位，检查时，被动伸直，外展或内旋大腿均可使疼痛加剧，局部压痛明显。

临床上应与儿童的其他髋关节疾患相鉴别，如幼年股骨头骨骺炎，髋关节结核等。本病的许多症状，在上述两种疾病的早期也可见到。但本病的病程很短，一般卧床休息1~2周即可痊愈，且股骨头骨骺炎及髋关节结核都可见到相应的X线改变，而本病早期除有关节囊肿胀阴影外，X线检查无其他破坏性改变。

【治疗】

治则：舒筋活血，消瘀止痛。

手法：㨰、按、揉、擦。

操作：患者俯卧或侧卧（伤侧在上），医者在其髋关节周围施用㨰法和按法，揉法5~10分钟。

对患侧腿"长"于健侧的患者，可用仰卧屈髋法治之。患者仰卧位双腿伸直，医者一手按扶髋部前方，另一手握住小腿，轻轻摇晃髋关节。再将患侧下肢轻轻地内旋向上屈髋，使之尽量屈曲，然后将患肢向下牵拉放平，再与健肢相比，要求两侧长短相等。

然后用擦法，擦其髋关节前侧和外侧，以透热为度。亦可配合舒筋药水搽擦，然后外敷中药或洗药热敷。

注意：治疗后须卧床休息1~2周。

7·1·4·2 髋关节扭伤　髋关节扭伤常见于4~10岁的儿童，髋关节的前、后、内、外各个部位的软组织均可有扭伤，由于它们临床症状有相似之处，而对其病理变化的认识又尚未清楚，因此各位医家有不同的名称记叙。有"髋掉环""骨盆歪斜症""髋骨里缝伤筋"等。西医有"外伤性髋关节滑囊炎""幼年性髋关节半脱位"等论述。

【病因病机】

髋关节扭伤常见于小儿,因相互打闹,跌仆或急跑摔倒猛力扭转髋关节,或自高处跳下,单足落地扭伤髋部而致伤。如伤肢过度后伸伤及前侧;用足踢球踢空时,或弯腰搬重物斜扭易伤及后侧;过度内收,或局部撞击易伤及外侧;下肢过度外展,外旋易伤及内侧。有的学者根据患儿临床症状的表现,初步认为5岁以下幼儿股骨头骨骺发育不良,关节囊亦比较松弛,由于髋关节遭受牵拉外展性损伤,将股骨头自髋臼内拉出致使关节内侧的关节囊嵌入于关节间隙,则髋关节呈外展、外旋的半屈曲位,造成髋关节半脱位。

【临床表现】

患侧髋部疼痛,肿胀,下肢不能着地,走路时明显跛行,仰卧时患肢髋关节屈曲,伸直受限。局部可触及紧张的软组织,且有压痛。有的髋部疼痛,并沿大腿内侧向膝部放射,患儿髋关节于外展外旋的屈曲位,走路跛行常以足尖触地,休息时不显任何症状,如走路或强屈其髋关节时则疼痛明显,体温与红细胞沉降数均正常,托马氏征阳性,髋关节前内侧有明显压痛。X线摄片:骨质不显任何变化,关节间隙正常,关节囊滑膜不显肿胀增厚阴影。凡通过仔细检查无其他病理变化者可试用手法治疗。

【治疗】

以舒筋活血法治之,采用按、揉、弹拨、拔伸等法及配合髋关节被动活动,常取得满意疗效。

患者仰卧,医者站在患侧,面对病人于患处先用按、揉法舒筋,病情减轻后,再用弹拨手法拨理紧张之筋,以解除痉挛。

另一法:患儿仰卧,助手用两手分别插入患儿两腋下,医者用双手呈前后位持握患侧下肢,左手在大腿前侧,右手在小腿后侧为助手做对抗牵引。继而强屈患侧髋关节至最大限度。最后将髋放于90°屈曲位,向上提拉牵引,在牵引下外旋外展并伸直其髋关节(图7-30)。

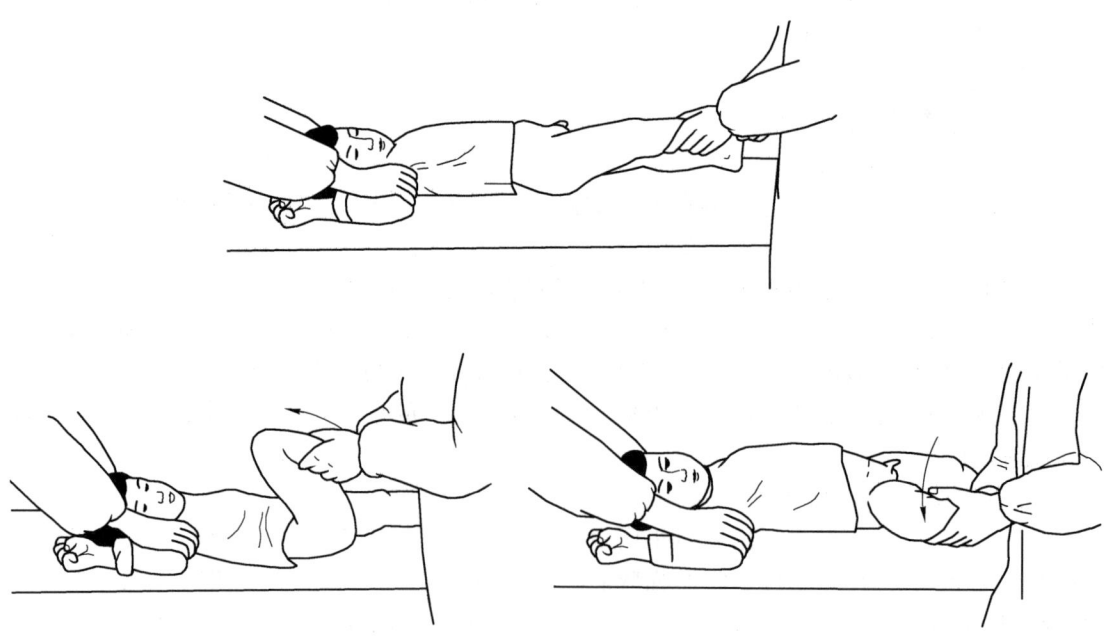

图7-30 髋关节扭伤理筋手法

7·1·4·3 髂胫束劳损（弹响髋）

【病因病机】

常因股骨大转子与髂胫束后缘或臀大肌前缘长期摩擦引起髂胫束或臀大肌前缘增厚或纤维带形成而继发本病。少数病例继发于大粗隆异常，大粗隆滑液囊异常增大，无滑液囊而有多量疏松结缔组织等病变。

【临床表现】

当患者做髋关节屈曲、内收、内旋时，或每当髋关节主动弯曲或伸展时，在股骨大粗隆外侧可见到和摸到粗而紧的纤维带滑动，有时甚至发出可以听得到的响声，病人自觉髋部不适，如滑液囊发炎则可有局部疼痛。

【治疗】

治则：舒筋活血。

手法：㨰、按、揉、弹拨、擦等。

对于无疼痛、无活动障碍、单纯弹响的患者，采用推拿治疗，疗效满意。但对大粗隆异常等有器质性改变者，应进一步查明原因，采取相应的治疗。

病人俯卧，在患侧臀部用深沉而缓和的㨰法沿臀大肌方向治疗，同时配合髋关节后伸外展的被动活动，使臀大肌放松，再按揉和弹拨骶部及髂嵴外缘。

然后病人侧卧，患肢在上，从阔筋膜张肌沿髂胫束到膝部用㨰法治疗，在阔筋膜张肌部手法宜深沉而缓和，到大腿外侧髂胫束处，宜轻快而柔和。再弹拨髂前上棘上方的髂嵴部和大转子处的索状物。随后沿髂胫束按、揉，手法宜缓和而有力。再用擦法沿大腿外侧髂胫束及臀大肌、阔筋膜张肌，顺纤维方向治疗，以透热为度。在大转子部再可加用热敷。

【附】 扁平髋

【病因病机】

扁平髋多因股骨头发生缺血性坏死所引起，常见于5~10岁的男性儿童。关于本病的发病原因目前尚无定论。一般认为损伤的可能性较大，这种损伤的程度虽不足以引起骨折，但严重地影响了股骨头骨骺的血液供应，从而继发股骨头缺血性坏死。本病亦可发生于股骨颈骨折、髋关节脱位、术后负重过早的患者，亦有因患其他疾病如系统性红斑狼疮、硬皮病、肾炎等而长期服用激素继发。近年来人们认为股骨头的变化，主要由于滑膜的炎性反应，血管壁增厚或栓塞，以致继发股骨头发育障碍。

本病主要病理变化为股骨近端骨骺的缺血性坏死，进而引起成骨吸收，骨性组织逐步为肉芽组织代替，最后股骨头失去原有的长度，塌陷为扁平畸形，坏死的骨质被新生的骨质所代替而治愈，股骨头关节软骨面仍保持完整光滑，也可肥大增厚，当股骨头修复而韧带中心之血管多闭锁不通，以上病理过程可长达1~3年之久。

【临床表现】

临床上可分为三期：

（1）发病期——早期症状为跛行，同时可伴有疼痛，但亦可毫无痛感，临床检查可发现肌肉痉挛和运动受限，一般以内收与外展活动受限较大，而屈伸活动可正常。经休息后，肌肉痉挛和运动受限可立即消失，但负重后症状再度出现。

（2）急性期——自患者开始有症状起，至症状几乎完全消失止，为期6~18个月，在此期间，经治疗跛行逐渐消失，而局部仍可有触痛，肌肉痉挛亦可消失，但关节活动仍受限制，髋关节固定于屈曲内收位，外展和内收均受限制。以后，由于股骨头变形，各向运动都受限制。患侧的大粗隆比较突出，由于患侧活动减少，可发生肌肉废用性萎缩。

(3)痊愈期——症状逐渐消失,髋关节功能大部或全部恢复正常,股骨头骨骺再生,股骨头恢复至正常形态。恢复的好的外观无畸形,恢复差的由于股骨头、颈的变形,大转子可明显上移。

X线检查的典型变化是关节间隙增宽(有时亦可正常),股骨头骨骺扁平,密度增高,并有分段碎裂现象,股骨颈缩短并增粗,早期股骨头畸形不明显,晚期股骨头增粗而扁平,髋臼增大而浅。

早期的髋关节结核与本病有很多相同之处,其鉴别要点是本病的疼痛并不显著,髋关节屈伸动作正常,关节间隙正常或者增宽,股骨头骨骺有分段碎裂现象,此外幼儿的结核菌素试验有一定的鉴别诊断意义,其他如类风湿关节炎、股骨头滑脱症和先天性髋内翻症等亦应与本病加以鉴别。

【治疗】

临床上扁平髋有自愈趋势,因此保守疗法值得推广。治疗目的是保护股骨头,避免负重,使股骨头逐渐恢复正常。传统的比较有效的方法是长期固定,禁止负重,一般采用的方法是牵引。牵引一方面可以矫正畸形;另一方面可以减除关节间的压力,在急性期,牵引不但可以减轻疼痛,尚可预防屈曲畸形。发病期间,应绝对卧床休息,不能站立,亦不可跪在床上。牵引最少应持续3个月,在肌肉痉挛消失后,方可在床上活动,但仍应避免髋关节直接负重,直至X线照片显示股骨头已恢复原状后,方可在支架或石膏保护下行走。如髋部再度出现疼痛,应立即恢复卧床休息。

推拿疗法应以舒筋活血为原则,采用㨰、按、揉、拔伸、擦等手法。操作时先点按相应穴位以通经活络,再施以㨰、揉、拔伸、擦等法以舒筋活血温经散寒。病人俯卧位,在患侧臀部用柔和的㨰法治疗,重点在髋关节,同时配合髋关节的内收、外展以及旋转活动。被动活动应以内收、内旋为主。再在大转子的内下方用轻快的弹拨法,同时配合局部的按揉。病人再取仰卧位,髋膝微曲,在患侧腹股沟中点内下方先用轻柔的按揉法治疗,随后改用轻快的弹拨法。再在大腿内侧用轻柔的㨰法沿内收肌往返治疗,重点在腹股沟部。最后病人侧卧位,患肢在上、髋、膝关节略屈曲。在髋部及腰骶部用擦法,以透热为度。

7·1·5 膝部伤筋

【解剖生理】

膝关节是人体较大而复杂的屈曲关节。膝关节所受的应力大,结构稳定而又灵活,膝关节由三个部分构成;即股骨的内外侧髁,半月板的上面,胫骨内外髁与半月板的下面及股骨的髌面与髌骨的关节面。

股骨与胫骨之间以矢状面关节相连接,这就提供了膝关节伸屈活动的结构基础。股骨内髁的关节面向前、下、内侧突出,因此内髁能完成小幅度的旋转活动。当膝关节伸直到最后10°~15°时,股骨内髁继续旋转,完成伸直动作。髌骨关节面与胫骨前侧凹陷形成额状关节面。髌骨的存在具有保护股骨髁,加强最后10°~15°伸膝活动的功能(图7-31)。

膝关节韧带丰富,有内外侧副韧带和前后交叉韧带。内侧副韧带呈三角形,位于股骨髁与胫骨髁之间,其内面与内侧半月板中后部的外缘相连。膝关节完全伸直与屈曲时,韧带紧张,半屈位时,韧带弛缓(图7-32)。外侧副韧带起于股骨外上髁,止于腓骨头韧带,与半月板之间不发生联系。屈膝时此韧带弛缓,伸膝至150°时开始紧张,因此膝关节半屈位时,其

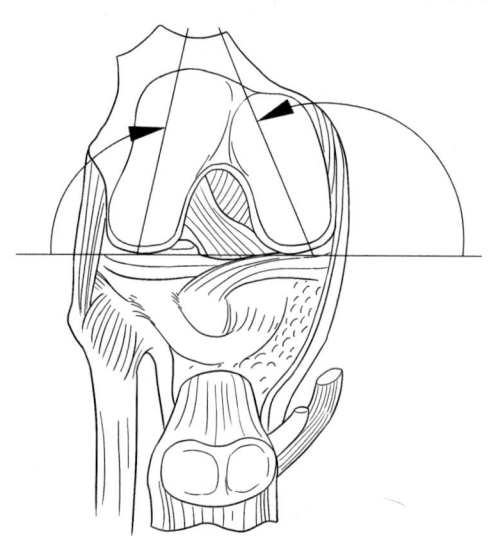

图7-31 股骨内外髁的矢状线与关节横轴的关系(外髁呈100°,内髁呈120°)

稳定性相对较差,有小范围的侧向及旋转活动余地,在外力作用下,容易发生损伤。前后交叉韧带位于胫股两骨之间,前交叉韧带起于胫骨棘的前部,向后、上、外止于股骨外髁的内侧面,具有防止胫骨向前移位的功能。后交叉韧带起于胫骨棘的后端,向前、上、内止于股骨内髁的外侧面,具有防止胫骨向后移位的功能。膝关节完全伸直时,两韧带紧张,起到稳定膝关节的作用(图7-33)。

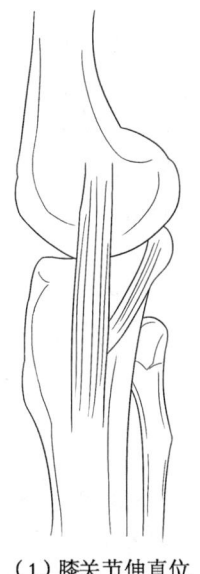
(1)膝关节伸直位

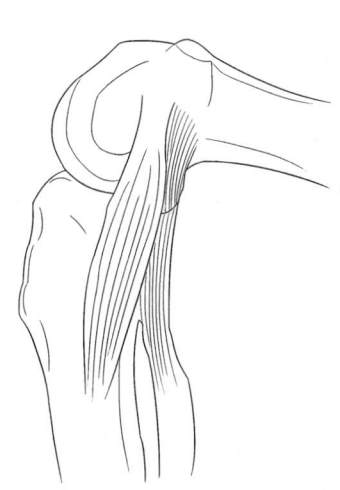
(2)膝关节半屈位

图7-32 膝关节伸直位和半屈位

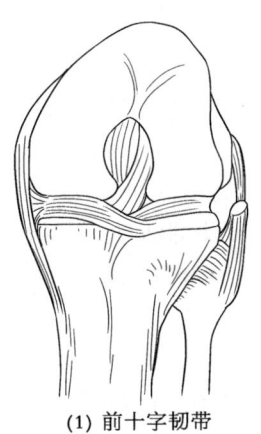
(1) 前十字韧带

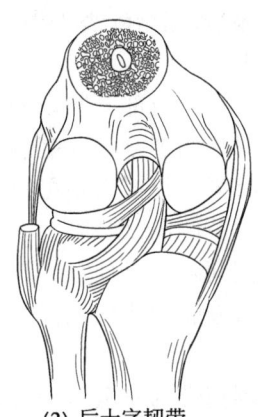
(2) 后十字韧带

图7-33 膝十字韧带

内外半月板位于膝关节间隙。内侧半月板呈"C"形,其后半部连于内侧副韧带,故前半部松弛,后半部固定,两部分的交界处易受扭转外力而发生横形破裂。内侧半月板的活动幅度较小。外侧半月板近似"O"形,活动范围相对较大,正常膝关节呈轻度外翻,胫骨外髁负重较大,故外侧半月板所受的压力较大,在股骨外髁做前后滑动及旋转活动时容易发生破裂(图7-34)。

膝关节囊内面有滑膜覆盖,是人体最大的滑膜腔,对维护关节活动有重要意义,一旦发生病变势必影响膝关节的功能。

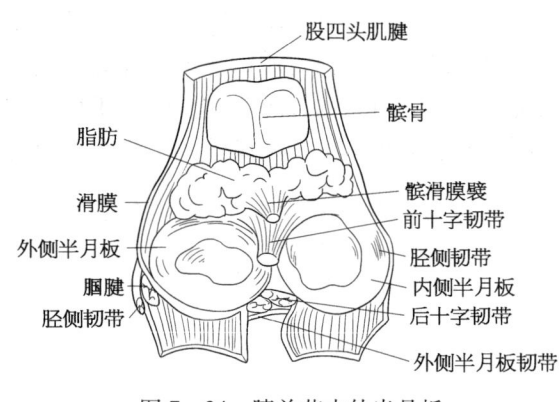

图 7-34 膝关节内外半月板

髌下脂肪垫呈三角形,位于髌韧带及胫骨前上端所形成的三角区之间,有充填空隙、滑润关节的功能,当脂肪垫肥厚或与周围组织发生粘连时,即可引起膝关节的功能紊乱。

膝部肌肉以股四头肌为最重要,起于股骨前面与髂骨,远端形成腱联合止于髌骨上缘,借髌腱抵于胫骨结节。股四头肌具有伸膝功能,膝关节后面由腘绳肌构成屈膝装置,临床上长期固定膝关节,极易发生股四头肌粘连及废用性萎缩,故在治疗膝关节损伤时,须注意股四头肌的功能锻炼。

膝部的腘窝呈菱形,内有坐骨神经的两大分支:胫神经和腓总神经通过。紧贴胫神经内侧有腘动、静脉与之并行。这些血管神经组织靠近骨面及后关节囊,故股骨下端或胫骨上端骨折时,可能伤及血管和神经。

7·1·5·1 侧副韧带损伤

【病因病机】

当膝关节微屈时,膝关节的稳定性相对较差,此时如突然受到外翻或内翻应力即可引起内侧或外侧副韧带损伤。由于膝关节呈轻度生理性外翻,且膝外侧容易受到外力的冲击,使膝过度外翻,故临床上内侧副韧带损伤占绝大多数。临床上根据其损伤的程度,一般将本病分为部分断裂、完全断裂、合并半月软骨损伤或膝十字韧带损伤三种类型。推拿适用于韧带的扭伤及部分撕裂,完全断裂等须行手术缝合或修补。

【临床表现】

内侧副韧带拉伤或部分撕裂的患者,一般有明确的外伤史,患者膝关节内侧疼痛,压痛,小腿被动外展时疼痛加剧,膝内侧有局限性肿胀,2~3天可出现皮下瘀斑。膝关节伸屈活动受限。如合并有半月板损伤则可见到关节内积血。内侧副韧带完全断裂时,可摸到断裂韧带的间隙。膝关节侧向试验阳性,并可见到膝关节的超关节外翻活动。拍摄正位 X 线照片可见膝关节内侧间隙明显加宽(应与健侧对比),若为韧带止点撕脱者,可见有小骨片撕脱,若合并十字韧带撕脱者或可见胫骨髁部有撕脱骨折,抽屉试验阳性。

【治疗】

对于内侧副韧带的完全断裂合并半月软骨损伤或交叉韧带损伤及陈旧性损伤,膝关节不稳定的患者,应尽早实行手术缝合或修补重建术,以保证膝关节的稳定性。对于拉伤及部分撕裂伤者,可以用推拿手法治疗。

治则:活血祛瘀,消肿止痛。

手法:按、揉、摩、擦法等。

操作:患者仰卧,伤肢伸直并外旋。医者先点按血海、阴陵泉、三阴交等穴。然后在损伤局部及其上、下方施揉摩、擦等法。新鲜损伤肿痛明显者手法宜轻;日后随着肿胀的消退,手法可逐渐加重。

术后外敷消瘀止痛膏,肿消后可外用洗药热敷,鼓励患者坚持股四头肌锻炼。

外侧副韧带损伤极为少见,其症状和处理与内侧副韧带损伤类同。

7·1·5·2 创伤性滑膜炎 膝关节滑膜是组成膝关节的主要结构。膝关节的关节腔除股骨下端、胫骨平台和髌骨的软骨面外,其余的大部分为关节滑膜所遮盖。滑膜富有血管,血运丰富,滑膜细胞分泌滑液,可保持关节软骨面滑润,增加关节活动范围。膝关节是全身关节中滑膜最丰富的关节,并在关节前上方形成一个很大的滑膜囊——髌上滑囊。髌上滑囊位于股四头肌下部和股骨之间,又叫做股四头肌滑液囊,与膝关节相通。在膝关节囊的前、内、外、后方约有16~19个小黏液囊,位于肌腱的附着点,以防止肌腱磨损并有利于关节活动。本节仅讨论膝关节滑囊炎,不涉及膝关节囊外的小黏液囊。

【病因病机】

由于暴力打击,跌仆创伤,扭伤、过度劳损、关节内游离体、关节附近骨折或外科手术等因素损伤滑膜,使之充血、渗出,产生大量积液,渗出的积液中可含有血浆、白细胞、吞噬细胞等。由于渗出物增多,关节内压力增高,可阻碍淋巴液回流,形成恶性循环。同时滑液积聚日久,纤维素沉着,如不及时消除积液或积血,则易发生纤维性机化,且关节滑膜在长期慢性刺激下逐渐增厚,引起关节粘连,影响正常活动,由于股四头肌萎缩,使关节不稳。

【临床表现】

膝关节疼痛,肿胀,压痛,滑膜有摩擦发涩的声响和局部温度增高。疼痛的轻重一般与关节内积液的多少有关。其疼痛的临床特点是:膝关节主动极度伸直时,特别是抗阻力伸膝运动时髌下部疼痛加剧,被动极度屈曲时疼痛也明显加重。若关节内积血,上述症状更为明显。检查时浮髌试验阳性,关节穿刺一般为多量淡黄色澄清或微混的滑液。有时,仅为髌上滑囊出血,肿胀局限在髌上滑囊,关节穿刺则为血性液体。

慢性损伤性滑膜炎,临床上见有膝关节疼痛无力,肿胀在活动增加后较明显。关节活动不受限。检查膝关节活动时可扪得细碎的摩擦感,触及增厚的囊,患者局部有轻度压痛。多数病例可伴有股四头肌萎缩,浮髌试验阳性或阴性。关节穿刺可有较多的滑液。

本病应与关节内积血鉴别,鉴别要点:积血在伤后立即出现,滑膜炎一般数小时后出现;积血疼痛明显;积血常伴有局部和全身温度增高;必要时可做关节穿刺。

【治疗】

治则:活血祛瘀,消肿止痛。

手法:㨰、按、揉等法,配合膝关节屈伸及股四头肌锻炼,疗效满意。但应注意正确处理活动与固定的关系,活动关节可预防肌肉萎缩和关节粘连,但活动过多又促进关节内积液或出血的产生。反之,固定关节有利于减少积液或防止继续出血,但固定过久,必然引起肌肉萎缩,以致丧失关节的稳定,发生粘连,关节僵硬等继发病变。所以在治疗过程中,既要使肌肉不发生萎缩,又要防止关节内积液继续增加,必须恰当处理好两者的关系。

操作:患者仰卧,医者点按髀关、伏兔、双膝眼、足三里、阴陵泉、三阴交、解溪等穴,然后于患肢大腿前侧及膝关节周围运用㨰、揉等法,以舒筋活血。对单纯髌上滑囊出血的患者,医者一手握患肢踝部,另一手按住髌骨上缘血肿处,先迅速使膝关节过伸,然后迅速灵巧地强迫膝关节充分屈曲,以后再伸直膝关节。手法后往往髌上囊的肿胀消失,疼痛大为减轻,活动改善。本手法应施术灵巧,切忌过强度被动性手法的反复使用,否则会促使关节内出血、渗液,术后可内服活血利湿的中药,外敷消瘀止痛膏,适当制动,并鼓励患者作股四头肌收缩活动(每小时一次,每次5~6分钟),并持之以恒,解除固定后可配合洗药热敷。

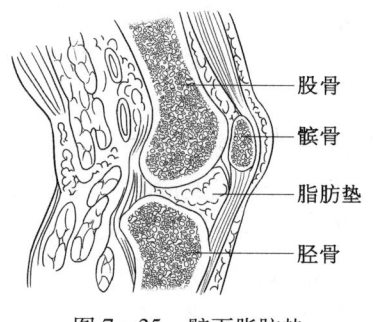

图 7-35 髌下脂肪垫

对严重积液者,亦可用关节穿刺法将积液或积血抽出,并注入 1% 盐酸普鲁卡因 3~5 ml 及强的松 12.5~25 mg,再用加压包扎处理。此法可重复 2~3 次。

7·1·5·3 脂肪垫劳损

【病因病机】

髌下脂肪垫位于髌骨下面,髌韧带后面与关节囊之间。膝关节的滑膜在髌骨下方两侧向后突,形成皱襞,其内夹有脂肪组织,称为脂肪垫。呈钝性三角形,充填于膝关节前部的间隙(图 7-35),有加强关节稳定和减少摩擦的作用。本病的发病原因可能是由于外伤而引起水肿、渗出,形成髌韧带与脂肪垫的纤维粘连;或是由于长期摩擦引起脂肪垫充血、肥厚,并发生无菌性炎症,与髌韧带发生粘连,使伸膝活动受到限制。

【临床表现】

多发生于 30 岁以上,经常爬山、下蹲或步行者。患者自觉膝部疼痛,膝关节完全伸直时疼痛加重,关节前髌韧带两侧有肿胀压痛,劳累后症状加重,但关节活动障碍不明显,膝痛可向后放射至腘窝,沿小腿后部肌肉直至跟骨部。晚期病例,可有少量关节渗出液。检查时,可令病人患肢伸直,肌肉放松,检查者一手将髌骨推向前下方,使其下缘向前翘起,另一手手指按压髌骨下缘后方的脂肪垫附丽区,病人可感觉剧烈疼痛。X 线拍片可排除骨与关节病变。

【治疗】

以舒筋活血法治之。在髌骨下方施按、揉等法,配合膝关节屈伸活动。

患者仰卧位,将膝关节屈曲 90°。医者先点按梁丘、血海、膝眼、阳陵泉、阴陵泉、足三里等穴。然后将患肢伸直,医者施以一指禅推法或揉法于膝关节髌骨下方 5~10 分钟,以舒筋活血。

另一手法:患者仰卧,屈膝屈髋(90°),一助手握住肌骨下端,医者双手握持踝部,两者相对牵引,医者内、外旋转小腿,在牵引下,使膝关节尽量屈曲,再缓缓伸直。此法对脂肪垫嵌入关节间隙者,效果尤著。

术后可配中药外敷、外洗,并加强功能锻炼。对疼痛轻、病程短的病员,可用醋酸氢化可的松加普鲁卡因局部封闭。而对疼痛严重,病程超过 6 个月以上,非手术疗法无效者,可考虑手术治疗。

7·1·5·4 半月板损伤

【病因病机】

从解剖角度看,半月板可随膝关节的运动而向前、后或向内、外侧移动。在下肢负重,足部固定,膝部略屈时,如突然过度内旋、伸膝或外旋伸膝,半月板来不及退开而被挤压,可引起内侧半月板或外侧半月板撕裂。

国内报道以外侧半月板撕裂为多,撕裂类型有纵形撕裂、横形撕裂、水平撕裂、边缘撕裂。其中纵形撕裂、边缘撕裂常因破裂外套住股骨髁而发生"交锁",而横形撕裂多位于半月板中央部,不易发生交锁。此外,有前角及后角撕脱或瓣状破裂,破裂的半月板根部以蒂相连,游离于关节间隙。少数患者虽无撕裂,但也可出现类似症状,如合并囊肿、盘状软骨、过度活动性半月软骨、半月软骨周围炎等,临床上应注意鉴别(图 7-36)。

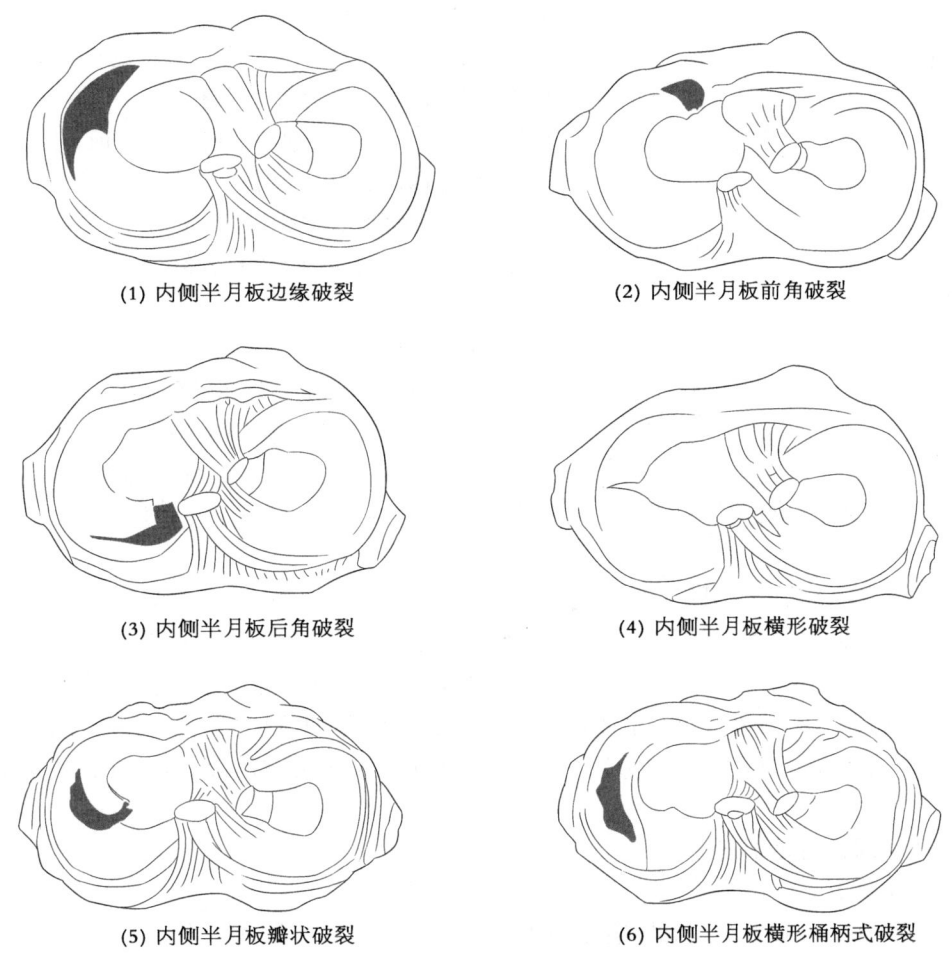

(1) 内侧半月板边缘破裂　　(2) 内侧半月板前角破裂

(3) 内侧半月板后角破裂　　(4) 内侧半月板横形破裂

(5) 内侧半月板瓣状破裂　　(6) 内侧半月板横形桶柄式破裂

图 7-36　膝关节半月板破裂病理类型

【临床表现】

半月板破裂的患者多有典型伤病史,受伤时,患膝有撕裂感,随即关节疼痛,活动受限,走路跛行,其主要症状有:

(1) 关节肿胀　半月板边缘破裂,血管损伤而产生关节积血、积液,应抽净出血和积液或待其消散后(7~10天)再行检查。

(2) 关节交锁　破裂移位的半月板,游离于关节间隙中,使膝关节不能活动,临床上称之为"交锁"。临床上常见到患者膝关节交锁于半屈曲位,经自行活动或别人牵拉后感到似有异物滑过,突然有"解锁"感,随即可以伸屈膝关节。"交锁"现象一般多见于"桶柄式"或纵形破裂。

(3) 肌肉萎缩　肌萎缩一般以股四头肌最明显,患者在行走时常因患肢无力而突然出现"腿软"。如不治愈半月板的病变,只锻炼股四头肌,萎缩的肌肉亦难以恢复。

(4) 关节滑落感　走路时感觉关节不平,有滑落感,尤其在走高低不平的道路、上下台阶或楼梯时最明显。

(5) 压痛点　压痛点多位于半月板的边缘和其前角。检查时,左手拇指放于髌韧带内

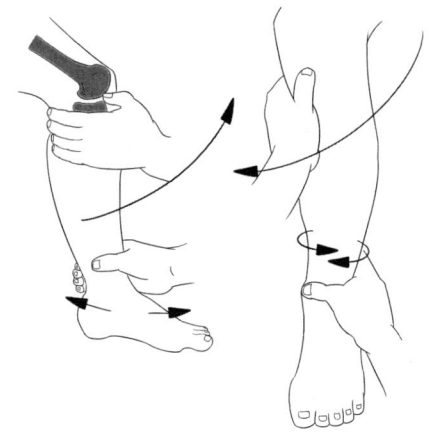

图 7-37 膝关节半月板前角压痛点检查法

或外侧,平膝关节间隙的前缘(俗称"膝眼"处),以右手握住足跟徐徐伸直膝关节,并做旋转活动,此时,半月板被股骨髁及胫骨平台挤压向前推移,与压迫膝眼的左手拇指相接触时,即发生疼痛(图7-37)。

(6)自诉关节活动时有弹响　半月板弹响试验(麦氏征)和研磨试验阳性。X线摄片示无特殊表现,膝关节造影可见撕裂的阴影。

【治疗】

治以活血化瘀。

手法：㨰、揉及膝关节屈伸活动。

操作：损伤初期可在膝关节周围和大腿前部施以㨰、揉等法以促进血液循环加速血肿消散,术后内服活血利湿之剂,外敷消肿化瘀膏,或用关节穿刺抽吸积血或积液,并加压包扎,制动等方法。

对膝关节交锁的患者可用膝关节屈伸手法解除交锁。即患者仰卧,屈膝屈髋90°,一助手握持股骨下端,医者握持踝部,二人相对牵引,医者内外旋转小腿几次,然后使小腿尽量屈曲,再伸直下肢,交锁即可解除,亦可用与麦氏征检查法相对的方法治疗。如内侧半月板交锁时可先使膝关节屈曲外展,然后把小腿内外旋转几次;随即使小腿尽量内旋,伸直。

保守疗法无效者,可考虑作半月板切除术。手术后采用推拿治疗,对功能恢复能起到积极的作用。

7.1.6　踝部与足部伤筋

【解剖生理】

踝关节是由胫、腓骨下端和距骨组成的屈戍关节。胫骨下端内侧向下的骨突称为内踝,胫骨下端后缘也稍向下突出,称为后踝。腓骨下端的突出部分称为外踝。外踝比内踝窄,但较长,其尖端在内踝尖端下0.5 cm,且位于内踝后约1 cm。内、外、后三踝构成踝穴,距骨位于踝穴内,距骨分体、颈、头三部,有六个关节面,颈部覆有骨膜,为主要营养血管进出部。距骨体前宽后窄,其上面的鞍状关节面与胫骨干下端的凹形关节面相接,其两侧关节面与内、外踝的关节面正好嵌合。距骨体下部有三个关节面,与跟骨的相应关节面对合,距骨头的关节面和舟骨构成距舟关节。

胫腓二骨下端被坚强而有弹性的骨间韧带、胫腓下前、后联合韧带及横韧带联结在一起。当踝背屈时,因较宽的距骨体前部进入踝穴,胫腓两骨可稍稍分开,跖屈时,两骨又互相接近。

踝关节的关节囊前后松弛,两侧较紧,踝关节的前后韧带菲薄软弱,这样的解剖结构有利于踝关节的伸屈活动。踝关节的内、外侧副韧带比较坚强。内侧为三角韧带[图7-38(1)],分深浅两层。浅部为跟胫韧带,止于载距突的上部。深层呈三角形,尖朝上,基底朝下,止于距骨颈及体部的全部非关节部分。外侧副韧带[图7-38(2)]不如三角韧带坚强,分为三束,即跟腓韧带(中束)及距腓前、后韧带(前束、后束)。

踝关节周围有肌腱包围,但缺乏肌肉和其他软组织遮盖。后面主要为跟腱,前面有胫前肌腱和𧿹伸、趾长伸肌腱,及第三腓骨肌腱。内侧有胫后肌腱,𧿹屈及趾长屈肌腱。外侧有

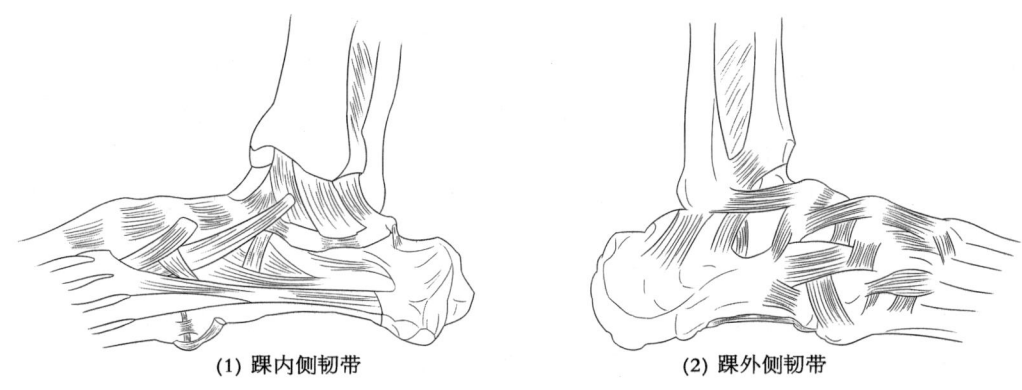

(1) 踝内侧韧带　　　　　(2) 踝外侧韧带

图 7-38　踝内、外侧韧带

腓骨长、短肌腱。这些肌肉的协调动作是踝关节背屈，跖屈和足多种功能活动的解剖基础。足的内、外翻活动发生在距跟、距舟和跟骰关节之间，此外这些跗间关节还具有缓冲暴力对踝关节的冲击，减少踝关节损伤机会的功能。

踝关节的活动范围因人而异，一般背屈可达 70°，跖屈可到 140°，有 70° 活动范围，当踝关节背屈时，腓骨外旋上升并向后移动，踝穴增宽 1.5~2 mm 以容纳较宽的距骨体前部进入踝穴。同时下胫腓联合韧带相应紧张，距骨内、外侧关节面与内、外踝关节面紧密相贴，踝关节稳定。因此在背屈位受伤时，多造成骨折。而跖屈时距骨体较宽部分滑出踝穴，其较窄部分进入踝穴，腓骨内旋，下降并向前移动，踝穴变窄。距骨与两踝关节面仍然接触，但下胫腓联合韧带变松，踝关节相对不稳定，容易发生韧带损伤。

踝关节的功能主要是背屈、跖屈与负重，因此，处理踝部损伤时，必须考虑到踝关节这两种功能，既要保持其负重的稳定性，又须注意活动的灵活性。

7·1·6·1　踝关节扭伤

【病因病机】

踝关节伤筋以关节扭伤为常见，多因在不平的路面行走，跑步，跳跃，或下楼梯时，踝跖屈位足突然向内或向外翻转，踝外侧或内侧韧带受到强大的张力作用所致（图 7-39）。损伤轻者韧带捩伤或部分撕裂，重者韧带完全断裂或伴内、外踝尖部横行撕脱性骨折。在日常生活中，以内翻位损伤为最常见，其主要原因有：外踝细长靠后且低于内踝，内踝宽扁而靠

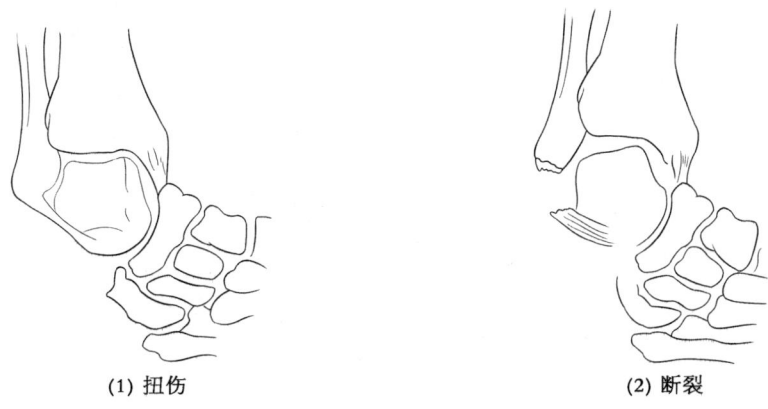

(1) 扭伤　　　　　(2) 断裂

图 7-39　踝关节外侧韧带损伤

前,外侧韧带较内侧薄弱,较易发生撕裂;由胫腓骨下端所构成的踝穴,并非完全坚固,两者之间的胫腓横韧带纤维斜向下外,同时外踝内面的关节面比较倾斜,因此腓骨下端能向上或外做适当活动;在背屈的各肌肉中,使足外翻背屈的第三腓骨肌远不如使足内翻背屈的胫前肌坚强,因此使足外翻的力量不如内翻的力量大。由于上述原因,踝关节多发生内翻扭伤。在内翻位受伤时,外侧韧带中以距腓前韧带最易损伤,严重者,腓跟韧带亦断裂,而距腓后韧带损伤较为罕见。

【临床表现】

有急性扭伤病史,踝部出现明显肿胀疼痛,不能着地,内、外踝前下方均有压痛,皮肤呈紫色。外踝扭伤者,将其踝关节内翻则外踝部疼痛加剧。外侧关节囊及腓前韧带损伤时,肿胀主要在关节外侧和外踝前下方。内踝扭伤时,可能伴有外踝骨折,因此内、外踝均肿胀疼痛,应仔细检查。

踝关节扭伤应与踝部骨折或脱位相鉴别。骨折患者其压痛主要在踝骨断端,沿小腿纵轴方向叩击足底则断端疼痛剧烈,有时有骨擦音闻及。脱位者后踝部有明显畸形,有时虽无畸形,但仍须慎防有潜在的已自行复位的踝关节脱位。

X线检查对本病诊断虽无直接意义,但有助于排除骨折脱位等。如腓侧韧带损伤较重,可做足部强烈内翻摄片检查:正常人足内翻时,距骨上关节面与胫骨下关节面有5°~10°的倾斜,如超过此限度,即可确定有韧带断裂;同时,通过X线检查还可了解到距骨有无向内旋转,借以诊断是否因腓侧副韧带断裂而造成关节的部分脱位。这种脱位,伤后往往自行复位,若不强力内翻,很难看出移位。

【治疗】

治以活血化瘀、消肿止痛。

手法:按、揉、摩擦、拔伸、摇等法。

临床上单纯的纤维牵伸或部分纤维断裂,关节稳定性好的患者,推拿疗法效果满意。

操作:患者仰卧,医者用点按法选点风市、足三里、太溪、昆仑、丘墟、绝骨、解溪、太冲等

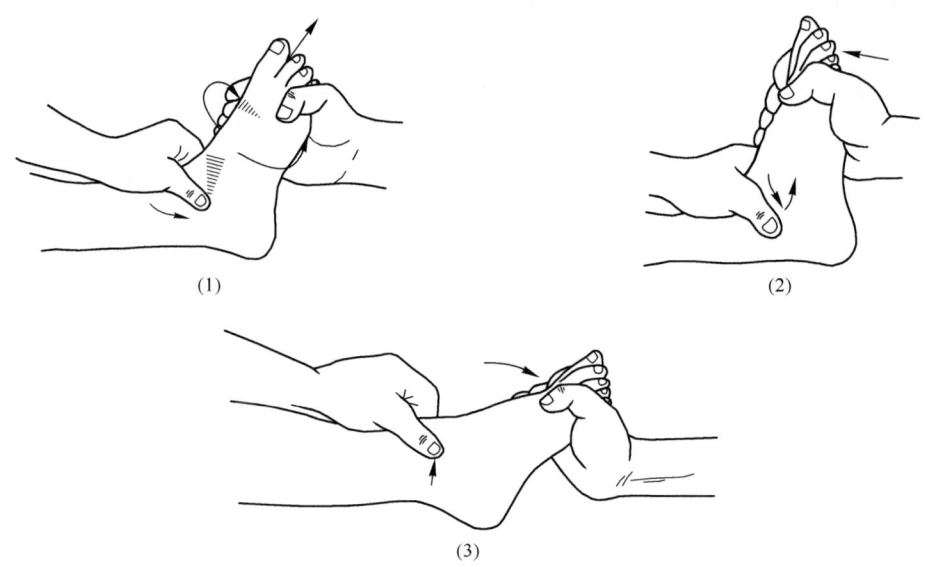

图7-40 踝关节扭伤治疗手法

穴,以通经络之气。再以揉、摩等法由上而下在小腿及局部周围施术,以活血祛瘀,消肿止痛。在损伤的急性期(24~48小时以内),手法要轻柔灵巧,以免加重损伤性出血;恢复期手法宜稍重,特别是对血肿机化,产生粘连,踝关节功能受损的患者,应以较重手法剥离粘连,以恢复其功能,牵引摇摆,摇晃屈伸等法是常用的被动活动踝关节的手法。

患者仰卧,医者以右手紧握患者足趾并向上牵引,先外翻以扩大踝关节内侧间隙,同时以左手食指压入间隙内,然后仍在牵引下内翻足部,扩大踝关节外侧间隙,以拇指压入关节间隙内。使拇、食指夹持踝关节,右手在牵引下将患足左右轻轻摇摆,内翻、外翻1~2次[图7-40(1)]。然后背屈跖屈,同时夹持踝关节的食、拇指下推上提两踝,背屈时下推,跖屈时上提[图7-40(2)(3)]。

术后可外敷药膏。再以胶布或其他敷料固定1~2周,内侧副韧带损伤者应内翻固定,外侧副韧带损伤者应外翻固定,以减少损伤韧带的张力,加速损伤韧带的修复。

对伴有肌痉挛,关节粘连的患者,在上述手法的基础上,医者可以一手握跟腱,另一手握前足,并嘱患者放松踝部。先予拔伸,跖屈,然后作突然的背屈动作(手法需适宜,不要用力太猛),最后外翻或内翻足背(图7-41),以解除肌肉痉挛。再于局部行轻度摩法、擦法,以透热为度。一般术后疼痛即可减轻。

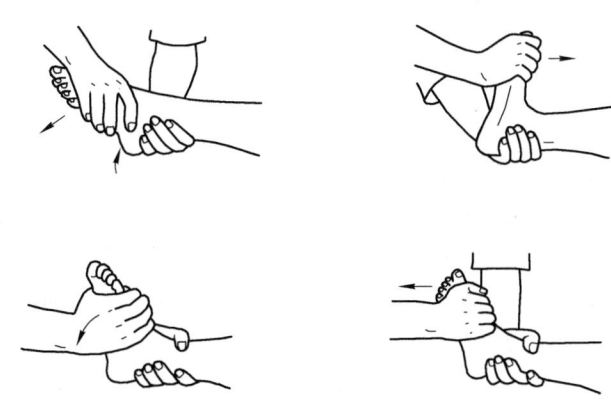

图7-41 踝关节伤筋理筋手法

对韧带完全断裂有撕脱骨折或暂时性脱位的患者,均须按踝部骨折处理。

7·1·6·2 踝管综合征 踝管也称跗管,位于踝关节内侧,是小腿后区和足底深部蜂窝组织间隙的骨纤维组织所形成的一条通道。它的浅面为跨于胫骨内踝和跟骨结节间的分裂韧带,深部为跟骨、距骨和关节囊[图7-42(1)]。管内有肌腱(由前外向后内,排列顺序为:胫后肌腱、趾长屈肌腱和踇长屈肌腱)、血管(胫后动、静脉)和神经(胫后神经)通过。血管和神经在趾长屈肌腱、踇长屈肌腱之间。胫后神经在出跗管时分出支配足底和足内侧的终末支——跗内、外侧神经、前者为感觉支,后者为运动支[图7-42(2)]。

【病因病机】

由于足部活动突然增加或踝关节反复扭伤,使跗管内肌腱因摩擦而产生腱鞘炎,腱鞘肿胀。跗管内容物体积因此增大。但跗管为骨纤维管,缺乏伸缩性,不能随之膨胀,因而形成跗管的相对狭窄,于是管内压力增高,由此产生胫后神经受压症状。

另外,分裂韧带退变增厚,跗管内跟骨骨刺形成或骨折等原因,都可导致跗管狭窄,形成对神经、血管的压迫,而发生本病。

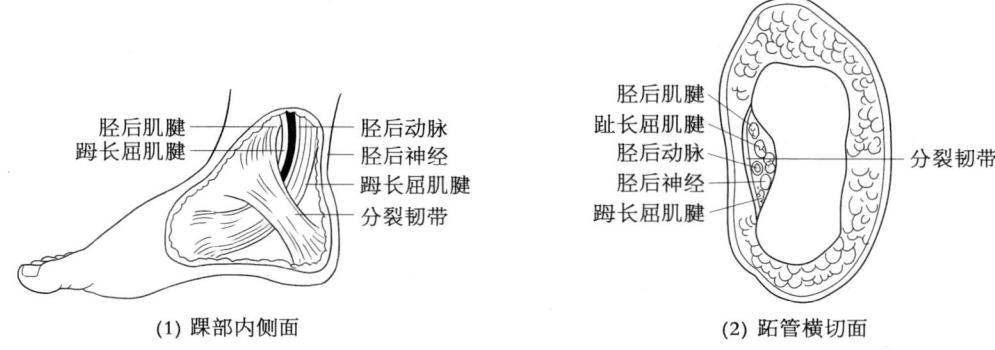

图 7-42 踝部内侧面和跗管横切面

【临床表现】

早期常因行走、站立过久而出现内踝后部不适感,休息后即可改善。随着病情的加重,上述症状反复出现,发作时间逐渐延长,病员有跟骨内侧和足底麻木感,或蚁行感,重者可出现足趾皮肤干燥、发亮、汗毛脱落及足部肌肉萎缩。

检查时,轻叩内踝后方患者足部针刺感加剧。足极度背屈时,症状亦可加重。X线摄片检查少数病例可见距、跟骨内侧有骨刺形成。

【治疗】

治以舒筋活血。

手法:推、按、揉、弹拨、擦等手法。

操作:患者仰卧,患肢外旋,医者点按阴陵泉、三阴交、太溪、照海、金门等穴。继以一指禅推法或揉法于小腿内后侧,由上而下推至踝部,重点在跗管局部,沿与跗管纵轴向垂直的方向推、揉5~10分钟,以通经活血,使跗管内压力降低。同时在局部配合弹拨法梳理经筋。最后顺肌腱方向用擦法,还可配合用洗药熏洗。

跗管内药物封闭疗法也有一定疗效。而对跗管内有骨疣,保守疗法长期不愈者,可采取手术疗法。

7·1·6·3 跟腱扭伤 小腿腓肠肌起自股骨内、外上踝,两头于小腿后面的中上部结合在一起,并向下移行成肌腱,再与其深层的比目鱼肌肌腱相合形成跟腱而止于跟骨结节。跟腱与其表层的深筋膜之间有一种腱围组织,其结构近似滑膜,共7~8层。各层之间虽有结缔组织联系,但互不黏合,跟腱腱围组织在踝关节屈伸过程中起润滑作用,以避免跟腱磨损。

【病因病机】

本症多因急性拉伤引起,如准备活动不充分即做猛力踏跳或急速起跑动作,往往因肌肉急骤收缩而拉伤腱围组织。也可因反复做超过本人活动能力的跑跳运动,逐渐劳损而发病。

急性损伤,腱围撕裂渗血或慢性劳损,腱围组织变性坏死,都可导致腱围各层之间及腱围与跟腱之间产生粘连。

【临床表现】

临床的主要症状是跟腱疼痛。早期疼痛主要发生于活动开始时,一旦活动开后,疼痛反见减轻,但猛力跑跳时疼痛可加重。随着病情的加重,凡牵扯跟腱时都可引起疼痛,如上下楼、走路等。本病的压痛部位表浅,特别在捻动表面跟腱时疼痛明显。晚期可出现跟腱变形,其表面可摸到聚结一起的硬块,即所谓"筋聚",捻动时"吱吱"作响,跟腱失去韧性,挤捏时缺乏弹性,局部增粗成棱形。患者足尖抵地后蹬时,可引起抗阻力疼痛。根据病史及上述典型的临床表现,一般不难作出诊断。

【治疗】

治以活血祛瘀,理筋通络。

手法:㨰、捏、推、搓、揉、捻、拿等法,同时配合踝关节被动屈伸,摇动等活动。

操作:患者俯卧位,小腿及足踝部垫以软枕。医者用㨰法,捏法治疗小腿后部肌肉及跟腱,手法由轻渐重,由浅及深,以明显疲胀感为宜,自上而下,反复4~5次。用搓揉法使肌腹放松。然后,用拇指推、揉跟腱局部。手法要求轻柔,主要作用于腱围。有"筋聚"者,应于局部以拇、食两指相对拿、捻,以散其结。

最后令患者屈膝90°,踝关节跖屈,以充分放松跟腱。医者一手握足背,另一手在小腿后侧施轻快柔和的拿法。随后,握足背之手将踝关节摇动,并慢慢加大幅度使踝关节背屈。术后可用洗药热敷熏洗。

7·1·6·4 跖筋膜劳损 跖筋膜即跖腱膜,是足底的深筋膜,位于足底部,附着在跟骨结节上,其中央部分坚强,内、外侧部分薄弱。有保护足底肌肉、肌腱,协助活动,保护足底关节,支持足弓的作用,同时又是足底某些内在肌的起点。

【病因病机】

祖国医学认为肾气亏虚是本病发生的内在因素;外伤、劳损或寒湿入络是其外因。如日常挑担、负重行走、长途跋涉、局部挫伤均可引起跖筋膜劳损。此外,跟骨结节退变钙化,骨刺形成,亦可导致纤维脂肪垫炎、跟下滑囊炎而形成典型的足跟痛。

【临床表现】

患者足跟下或足心疼痛,足底有紧张感,不能久行,每遇劳累则更甚,得热则舒,遇寒痛增。检查时,跟骨结节前缘压痛明显,牵扯患者跖筋膜可使其疼痛加重。

【治疗】

治以舒筋活血。

手法:按、揉、弹拨、擦等手法。

操作:患者仰卧,医者点按阴谷、阴陵泉、筑宾、三阴交、太溪、照海、然谷等穴后,继以拇指按揉局部及其周围并弹拨跖筋膜附着点的前部,最后以擦法,擦其足底以透热为度。术后可配合洗药熏洗或可在鞋内放置一厚垫以减少跖筋膜张力。

7·2 漏肩风

漏肩风又称五十肩、冻结肩,是以肩关节疼痛和功能障碍为主要症状的常见病症。本病的好发年龄在50岁左右,女性发病率略高于男性,多见于体力劳动者。如得不到有效的治疗,有可能严重影响肩关节功能活动。

【病因病机】

一般认为本病的发生与气血不足,外感风寒湿邪及外伤劳损有关。

(1)气血不足 年老体虚或因劳累过度而导致肝肾精亏,气血不足,筋失所养,血虚生痛。久之,则筋脉拘急而不用。

(2)外感风寒湿邪 久居湿地,风雨露宿,夜寐露肩当风,以致风寒湿邪客于血脉筋肉在脉则血凝而不流,脉络拘急而疼痛。寒湿之邪淫溢于筋肉则屈而不伸,痿而不用。

(3)外伤筋骨 跌仆闪挫,筋脉受损,瘀血内阻,脉络不通,不通则痛。久之,筋脉失养,拘急不用。

肩部活动范围大,肩部肌腱、韧带经常受到上肢重力和肩关节大范围活动的牵拉,较易劳损而发生变性。因此,本病往往在肱二头肌肌腱炎、肩峰下滑囊炎、冈上肌肌腱炎等软组织劳损性、炎性病变或外伤、受寒的基础上发病。上述诸因素所造成的韧带、肌腱、关节囊的充血水肿、渗出、增厚等炎性改变如得不到有效的治疗,久之则发生粘连,腱袖钙化。同时患肩的保护性的活动限制或长期固定,促进了粘连的形成,最终导致肩关节活动功能丧失。

【临床表现】

本症的临床表现主要是两个方面的症状即肩痛与肩关节功能活动受限。

(1)疼痛 早期呈阵发性疼痛,常因天气变化及劳累而诱发,以后逐渐发展到持续性疼痛,并逐渐加重,昼轻夜重,夜不能寐,不能向患侧侧卧。肩部受到牵拉时,可引起剧烈疼痛。此外,在肩关节周围有广泛的压痛,并可向颈部及肘部放射。

(2)功能活动受限 由于关节囊及肌肉的粘连,长期废用而引起的肌力降低,且喙肱韧带固定于缩短的内旋位等因素,可使肩关节各向的主动和被动活动均受限。特别是当肩关节外展时,出现典型的"扛肩"现象(图7-43)。梳头、穿衣服等动作均难以完成。严重时,肘关节功能亦受限,屈肘时手不能摸肩。日久,三角肌等可以发生不同程度的废用性萎缩,出现肩峰突起、上臂上举不便、后伸欠利等症状。

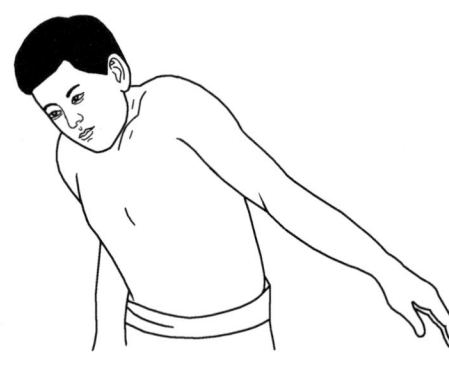

图7-43 肩关节周围炎的"扛肩"现象

【治疗】

一部分冻肩患者有自愈趋势,仅遗留轻度功能障碍。大部分患者须经有效的治疗方能痊愈。推拿疗法治疗冻肩症是较为有效的。对初期疼痛较甚者,可用较轻柔的手法在局部治疗,以舒筋活血,通络止痛,改善局部血液循环,加速渗出物的吸收,促进病变肌腱及韧带的修复。对晚期患者,可用较重的手法如扳、拔伸、摇并配合肩关节各功能位的被动活动,以松解粘连,滑利关节,以促使关节功能恢复。

有条件的地方在治疗前,应先拍摄肩关节X线片,以排除骨关节本身的病变;由于骨折而继发的冻结肩,须待X线显示骨折完全愈合后,方能进行适量的手法治疗。

(1)手法 㨰、一指禅推、点、按、拿、扳、拔伸、摇、抖、搓等。

(2)取穴 合谷、曲池、缺盆、肩髃、肩贞、肩井、天宗等。

(3)操作

① 患者仰卧或坐位,医者站(或坐)于患侧,用㨰法或一指禅推法施术于患侧肩前部及上臂内侧,往返数次,配合患肢被动的外展,外旋活动。

② 健侧卧位,医者一手握住患肢的肘部,另一手在肩外侧和腋后部用㨰法,配合按拿肩髃、肩贞,并作患肢上举,内收等被动活动。

③ 患者坐位,点按上述穴位。

④ 医者站在患者的患侧稍后方,一手扶住患肩,另一手握住腕部或托住肘部,以肩关节为

轴心作环转运动,幅度由小到大(图7-44),然后医者一手托起前臂,使患者屈肘,患臂内收,患侧之手搭在健侧肩上,再由健肩绕过头顶到患肩,反复环绕5~7次,在此同时拿捏患肩。

⑤ 医者站在患者患侧稍前方,一手握住患侧腕部,并以肩部顶住病人患侧肩前部。握腕之手将患臂由前方扳向背后,逐渐用力使之后伸,重复2~3次(图7-45)。

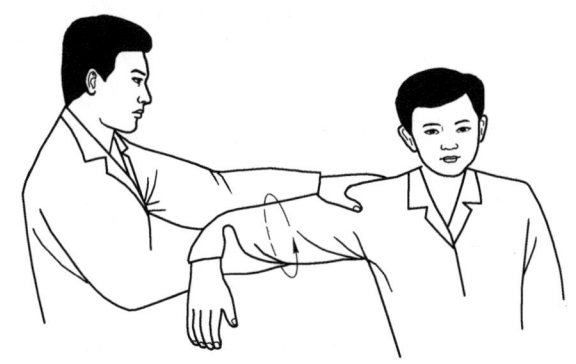

图7-44　环转摇肩法

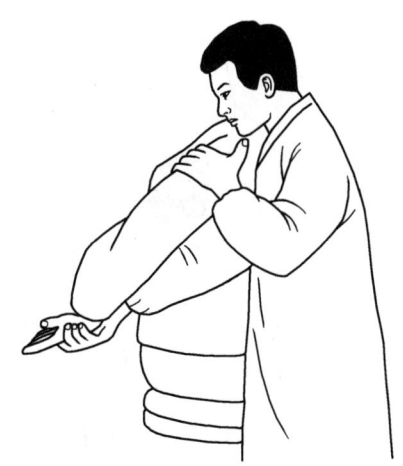

图7-45　上肢被动后扳法

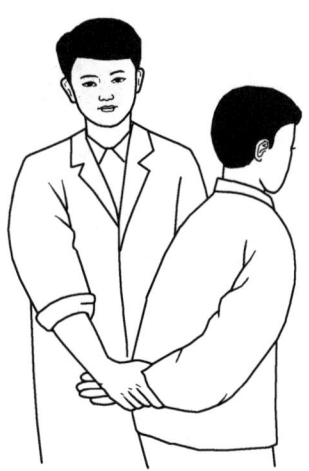

图7-46　背后拉臂法

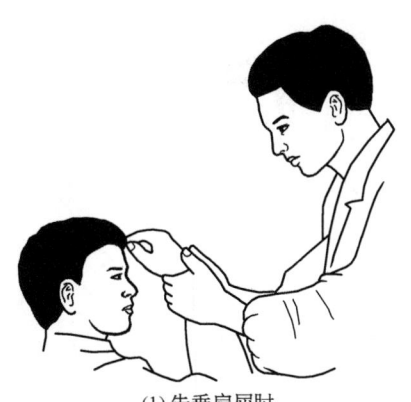

(1) 先垂肩屈肘

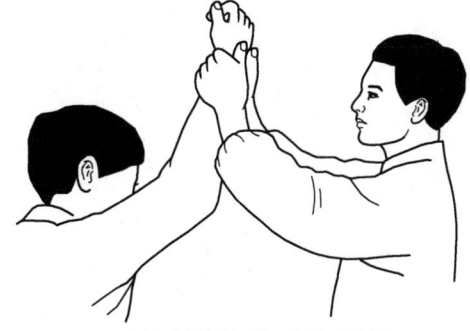

(2) 肩关节外展高举,肘关节伸展

图7-47　提抖法

⑥ 医者站在患者健侧稍后方,用一手扶健侧肩,防止患者上身前屈,另一手握住患侧腕部,从背后将患肢向健侧牵拉,逐渐用力,加大活动范围,以患者能够忍耐为度(图7-46)。

⑦ 医者站在患侧肩外侧,用双手握住患肢腕部稍上方,将患肢提起,用提抖的方法向斜上牵拉。牵拉时要求患者先沉肩屈肘,医者缓缓向斜上方牵抖患肢。活动幅度逐渐增加(图7-47),手法力量由小到大,须注意用力不能过猛,以防发生意外。

⑧ 用搓法由肩部到前臂反复搓动,以此作为手法操作的结束动作。

【注意事项】

在治疗同时必须配合适当的肩部功能锻炼,原则上要求患者持之以恒,循序渐进,因人而异。锻炼时可根据具体情况,选择下列方法。

① 弯腰晃肩法:弯腰伸臂,做肩关节环转运动,动作由小到大,由慢到快(图7-48)。

② 爬墙活动:面对墙壁,用双手或单手沿墙壁缓慢向上爬动,使上肢尽量高举,然后再缓缓向下回到原处,反复数次(图7-49)。

③ 体后拉手:双手向后,由健侧手拉住患侧腕部,渐渐向上拉动,反复进行(图7-50)。

④ 外旋锻炼:背靠墙而立,双手握拳屈肘,两臂外旋,尽量使拳背碰到墙壁,反复数次(图7-51)。

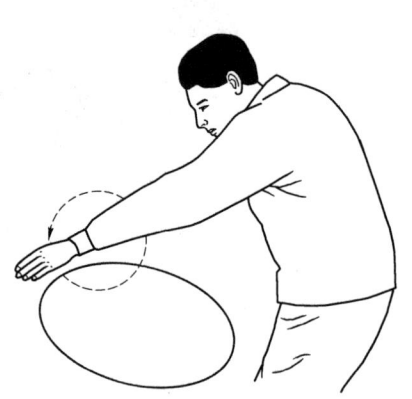

图7-48 弯腰晃肩法

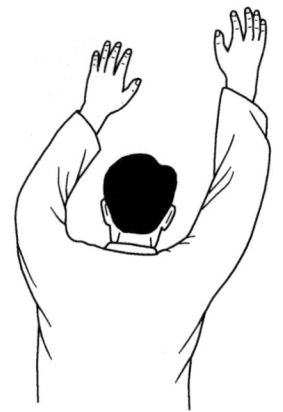

图7-49 双上臂爬墙运动

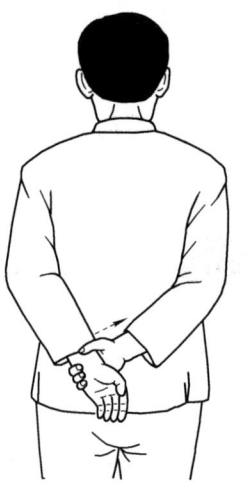

图7-50 体后拉手

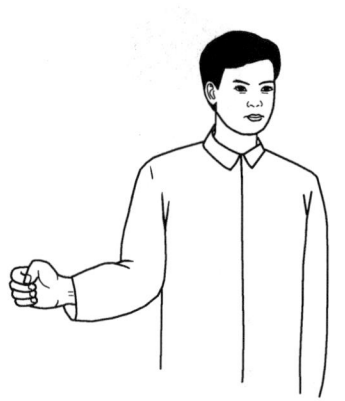

图7-51 外旋锻炼

⑤ 双手在颈后部交叉,肩关节尽量内收及外展(图7-52),反复数次。

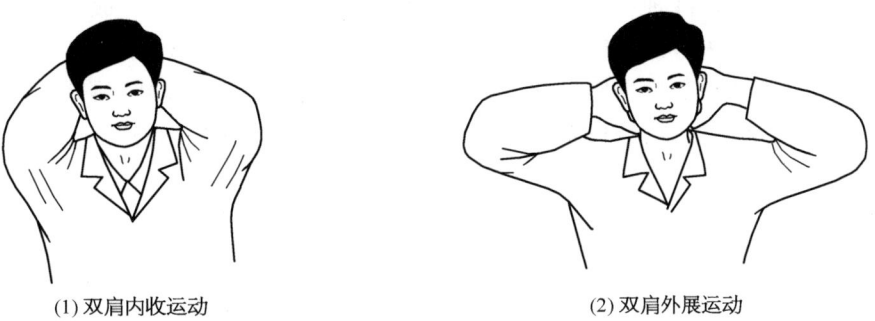

(1) 双肩内收运动　　　　　　　(2) 双肩外展运动

图 7-52　双肩内收、外展运动

⑥ 甩手锻炼：患者站立位,做肩关节前屈、后伸及内收、外展运动(图7-53),动作幅度由小到大,反复进行。

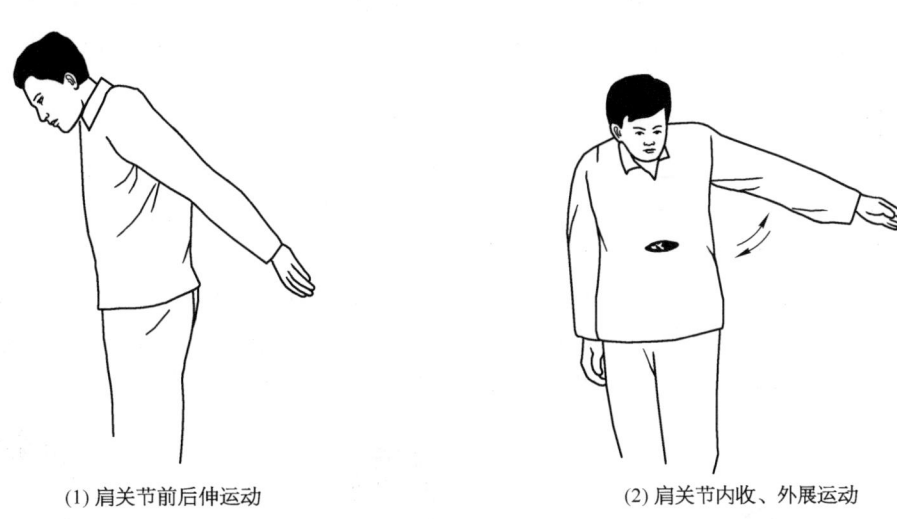

(1) 肩关节前后伸运动　　　　　　　(2) 肩关节内收、外展运动

图 7-53　肩关节前后伸、内收外展运动

7·3　胸胁屏伤

胸胁屏伤是指胸部屏岔气伤。是由于外伤而引起胸胁部气机壅滞,出现以胸部板紧掣痛、胸闷不舒为主要症状的一种病症。临床上多见于因举重抬扛,用力不匀或动作不协调损伤胸廓关节或软组织而引起的胸痛。推拿疗法对本症有显著疗效。因直接暴力造成的胸壁挫伤、肋骨骨折及并发内脏损伤等不在本节讨论之列。

【病因病机】

多因急性外伤,如提拉举重,姿势不良,用力不当,旋转扭错而导致胸壁固有肌肉的撕裂伤、痉挛或肋椎关节半脱位、滑膜嵌顿等。

肋椎关节由肋骨小头关节和肋骨横突关节所组成。该两关节均为平面关节,关节囊较松弛,关节周围有坚强的韧带,两关节活动不在一个平面上。在正常的呼吸运动中,肋椎关节活动范围甚小。肋骨小头关节和肋骨横突关节虽是两个独立的关节,但在功能上实为一联合关节。在正常情况下此两关节协调一致,而当身体受到过猛的扭错性外力时,则可引起关节半脱位,从而压迫肋间神经,引起疼痛。同时在身体扭转时,可以造成某一方位的关节间隙张开,而使松弛的关节滑膜嵌入其间。关节滑膜中有感觉神经末梢,故嵌入后即可引起疼痛,并发生急性损伤性病理反应。此外,不合理的弯腰提拉或举重可使胸壁固有肌肉(肋间内肌,肋间外肌,肋内筋膜,胸横肌)受到牵拉或挤压,而产生撕裂伤或痉挛,进而刺激肋间神经,引起疼痛。

【临床表现】

一般均有典型的外伤史,受伤后即出现一侧胸肋部疼痛,咳嗽或呼吸时疼痛加重,并牵扯背部,疼痛范围较广而无定处,患者保护性地减少呼吸运动幅度,形成浅促的呼吸。并可伴有胸闷不适。检查时,患者常不能明确指出疼痛部位。肋椎关节半脱位的患者,其受累关节处可有小范围的压痛。若系胸壁固有肌的撕裂或痉挛,在相应的肋间隙可见肿胀,压痛或肋间隙稍窄等现象。此外,胸壁附着肌拉伤,劳损,亦可引起胸壁损伤,但损伤部位多有明显肿胀,局部压痛明显。一般无需其他辅助检查即可明确诊断。本病须与胸膜炎引起的胸痛相鉴别,对老年患者尤须注意排除脊椎肿瘤等其他骨关节病变,必要时可拍摄X线片,以资鉴别。

【治疗】

本病应以行气活血法治之。可采用点、按、摩、揉、击、拔伸、擦等手法。患者卧位,医者先用拇指点按章门、期门、大包、膻中、日月及相应背部的膀胱经腧穴,以行气止痛。然后掌揉,摩或擦胸胁部及肩背部患处,以解除肌肉痉挛。

患者正坐,患侧在右,医者以右前臂自前向后插于腋下,以右前臂向上提拉(即拔伸)肩部,将移位的关节和痉挛的肌肉理顺[图7-54(1)]。随后嘱患者用力大口吸气,医者以左手掌根部叩击右胸背侧患处一次。再令患者作深呼吸,则疼痛即可消失[图7-54(2)(3)]。

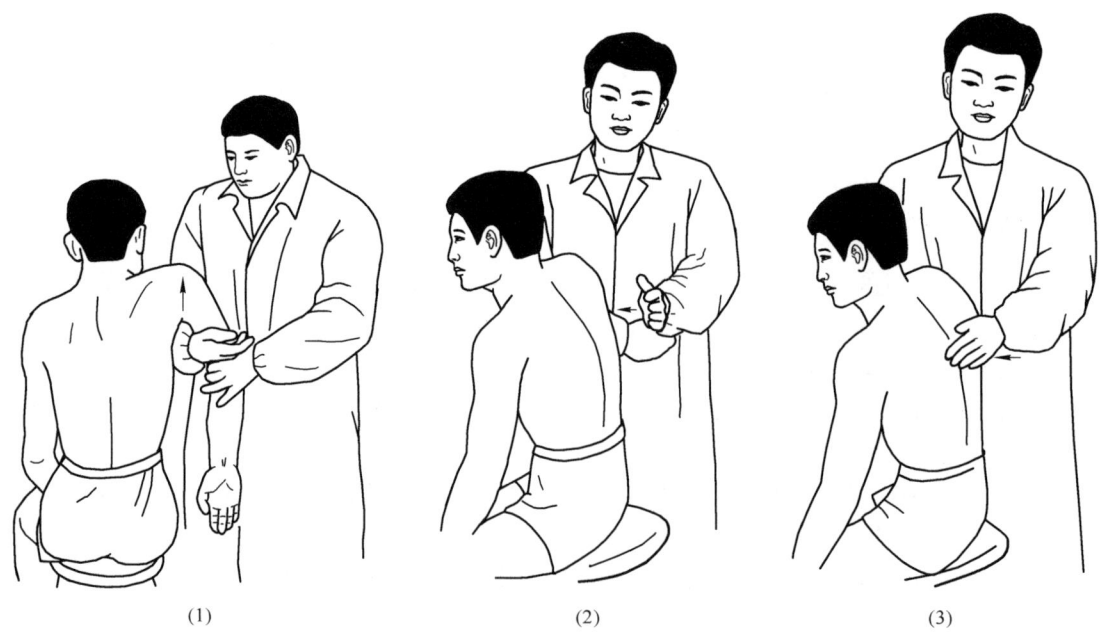

(1)　　　　　　　　　(2)　　　　　　　　　(3)

图7-54　胸胁屏伤治疗手法

7.4 颈椎病

颈椎病又称颈椎综合征,是中老年人的常见病、多发病。本病是由于颈椎增生刺激或压迫颈神经根、颈部脊髓、椎动脉或交感神经而引起的综合症候群。轻者头、颈、肩臂麻木疼痛,重者可致肢体瘦软无力,甚至大小便失禁,瘫痪。病变累及椎动脉及交感神经时则可出现头晕,心慌等相应的临床表现。目前对本病的治疗多采用非手术疗法,而在各种非手术疗法中,又以推拿疗法最为有效,也容易为患者所接受。

【解剖生理】

颈椎共有七个,椎间盘六个,椎管和椎间孔由椎体和椎弓组成。八对颈神经和部分第一胸神经分别从椎间孔穿出。在枕骨与第一颈椎之间,第一和第二颈椎之间既无椎间盘,又无椎间孔,第一、二颈神经根离开脊髓后并不通过椎间孔,而直接沿椎体进入分布区。因此第一、二神经根容易遭受直接外伤。同样第一、二神经也不存在受椎间孔压迫的可能性。其他五个颈椎均通过椎间孔。椎体关节互相连接,这些关节包括两个关节突间关节,一个椎间盘和两个滑膜关节(图7-55)。颈椎的关节突间关节的位置接近水平,故稳定性差,一旦椎间盘发生萎缩性退变,椎间隙变窄,关节突间关节囊松弛,就容易发生椎体滑脱,从而使椎间孔变窄而产生神经根刺激症状(图7-56)。

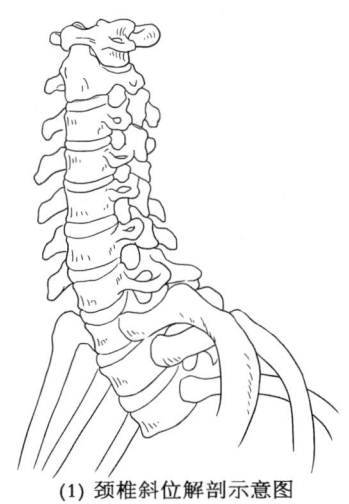

(1) 颈椎斜位解剖示意图

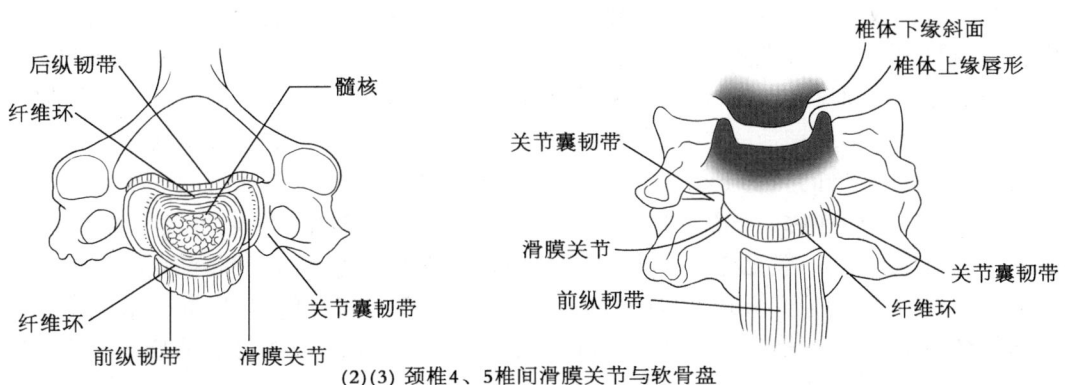

(2)(3) 颈椎4、5椎间滑膜关节与软骨盘

图7-55 颈椎斜位和颈椎4、5椎间滑膜关节与软骨盘

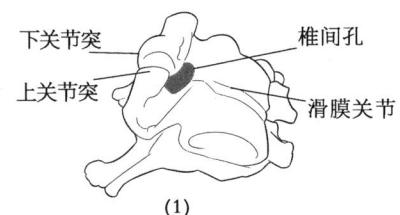 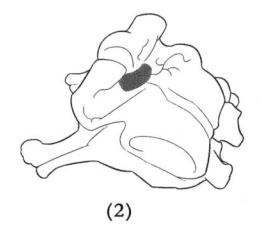 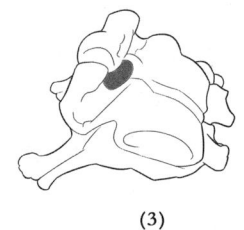

图 7-56　正常椎间孔及椎体滑脱后椎间孔变窄

滑膜关节是由下椎体上缘向上突起部与上椎体下缘的两侧缺陷部构成的关节。这两个关节从两侧把椎间盘与椎间孔相互隔绝，阻挡了破裂的纤维环直接突入椎间孔。[图7-55(2)]

颈椎的椎弓根较短而细，因此椎骨的上、下切迹较为狭窄，两者深浅也近似。相邻椎骨的上、下切迹组合形成椎间孔，颈椎的椎间孔为斜位的骨性管，呈卵圆形，其纵径大于横径。经过椎间孔内的神经根仅占椎间孔的一半，故椎间盘萎缩的病例如不并发椎体滑脱而仅有椎间孔纵径变小时神经根并不受任何压迫[图7-56(1)]。如果患者并发椎体滑脱，椎间孔横径变小或椎间孔内骨赘增生，韧带肥厚、关节囊肿胀、神经根鞘袖肿胀时则可出现神经根压迫症状。[图7-56(2)、(3)]

颈椎横突由椎弓和椎体相连合成。其根部有一圆孔，称横突孔或椎动脉孔。椎动脉从颈总动脉的后上方上升，进入第6颈椎的横突孔，向上于环椎横突孔上方穿出，在其侧块部拐弯向后方，经枕骨大孔的外缘进入颅腔，穿透硬膜后，走行很短一段即汇合成基底动脉，分枝至小脑、桥脑、延髓、大脑枕叶及内耳。当头转向右侧时，右侧的环椎关节为肌肉所固定，而左侧的环椎下关节面则向前下滑动。故当头向右侧转动时，左侧的椎动脉可发生扭曲，致使管腔变窄，甚至完全闭塞而引起一系列临床症状，如头晕、恶心、猝倒等。

【病因病机】

(1) 外因　各种急、慢性外伤可造成椎间盘、韧带、后关节囊等组织不同程度的损伤，从而使脊柱稳定性下降，促使颈椎发生代偿性增生，增生物如直接或间接压迫神经、血管，就产生症状。

(2) 内因　椎间盘退变是本病普遍的内因。颈椎间盘一般从30岁后开始退变。椎间盘的退变从软骨板开始，软骨板逐渐骨化，其通透性逐渐降低，这样造成髓核逐渐脱水，以致纤维化，椎间盘厚度减小，椎间隙变窄，脊柱稳定性下降，因此使后关节囊松弛，关节腔减小，关节面易发生磨损而发生增生；同时钩椎关节面也因间隙变小而易发生磨损，造成关节突增生；由于前纵韧带、后纵韧带的松弛，使椎体稳定性下降，从而促使椎体发生代偿性增生；因椎间盘厚度下降，使椎间孔上下径变窄，使各增生部位更易压迫神经、血管而产生症状。

颈椎增生可发生在后关节、钩椎关节和椎体。由于增生部位的不同，可发生各种不同的症状。椎体前缘增生，一般无特殊症状，少数病例可出现对食管、气管的颈前刺激症状；椎体后缘增生，使椎管前后径变窄，可出现脊髓压迫症状，称颈椎病脊髓型；钩椎关节侧方增生，使椎动脉受到压迫，称颈椎病椎动脉型；椎体侧后方、后关节前缘或钩椎关节后方增生，使椎间孔变小，可出现颈丛或臂丛的神经根症状，称颈椎病神经根型；后关节增生伴半脱位或对椎动脉的刺激，可出现交感神经症状，称颈椎病交感神经型。

颈椎增生而产生症状,有两种情况,一是增生物直接压迫神经、血管;二是增生物间接压迫神经、血管。后一类占颈椎病的绝大部分。

增生物对神经、血管的间接压迫,是因为颈部过度或不协调的活动,使增生物对其周围软组织过度刺激而发生局部的损伤性炎症,因炎症水肿而发生间接压迫;颈项部受寒,使局部肌肉痉挛,血供减少,造成增生物对其周围软组织的过度刺激而发生局部损伤性炎症,而出现症状。

【临床表现】

(1) 神经根型　病变在颈5以上者可见颈肩痛或颈枕痛及枕部感觉障碍等;在颈5以下者可现颈僵,活动受限,有一侧或两侧颈、肩、臂放射痛,并伴有手指麻木,肢冷,上肢发沉、无力、持物坠落等症状。

(2) 脊髓型　脊髓受压者,可出现上肢或下肢,一侧或两侧的麻木、瘫软无力、颈颤臂抖,甚者可表现为不同程度的不完全痉挛性瘫痪,如活动不便、步态笨拙、走路不稳,以致卧床不起,甚至呼吸困难,四肢肌张力高,腱反射亢进,浅反射减弱或消失,出现病理反射等感觉或运动障碍。

(3) 椎动脉型　椎动脉型颈椎病可表现为颈肩痛或颈枕痛、头晕、恶心、呕吐、位置性眩晕、猝倒、持物落地、耳鸣耳聋、视物不清等临床症状。上述诸症常因头部转动或侧弯到某一位置而诱发或加重。

(4) 交感神经型　由于交感神经受刺激而出现枕部痛、头沉、头晕或偏头痛、心慌、胸闷、肢凉、肤温低或手足发热,四肢瘦胀等症状,一般无上肢放射痛或麻木感。个别病人也可出现听、视觉异常。

(5) 混合型　在临床上,以上各型很少单独出现,最为常见的是同时存在两型或两型以上的各种症状,即为混合型颈椎病。

在临床检查中我们可以发现多数患者的颈椎生理前凸减少或消失,颈椎变直,后伸受限。神经根型患者颈后伸或向病侧弯曲时,上肢和手部出现放射性麻木和疼痛。臂丛牵拉试验阳性(图4-3)。压顶、叩顶试验阳性。血管试验(又称艾迪森氏试验)阳性。在相当颈椎4~5,5~6或6~7平面,颈椎棘突病侧可找到明确的压痛点,并出现上肢放射痛。对比两侧上肢,病侧肱二头肌、肱三头肌萎缩,肌力减退,病侧握力下降,桡骨膜反射及上肢其他腱反射减弱。受压神经支配区皮肤感觉减退。脊髓型患者可出现肌张力增高,腱反射亢进等,并可出现髌、踝阵挛和病理反射等锥体束征。

对颈椎病患者进行X线检查时,可以发现大多数患者在正位片上有椎间隙变窄、钩椎关节增生等病变;侧位片上可见到颈椎生理前凸消失、变直或轻度成角反张,椎体排列异常,椎体和关节突向前滑脱,受累椎间隙变窄,相邻两椎体的前缘或后缘有唇样增生,项韧带钙化等;斜位片上可见到唇形骨刺伸入椎间孔,椎间孔前后径变窄等。部分病例可见有小关节半脱位。此外,约有90%的五十岁以上的正常人都有不同程度的颈椎椎体增生,这是正常的退变现象,如无典型的临床症状,一般不属颈椎病。因此X线片所反映的阳性改变必须结合临床检查才有诊断价值。

在临床诊断时,颈椎病必须与脊髓神经根肿瘤、脊髓空洞症、颈椎结核、类风湿性脊柱炎,原发或转移性肿瘤、颈肋、前斜角肌综合征、锁骨上窝肿瘤等病相鉴别,只有在排除上述病症后方能施行推拿疗法。

【治疗】

在明确诊断的基础上,用推拿疗法治疗颈椎病多可收到良好的疗效。但手法须轻柔和缓。如需用较大力量的手法时,亦须在纵轴牵引的情况下进行,决不可粗暴猛烈而急骤地过度旋转或屈曲头颈部。临床上由于不适当的手法治疗而引起的医源性残疾虽然不多,但也偶有发生,因此必须引起临床工作者的高度重视。

用手法治疗本病的作用在于扩大椎间隙及椎间孔,使椎体滑脱复位,颈椎恢复正常的生理曲度,缓解对神经根的压迫,消除肿胀,分解粘连,解除肌肉和血管的痉挛,改善血液循环,增强局部的血液供应,促使病变组织的修复。临床上以牵引为主,按压为辅是治疗本病的指导思想。

治疗原则是舒筋活血,理筋整复。多采用㨰、按、揉、拿、拔伸(或牵引)、拔伸旋转、拿搓、擦等手法。

患者正坐,医者先分别按揉风池、天鼎、缺盆、肩井、肩中俞、肩外俞、肩髃、曲池、手三里、合谷、小海、内关、外关、神门等穴。然后,医者站于患者背后,用㨰法放松颈肩部,上背部及上肢的肌肉约5~10分钟,再用拿法,拿揉颈项部并配合推桥弓,推肩臂部。随后作颈项部拔伸法。临床常用的拔伸法有两种,一种是医者站在患者背后,两前臂尺侧放于患者两侧肩部向下用力,双手拇指顶在"风池"穴上方切勿用力过猛,以免引起患者头晕。其余四指及手掌托起下颌部,并向上用力,前臂与手同时向相反方向用力,把颈椎牵开,边牵引边使头颈部前屈、后伸(图7-57)及向左右旋转。另一种拔伸法是嘱患者正坐,医者站于患侧,右肘关节屈曲并托住患者下颌,手扶健侧颞枕部,向上缓缓用力拔伸,并做颈部左右旋转活动;另一手拇指置于患处相应椎旁,随颈部的活动在压痛点上施按揉法。最后,提拿两侧肩井并搓患肩至前臂反复几次。临床上治疗本病手法繁多,根据病情表现不同,各地医者可自行运用各种不同的手法。

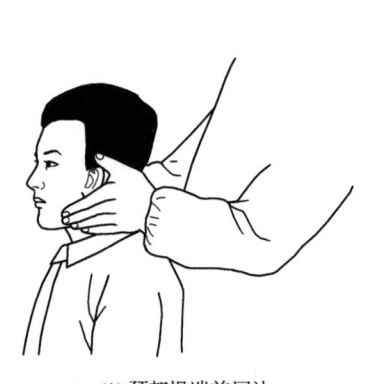 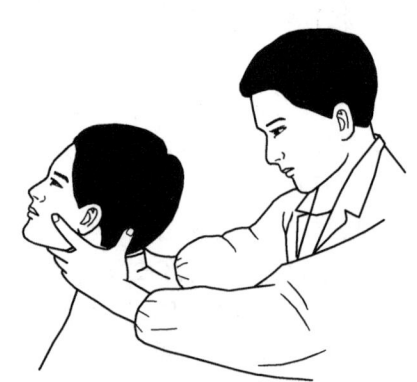

(1) 颈部提端前屈法　　　　　　　　(2) 颈部提端后伸法

图7-57　颈部提端法

术后可配合内服补气血、祛风寒、活血通络的药物。垫枕不宜过高并嘱患者进行适当的颈部功能锻炼,如颈部前屈、后伸、左前伸、右前伸及环转等主动运动。其他疗法中,颈椎吊带牵引是一种十分有效的疗法,常可配合推拿同时应用。

7·5 落枕

落枕又称"失枕",临床上以急性颈部肌肉痉挛、强直、瘘胀、疼痛以致转动失灵为主要症状,轻者4~5天自愈,重者疼痛严重并可向头部及上肢放射,可延至数周不愈。推拿疗法对于本病疗效甚佳。

落枕为单纯的肌肉痉挛,成年人若经常发作者,常系颈椎病的前驱症状。

【病因病机】

本症多由于体质虚弱劳累过度,睡眠时枕头高低不适,躺卧姿势不良等因素,使一侧肌群在较长时间内处于过度伸展状态,以致发生痉挛(主要是胸锁乳突肌、斜方肌及肩胛提肌痉挛)。也有部分病人因夜眠时肩部暴露,颈肩部当风,感受风寒,气血凝滞,经络痹阻而发生拘急疼痛。少数患者因颈部突然扭转或肩扛重物,致使部分肌肉扭伤或发生痉挛。

【临床表现】

一般以患者颈项部一侧或两侧胸锁乳突肌痉挛、僵硬、疼痛为主要症状。重者可波及斜方肌、提肩胛肌等。患者头向患侧倾斜,下颌转向健侧。颈部活动明显受限,向患侧活动功能障碍尤为明显,甚者疼痛牵及头部,上背部及上臂部。患处有肌紧张明显压痛。如有外伤史,应拍摄X线片以排除骨折、脱位及颈椎病。

【治疗】

本症治疗以舒筋活血、温经通络为原则,使颈项部气血通畅,肌肉放松,则症亦随之而解除。

治疗方法:

(1)患者坐位,用轻柔的滚法、一指禅推法在患侧颈项及肩部治疗,配合轻缓的头部前屈、后伸及左右旋转活动。再用拿法提拿颈项及肩部或弹拨紧张的肌肉,使之逐渐放松。

(2)患者坐位,主动放松颈项部肌肉。用摇法治疗,使颈项作轻缓的旋转,摇动数次后,在颈部微向前屈位时,迅速向患侧加大旋转幅度作扳法,手法要稳而快速,旋转幅度要在病员能忍受的限度内。

(3)患者坐位。按、拿风池、风府、风门、肩井、天宗等穴,手法由轻至稍重。再拿颈椎棘突两侧肌肉。最后可在患部加用擦法和热敷,以活血止痛。

【注意事项】

(1)头颈部扳法,不可强求有弹响声。

(2)疼痛甚者(颈项不敢转动者),可先按揉患侧天宗穴2~3分钟,并嘱患者轻缓转动颈项,当痛稍减后,再用以上方法治疗。

(3)颈项部保暖,不宜睡高枕。

7·6 椎骨错缝

椎骨错缝是因脊椎小关节的解剖位置改变,以致脊柱机能失常所引起的一系列临床表现,属于脊柱小关节机能紊乱的范畴。本节主要讨论脊柱小关节滑膜嵌顿和因部分韧带,关节囊紧张引起反射性肌肉痉挛,致使关节面交锁在不正常或扭转的位置上而引起的一系列病变。

脊柱由脊椎、椎间盘及椎旁韧带所组成,三者共同维持脊柱的形态,并构成其功能活动的解剖基础。前、后纵韧带对椎间盘和椎体起保护作用,并对其运动范围加以约束;棘上韧带对棘突的活动有限制作用,保证各小关节活动于正常的范围之内。同时脊柱的正常运动又赖于肌力的平衡作用。

脊柱小关节即关节突关节,由上椎体的下关节突和下椎体的上关节突及关节囊所组成。具有稳定脊椎,引导脊椎运动方向的功能。颈椎小关节的排列接近水平位,因此比较容易发生半脱位。胸椎间关节面呈额状位,故胸部脊柱只能做侧屈运动而不能伸屈。腰椎间关节面呈矢状位,因此其活动范围较大,可侧屈和前后屈伸。腰骶关节的小关节面呈斜位,即介于冠状和矢状位之间,关节囊较为松弛,可做屈伸和旋转各种运动。腰骶关节是先天性生理变异的好发部位。

上述的解剖生理特点决定了本病的好发部位主要在腰椎间关节和腰骶关节,颈椎小关节次之,胸椎小关节最为少见。

【病因病机】

因姿势不良或突然改变体位引起腰背肌肉捩伤或脊柱小关节错位、滑膜嵌顿,从而破坏了脊柱的力平衡和脊柱运动的协调性。同时,各种损伤刺激可刺激感觉神经末梢而引起疼痛并反射性地引起肌肉痉挛,肌肉痉挛进而可引起关节解剖位置的改变,发生交锁或扭转。长时期的交锁及各种炎性反应的刺激均可导致小关节粘连而影响其功能。

【临床表现】

大部分患者在损伤后,腰背或颈项即出现疼痛,脊柱的主动或被动运动受到限制。疼痛程度随脊柱运动强度增大而加重,其疼痛区域常呈片状。有时可出现有关内脏的反射性疼痛。如胸椎中段小关节机能紊乱,则常可出现胆囊、阑尾或胃区的疼痛。大部分患者在背部体表的相应小关节区域有明显的压痛,并伴有有关肌肉的痉挛。腰椎滑膜嵌顿者可见到腰椎后凸或患腰侧倾的强迫体位。站立时,髋、膝屈曲;卧位时,屈身侧卧;全部腰肌处于痉挛状态,轻微移动即可引起剧痛。触诊可发现棘突有异样改变。颈椎小关节滑膜嵌顿患者,其头部处于前屈位,不能伸直、侧屈或旋转。颈4~6有明显压痛,颈肌痉挛,颈项疼痛,甚者可放射至肩背和胸部。一般X线片上无明显阳性改变。

【治疗】

滑膜嵌顿患者,一般情况下约10~20天后症状可自行消失,但牵引、推拿治疗可缩短痛程,促进恢复。临床上多以理筋整复法治之。采用拔伸牵引、斜扳等手法。其操作方法分述如下:

(1) 治疗颈椎小关节机能紊乱的手法可参阅颈椎病旋转扳法

(2) 治疗胸椎小关节机能紊乱的手法

① 俯卧扳压法:患者俯卧,医者站立在患侧,一手向上扳动一侧肩部,另一手掌抵压患处棘突,两手同时相对用力扳压。操作时可闻及弹响。

② 侧卧斜扳法:适用于第七胸椎以下的各胸椎小关节。患者侧卧,患侧朝上,医者面对患者站立,用左肘部固定骨盆,以手掌轻扶患处以下的脊柱,右手用力将肩轻轻向后推,即可听到或触到弹响。

③ 后仰顶按法:患者正坐,两臂稍前伸,医者站于患者外侧,右臂自前侧抱住胸部向上拔伸,继而强迫患者背伸,同时另一手掌在背部向前用力顶按患处棘突。

(3) 治疗腰椎小关节机能紊乱的手法

① 侧卧斜扳法。

② 俯卧扳压法。

上两法操作与胸椎类同,惟着力点下移。

③ 坐位旋转法：此法有两种操作形式（以右侧为例）：

A 患者正坐方凳上，两足分开与肩等宽，医者正坐患者背后，右手自患者右腋下伸向前，搭于同侧颈部，掌部压于颈后，拇指向下，其余四指扶持左颈部（患者稍低头），左手拇指按压患处，一助手在前方按住患者双腿，以防移动。然后医者右手拉患者颈部，使身体前屈60°～90°，并继续向右侧弯（尽量大于40°），在最大侧弯位时，医者右上肢使患者躯干向后旋转，同时左手拇指向上顶推棘突，即可感觉指下棘突有弹跳感和弹响声。

B 患者正坐，双腿靠拢，双手抱于胸前。医者面对患者站立，用双腿夹持患者双腿，一手扶于肩前，另一手扶于另一侧肩后，相对用力，轻轻旋转躯干至45°时，突然加力（但不可粗暴）。本手法在操作过程中，须嘱患者放松，配合转动。

7·7 腰痛

腰痛是临床常见证候之一，可由多种不同原因引起。祖国医学认为：腰者肾之府，一般腰痛皆与肾有关，《医部全录》说："腰脊者，身之大关节也，故机关不利而腰不可以转也。"《诸病源候论》认为腰痛有五，并指出风湿、肾虚、外伤等是引起腰痛的主要原因。

关于腰痛的分类，目前尚无统一的意见，大致可以分为：

（1）腰部软组织病变，如韧带、肌肉、筋膜等的急慢性损伤。

（2）椎间盘病变，如腰椎间盘纤维环破裂。

（3）腰部关节炎，如创伤性关节炎、增生性关节炎、强直性关节炎等。

（4）腰椎骨本身病变，如骨折、结核、肿瘤、老年性脊椎骨疏松症等。

（5）内脏器质病变、如肾盂肾炎、肾结石、盆腔炎、胰腺癌等。

下面主要介绍急性腰肌扭伤、慢性腰肌劳损、退行性脊柱炎、腰椎间盘突出症等四种常见的腰痛病症。对于因腰椎骨本身病变及内脏器官病变引起的腰痛，有的不宜作推拿治疗，（如腰椎结核，肿瘤等），应予鉴别排除。

7·7·1 急性腰肌扭伤

腰部脊柱是一根独立的支柱，承担着人体二分之一的重力，从事着复杂的运动，其前方为松软的腹腔，附近只有一些肌肉、筋膜和韧带，再无骨性结构的保护，故在持重和运动中，其本身或周围组织较易受到损伤，本篇主要讨论腰部两侧肌肉的急性扭伤。

【病因病机】

腰部支持着人体的上半部，是日常生活和劳动中活动最多的部位之一，因此也是最易受伤之处。

腰部急性扭伤多发生在腰骶、骶髂部和两侧骶棘肌。腰骶关节是脊柱运动的枢纽，骶髂关节是躯干与下肢的桥梁，体重的压力和外来的冲击力多集中在这些部位，故受伤机会较多。人体在弯腰时，先由脊柱两旁的伸脊肌（特别是骶棘肌）收缩，达到维持躯干的位置和抵抗体重的目的，这时如负重过大，迫使肌肉强力收缩，易使肌纤维撕裂；当腰全屈时，伸脊肌即不再收缩，而主要靠韧带（尤其是棘上、棘间韧带），来支持躯干的位置，这时如负重过大，或暴力冲击，易造成韧带损伤。韧带和肌肉的损伤相互之间有密切关系，如韧带损伤后，在屈腰过程中的支持力量势必减弱，需要由肌肉来代偿，日久又会引起肌肉的损伤。

祖国医学历来对本病都有较深刻的认识。《金匮翼》上说："瘀血腰痛者，闪挫及强力举重得之。盖腰者，一身之要，屈伸俯仰，无不由之。若一有损伤，则血脉凝涩，经络壅滞，令人率痛不能转侧,其脉涩,日轻夜重者是也。"说明腰部伤筋之急性者,多由于卒然受暴力损伤而起,如过度后伸与前屈,扭转弯曲超过了腰部的正常活动范围,或搬运重物,负重过大或用力过度,劳动时腰部姿势不正确,或扛抬重物时,配合不协调,以及跌仆或暴力直接打击腰部,而使腰部的肌肉组织受到剧烈的扭转、牵拉而卒然受伤。

【临床表现】

本症都是由于伤力,扭转,牵拉而发生。伤较重者,随即发生腰部剧痛,活动不便,坐、卧、翻身都有困难,甚至不能起床,连咳嗽、深呼吸都感疼痛加重。也有些患者,在扭、闪腰时,腰部疼痛并不剧烈,还能连续工作,数小时或1~2日后,腰痛才逐渐加剧。

【检查】

（1）压痛点　扭伤早期,绝大多数患者有明显的局限性压痛点。一般压痛点即为损伤的部位。

（2）肌痉挛　主要发生于骶棘肌和臀大肌,是对于疼痛的一种保护性反应,可为单侧或双侧。这些肌肉因紧张度增加而有压痛点,在俯卧时可稍松缓,但用手指按压时,痉挛又复出现。

（3）脊柱生理曲线的改变　因疼痛可引起肌肉保护性痉挛,不对称的肌痉挛可引起脊柱生理曲线的改变。腰脊柱多向患侧倾斜。

【治疗】

本病治疗原则是舒筋通络,活血止痛。

治疗方法：

（1）取穴　腰阳关、肾俞、委中。

（2）手法　㨰法、按法、揉法、擦法、弹拨法及腰部被动活动。

（3）操作

① 病员俯卧位。用㨰法在压痛点周围治疗,逐渐移至疼痛处,然后在伤侧顺骶棘肌纤维方向用㨰法操作,往返3~4遍,配合腰部后伸被动活动,幅度由小到大,手法压力由轻到重。

② 病员俯卧位。㨰、揉腰阳关、肾俞、拿委中,以酸胀为度,再在压痛点上、下方,用弹拨法治疗,弹拨时手法宜柔和深沉。

③ 病员俯卧位。在受伤一侧,沿骶棘肌纤维方向,进行直擦,以透热为度。

④ 病员侧俯位。患侧在上作腰部斜扳。

若疼痛剧烈者,在上述手法治疗后可作热敷。

【注意事项】

（1）治疗期间,病员卧板床休息,腰部制动3~4天。

（2）治疗时病员体位要根据病员的可能情况选择肢体最放松的位置,不宜强求某一体位。

7.7.2　慢性腰肌劳损

"腰肌劳损"主要是指腰骶部肌肉、筋膜等软组织慢性损伤。在慢性腰痛中,本症占有相当的比重。

【病因病机】

（1）在劳动中长期维持某种不平衡的体位,如经常用同一侧肩部扛抬重物,长期从事弯腰工作等。或由于习惯性的姿势不良,常可导致软组织的疲劳而引起腰脊疫痛。

（2）腰部软组织急性损伤后,未作及时治疗或治疗不彻底或因反复多次损伤,局部出血渗液,产生纤维性变或瘢痕组织,压迫或刺激神经而形成慢性腰痛。

（3）由于先天性畸形,如单侧性腰椎骶化或椎间小关节两侧不对称等,使腰骶部两侧活动度不一致而诱发腰痛。

【临床表现】

有长期腰痛史,反复发作。腰骶部一侧或两侧疫痛不舒,时轻时重,缠绵不愈。根据劳损的不同部位,可有较广泛的压痛,压痛一般不甚明显。疫痛在劳累后加剧,休息后减轻,并与气候变化有关。腰腿活动一般无明显障碍,但活动时有牵制不适感。在急性发作时,各种症状均显著加重,并可有肌痉挛、腰脊柱侧弯、下肢牵制作痛等症状出现。兼受风湿者,患部喜热怕冷,局部皮肤粗糙或感觉较迟钝。

【治疗】

本症治则为舒筋活血,温经通络。

治疗方法：

（1）取穴　肾俞、大肠俞、八髎、秩边。

（2）手法　滚法、按法、揉法、拍法、擦法。

（3）操作　病员俯卧。医生站于一侧,沿病员腰部两侧膀胱经用较重刺激的滚法上下往返治疗5~6遍。然后用较重刺激按、揉大肠俞、八髎、秩边等穴。再直擦腰背部两侧膀胱经,横擦腰骶部,均以透热为度。最后拍击腰背部两侧骶棘肌,以皮肤微红为度。疫痛较重者可再在患部加热敷。

【注意事项】

（1）在劳动中尽可能变换姿势,注意纠正习惯性姿势不良。

（2）用宽皮带束腰,宜睡板床。

（3）加强腰部肌肉锻炼。

7·7·3　退行性脊柱炎

退行性脊柱炎亦称脊椎骨性关节炎、肥大性脊椎炎、增生性脊椎炎等,是中年以后发生的一种慢性退行性病变。一般以负重和活动范围较大的关节常累及,临床上的颈椎和腰椎发病较多（颈椎病变见"颈椎病"）。退行性变发生于椎体、椎间盘和小关节。椎体边缘的唇形变或骨刺形成,是诊断名称的由来,也是诊断本病的标志和依据。

【病因病机】

从临床和尸体检查中观察统计,年龄愈大本病的发生率愈高。不同部分的骨刺,皆易发生于生理曲线的凹侧,脊柱侧弯患者,骨刺亦发生于侧弯的凹侧。

脊椎曲线凹侧的椎体缘,由于杠杆作用,所受的压力较大;年龄愈大,椎体所受压迫和磨损的时间也越长,因而骨刺的形成亦较多。压力和骨刺的产生有密切关系,压力可能是引起骨刺的主要因素,骨刺则是椎体对于压力的反应,是骨组织对压力所产生出的代偿性产物,是一种对脊柱的保护性加强。

当脊柱屈曲时,椎体前缘承担了整个身体的重力;当脊柱后伸时,则一部分重力移于椎弓和后关节。因之椎体前缘骨刺发生率较后缘为高。前缘骨刺,在胸椎的发生率最高;后缘骨刺发生率则以颈椎和腰椎为高。这些发生率最高的部位,皆在曲线的凹侧。腰椎曲线过度前凸,是一般腰痛患者所惯于采取的姿势,前凸愈大,椎体后缘所受压力愈大,故骨刺亦较多。

当椎体两端所受的压力超过椎体能以正常方式来抵挡的情况下,乃有骨刺发生,这些情况是:

（1）椎间盘病变和骨松变。椎间盘变性后,椎间隙变窄,并失去其"水垫"或水力学的性能,椎体两端乃不断受到震荡、冲击和磨损。与椎间盘变性同时发生的老年性骨松变,更减弱了椎体对于压力的抵抗,因之渐渐有骨刺的产生。

（2）任何病理改变,无论局部或全身性,凡使骨质变弱者,均可引起骨刺形成。全身性疾患可引起骨刺形成者,最常见为老年性骨松变。

骨刺的产生是一种变性脊柱的保护性反应,故一般只在初发生时有些疼痛和不适,至已发展成熟后,症状时常消退。但骨刺亦可作为一种病理因素而压迫与脊柱有关的组织。后缘骨刺可压迫脊髓,亦可在椎间孔处压迫脊神经根。

祖国医学认为本症是因人过中年肾气渐亏,复感风寒外邪,邪气留滞经络或复因伤力,气血瘀阻,血脉凝涩不得宣通所致。

【临床表现】

患者多在40岁以上,男性多于女性。早期症状是腰部僵硬痠痛,不能久坐,久坐时必须频频更换体位。晨起症状较重,稍活动则症减,但活动稍久,尤其是在疲劳后,症状又加重。

一般本症不会发展得很严重,亦不会造成严重的畸形,少数患者可有脊髓或脊神经根受压症状。

【检查】

（1）腰椎生理前凸曲线弧度减小或消失,弯腰受限。

（2）局部有压痛和肌肉痉挛。

（3）特殊检查

① 下肢后伸试验常可见阳性。

② 直腿抬高一般接近正常。

（4）X线检查　本症X线检查可见到脊椎增生及脊柱正常生理弧度的改变,同时亦可排除其他骨质病变。

【治疗】

本病症状是因经络不通而引起,因此推拿治疗本病的原则是行气活血,舒筋通络。

治疗方法：

（1）取穴　命门、阳关、气海俞、大肠俞、关元俞、夹脊、委中、阳陵泉、承山。

（2）手法　滚、按、扳、擦。

（3）操作

① 患者俯卧。医者站于患者一旁,用滚法施于腰部病变处及腰椎两侧。配合指按命门、阳关、气海俞、大肠俞、关元俞；或掌根按脊椎两旁夹脊,接着用滚法从腰部到臀部治疗。有下肢牵痛时,滚法沿股后面向下至小腿,同时配合下肢后抬腿活动。

② 患者侧卧。医者站于前方用斜扳法活动腰椎,左右各一次。

③ 患者仰卧。医者站于患者一旁,如下肢牵痛者,可用滚法施于大腿前侧和外侧至小腿外侧,上下往返治疗,随后用拿法拿委中、承山,按阳陵泉。

④ 患者坐姿。上身略向前俯,两手撑在大腿上,医者站于一旁,用擦法施于腰椎及两侧。可配合热敷治疗。

【注意事项】 注意腰部保暖,卧板床,进行适当的腰部锻炼。

7.7.4 腰椎间盘突出症

腰椎间盘突出症又名"腰椎间盘纤维环破裂症"。椎间盘是椎体之间连接部分,除第1、2颈椎间无椎间盘外,成人共有椎间盘23个。本症易发于20~40岁之间,少年儿童极少发病,典型的髓核突出症不发生于老年人。临床上以腰椎4~5和腰椎5、骶椎1之间的椎间盘最易发生病变。

【病因病机】

腰椎间盘纤维环在后外侧较为薄弱,后纵韧带在脊柱的全长中都无间断,但自第1腰椎平面以下,后纵韧带渐渐变窄,至第5腰椎和第1骶椎间,宽度只等于原来的一半,腰骶部是承受动、静力最大的部分,故后纵韧带的变窄,造成了自然性结构方面的弱点,髓核易向后方两侧突出。

发生本病的原因有内因和外因两方面。内因是椎间盘本身退行性变或椎间盘有发育上的缺陷;外因则有损伤、劳损以及受寒着凉等。

椎间盘缺乏血液的供给,修复能力较弱,而且在日常生活和劳动中,由于负重和脊柱运动,椎间盘经常受到来自各方面的挤压、牵拉和扭转作用,因此容易发生萎缩、弹性减弱等退行性变化,这是本病发生的主要因素。

(1) 外伤 尤其是积累劳损,是引起纤维环破裂的重要原因。由于腰椎排列呈生理前凸,椎间盘后薄前厚,当人们在向前弯腰时,髓核就向后方移动,由于受到体重、肌肉和韧带等张力的影响,髓核产生强大的反抗性弹力,这反抗性弹力的大小与负重的压力大小成正比。在此情况下,如果这种力量过大,或椎间盘纤维环本身已有缺陷,就有可能使髓核冲破纤维环而向侧后方膨出或突出,引起神经根、马尾或脊髓的压迫症状。

一般在20~30岁间,纤维环开始变性,弹性减小,应力加于这些变性或弹力减退的纤维环,如腰部扭伤后,极易造成纤维环的破裂。在这年龄,髓核尚能保持其胶质状态和膨大,因之髓核必被挤于裂隙之间,以致影响裂隙的愈合,此时即使因裂隙较小,髓核一时未突破纤维环,但因裂隙继续存在,日后亦可能在不断的活动和挤压中有所发展。若扭伤所造成纤维环的裂缝较大,突出的髓核即可引起急性的坐骨神经痛。

在30~40岁之间,若髓核内纤维组织增多,但尚未引起椎间盘的变窄,则髓核对于变性的抗力,反而变得较半液状时期为大,髓核突出的可能性相对变得较小,故髓核的变性,从某些方面看来,是机体的一种保护机制。

40~50岁以后,若髓核、纤维环和软骨板的变性皆很明显,椎间盘萎缩变化广泛,则受到损伤后,破裂和突出多是细小的,故不易引起典型的坐骨神经痛。除非碎裂的纤维环被挤于椎管内,否则不会引起急性症状。若髓核变性已至晚期,而纤维环尚保持完整,则椎间隙有显著变窄,以致椎体边缘有骨刺或唇形变发生。

软骨板构成椎间盘的上下壁,有半渗透膜的作用。经过软骨板所交换的液体,可维持纤维环和髓核的营养,故软骨板受到损害后,可对纤维环和髓核造成不良影响,这些影响是:在软骨板的损伤处,纤维环因失去附着点而变弱,若髓核的膨胀尚正常,则变弱的纤维环乃不能抵御其膨胀力,因而容易发生突出。液体的交换减少,促进了纤维环和髓核的纤维变性和坏死。

椎间盘在弯腰活动和受压中可以变形,这时椎间盘可暂时降低其吸水能力,直至压力解除后,变形和吸水能力才能恢复。

若积累劳损,髓核长时期不能得到正常充盈,则纤维环的营养供应也长期不足,致使易遭损伤,损伤后也不易修复,这样更易造成纤维环的破裂。

（2）受寒　不少腰椎间盘突出患者,无外伤史及劳损史,只有受寒、着凉。其原因可能由于椎间盘有发育上的缺陷,受寒后使腰背肌肉痉挛和小血管收缩,影响局部的血循环,进而影响椎间盘的营养。同时肌肉的紧张痉挛,可增加对椎间盘的压力,特别对于已有变性的椎间盘,可造成更进一步的损害,致使髓核突出。

【类型】

（1）根据髓核突出的方向,可分为三种类型

① 向后突出：一般所称椎间盘突出,实际皆属此型。因向后方突出的髓核可压迫神经根,产生明显症状,故为三类中最重要者。

② 向前突出：不能引起特殊症状,故无实际临床意义。

③ 向椎体内突出：是髓核向软骨板内突出,突出物压入椎骨的松质骨,形成杯状缺口,经时较久后,缺口边缘可以硬化,多发于青年期。

（2）向后突出,根据突出的部位,分三型

① 单侧型：临床最为多见,髓核突出和神经根受压只限于一侧。

② 双侧型：髓核向后纵韧带两侧突出,两侧下肢皆有坐骨神经痛,但往往是一先一后。当一侧症状出现时,另一侧的症状多已减轻或消失,似有交替现象。两侧症状同时存在时,多是一轻一重,或最后一侧症状消失,一侧存留。此种类型在临床上较少见。

③ 中央型：椎间盘自后中部突出。若突出物较小,在突出平面,既不能压迫左侧神经根,亦不能压迫右侧神经根,而受压的是马尾神经。因此无论突出平面为 $L_3 \sim L_4$、$L_4 \sim L_5$,或 $L_5 \sim S_1$,受压者恒为第3、4、5骶神经,所产生症状多为鞍区麻痹和大小便功能障碍。除非突出很大,一般不会引起双侧的典型坐骨神经痛。与马尾肿瘤的鉴别是症状出现快,在休息时症状可有减轻。

（3）根据髓核突出的程度,可分为三型

① 幼弱型（隐藏型）：为纤维环不完全破裂,环自内向外形成裂缝,但裂缝不大,外层尚保持完整,其破裂部受椎间隙压力之挤压,髓核可自裂缝部向外膨出。一般环内壁裂缝大,椎间隙的压力高,则突出物膨出就大。反之,环内壁裂缝小,椎间隙的压力低,外界阻力大,则突出物必缩小或消失。所以其症状,有时好时犯,时轻时重的特点,这是突出物大小变化带来的临床表现。

② 成熟型（破裂型）：即纤维环完全破裂,髓核从破裂纤维的断处,自椎间隙向外膨出。有的突出物上被以薄膜,从而与附近组织隔开,不致发生粘连。有的外无被膜,其突出的断端可能与附近组织发生粘连。也有的突出物与破裂纤维环的断端以蒂相连,游离于椎管内,造成对神经根压迫位置的改变,以致发生脊柱侧弯忽左忽右的变换。有时破裂的纤维环组织和髓核大块突出,可压迫马尾神经,表现为中央型突出的症状。

③ 移行型（突出型）：介于幼弱与成熟型之间,纤维环接近完全破裂,髓核膨出亦较大,可转变为成熟完全突出或缩回椎间隙而消失。

【临床表现】

(1) 腰部疼痛　多数患者有数周或数月的腰痛史,或有反复腰痛发作史。腰痛程度轻重不一,严重者可影响翻身和坐立。一般休息后症状减轻,咳嗽、喷嚏或大便时用力,均可使疼痛加剧。

(2) 下肢放射痛　凡 $L_4 \sim L_5$ 或 $L_5 \sim S_1$ 椎间盘突出者,一侧下肢坐骨神经区域放射痛,是本病的主要症状,常在腰痛消失或减轻时出现。疼痛由臀部开始,逐渐放射至大腿后侧、小腿外侧,有的可发展到足背外侧、足跟或足掌,影响站立和行走。如果突出部在中央,则有马尾神经症状;双侧突出则放射可能为双侧性或交替性。

若 $L_1 \sim L_2$ 或 $L_2 \sim L_3$ 椎间盘突出者,则一侧下肢可出现股神经和闭孔神经放射性疼痛感觉。

(3) 腰部活动障碍　腰部活动在各方面均受影响,尤以后伸障碍为明显,少数患者在前屈时明显受限。

(4) 脊柱侧弯　多数患者有不同程度的腰脊柱侧弯,侧凸的方向可以表明突出物的位置和神经根的关系。突出位于神经根的腋部,即神经根与马尾成角处,脊柱为了使神经根躲开突出物,乃凸向健侧;反之,若突出物位于神经根的上方,则脊柱凸向患侧,以避开突出物对神经根的压迫。

较外侧的突出,可以压迫由同一平面所发出的神经根;但较内侧的突出,则可累及由下 1~2 椎节所发出的神经根。例如,$L_5 \sim S_1$ 椎间盘的外侧突出可以累及 L_5 神经根;较内侧的突出,则可累及 S_1 神经根;而一个后外侧的较大突出,则可使 L_5 和 S_1 两条神经根皆受累。

(5) 主观麻木感　病程较久者,常有主观麻木感。多局限于小腿后外侧、足背、足跟或足掌。中央型髓核突出可发生鞍区麻痹。

(6) 患肢温度下降　不少患者患肢感觉发凉,客观检查,患肢温度较健侧降低,有的足背动脉搏动亦较弱,此乃由于交感神经受刺激所致。须与栓塞性动脉炎相鉴别。

【检查】

对本症常用下列检查:

(1) 腰脊柱姿势　80%~90% 有脊柱侧弯。腰椎生理前凸减小或消失,甚至腰脊柱后弓。

(2) 压痛点　在腰椎4、5 或腰椎5、骶椎1 之间的棘突旁常有明显压痛,用力按压时可引起放射性疼痛的加剧,在居髎、环跳、委中、阳陵泉、绝骨等穴也常有程度不同的压痛。

(3) 特殊检查

① 直腿抬高试验及加强试验阳性,严重者仅能抬腿 15°~30°。

② 踇趾背伸或跖屈力减弱。

③ 腹压增高则腰痛加剧,且有下肢放射性疼痛。

④ 屈颈试验阳性,严重者坐位屈颈试验(林德勒氏试验)不能完成。

⑤ 下肢后伸试验阳性。

(4) 腱反射及皮肤感觉改变　突出的椎间盘压迫腰3 或腰4 神经根,引起同侧膝腱反射减弱或消失;骶1 神经根受压,则跟腱反射减弱或消失。早期患侧小腿后外侧及足背外侧的痛觉过敏,稍后为减退。感觉减退在小腿上外侧及踇趾根部,为腰5 神经根受压;外踝部及足背外侧感觉减退,为骶1 神经根受压。

(5) X 线检查　腰骶椎 X 线检查目的在于排除其他疾病,如:结核、肿瘤、骨折等,并有利于发现本症的线索,如椎间隙变窄,生理前凸减小或消失等。

【鉴别诊断】

腰椎或骶髂关节结核患者腰部怕受震动,叩击患部可有剧烈疼痛,常有低热,红细胞沉降率增高,可能有肺结核史。脊髓马尾肿瘤为慢性进行性疾病,无间隙自愈现象,鞍区麻痹,脊柱运动多无明显限制或病理姿态。腰椎骨折有明显外伤史,X线检查一般能确诊。

【治疗】

(1) 治疗原则

① 降低椎间盘内压力,增加盘外压力,促使突出物回纳,为纤维环的修复,创造有利条件。

② 改变突出物的位置,松解粘连,解除或减轻对神经根的压迫。

③ 加强局部气血循环,促使受损伤的神经根恢复正常功能。

(2) 治疗方法

① 解除腰臀部肌肉痉挛:患者俯卧。在患侧腰臀及下肢用轻柔的擦、按等手法治疗。促使患部气血循行加快,从而加速了突出髓核中水分的吸收,减轻其对神经根的压迫,同时使紧张痉挛的肌肉放松,为下一步治疗创造条件。

② 拉宽椎间隙,降低盘内压力:患者仰卧。用手法或机械进行骨盆牵引,使椎间隙增宽,从而降低椎间盘内压力,甚至出现负压,使突出物回纳,同时可扩大椎间孔和神经根管,减轻突出物对神经根的压迫。

③ 增加椎间盘外压力:患者俯卧。用双手有节奏地按压腰部,使腰部振动。然后在固定患部的情况下,用双下肢后伸扳法,使腰部过伸。本法可促使突出物回纳或改变突出物与神经根的位置。

④ 调节后关节、松解粘连:用腰部斜扳或旋转复位手法,以调整后关节紊乱,从而相对扩大神经根管和椎间孔。由于斜扳和旋转复位时,腰椎及其椎间盘产生旋转扭力,从而改变突出物与神经根的位置。反复多次进行,可逐渐松解突出物与神经根的粘连。再在仰卧位,用强制直腿抬高以牵拉坐骨神经和腘绳肌,对松解粘连可起一定作用。

⑤ 促使受损伤的神经根恢复功能:沿受损神经根及其分布区域用擦、按、点、揉、拿等法,促使气血循行加强,从而使萎缩的肌肉及麻痹的神经逐渐恢复正常功能。

【注意事项】

(1) 治疗期间病人要卧硬板床休息,注意腰部保暖。

(2) 腰椎间盘突出中央型不宜进行推拿治疗。

(3) 推拿治疗前要排除腰椎骨质病变。

7·8 类风湿性关节炎

类风湿性关节炎又称为风湿样关节炎。本病是一种病因尚未肯定的、具有关节炎变的、慢性全身性疾病。早期有游走性的关节疼痛和功能障碍,晚期则关节僵硬和畸形,功能丧失,并有骨和骨骼肌的萎缩。患者以青壮年为多,女性为男性三倍,儿童和老年少见。

本病在中医中属于痹证中的骨痹一类,如《素问·长刺节论》说:"病在骨,骨重不可举,骨髓酸痛,寒气至,名曰骨痹。"

【病因病机】

本病的病因尚未肯定,目前对本病的病因有以下几种学说:

(1) 感染学说 认为有三种可能性,即低毒感染、毒素感染和变态反应。

① 低毒感染:毒性较低的细菌,如非溶血性链球菌,侵入关节或其周围组织,引起一系列的关节病变。但局部培养找不到致病细菌。

② 毒素感染:体内慢性感染病灶,产生毒素,关节对毒素的反应而发生本病。但临床不能证实,在清除慢性病灶后,大多无肯定疗效。

③ 变态反应:发生感染后,机体对感染过敏,引起关节发生变态反应。目前对这一学说支持者较多。

支持感染学说的理论根据是:关节炎的发生往往不在感染当时,而在感染之后;患者血清内所含对溶血性链球菌之凝集素远比正常人为高;对链球菌的皮肤敏感试验,患者的阳性反应率比正常人高三倍;对家兔经反复注射链球菌后,可产生关节病变,其性质和类风湿性关节炎相似。

(2) 非感染学说 有以下四种。

① 内分泌不平衡学说:由于本病不发生于妊娠初期,而且已患本病者在妊娠期有症状缓解的事实,临床上用肾上腺皮质激素、促肾上腺皮质激素,对本病有一定疗效,所以认为本病是内分泌不平衡所致。

② 结缔组织疾病学说:原称胶原性疾病学说。因为本病的病理特性是结缔组织发生蛋白变性,而且用激素疗法对本病有效,对其他胶原性疾病也有效。

③ 血管舒缩障碍学说:认为本病由于植物神经功能紊乱,血管舒缩发生障碍而引起,其理由是:本病患者常发现手、足部发冷并有发绀的现象,对湿度反应并不敏感,同时治疗上凡一切热疗法,均能使症状缓解。

④ 自体免疫反应学说:认为由于各种因素,如感染、潮湿、外伤、寒冷、营养不良、疲劳、药物、精神等,使人体内环境的稳定性发生混乱,若干免疫活性细胞群得到发展,对自体某些成分出现免疫病变反应而发生本病。其理由是:患者发病前常有某些诱因;患者血中可测出多种自体抗体;把本病患者的滑膜细胞在组织培养中生长,能产生一种胶原酶,这与本病关节软骨的破坏有密切关系;病变中有大量浆细胞和淋巴细胞浸润;临床应用肾上腺皮质激素、嘌呤代谢拮抗药物有效。

本病的病理变化,在早期滑膜首先红肿而渗出多量液体,关节囊和附近的腱和腱鞘都有炎变,关节肿大明显。随后淋巴细胞呈局灶性分布,在滑膜绒毛内形成滤泡,滑膜绒毛显著肿大。当滑膜炎变继续进行,反复发作(一般半年可自发性缓解),滑膜增生增厚,富有血管的肉芽组织从关节软骨边缘处的滑膜开始,渐渐向内向软骨面伸延,最后将软骨面完全覆盖。肉芽组织内成纤维细胞继续增生,遮断了软骨从滑液中摄取营养,因此软骨表面发生溃疡。同时软骨下层的骨髓有结缔组织增生,也形成肉芽组织,将附着于骨组织的软骨剥离,使软骨完全损坏。最后软骨表面的肉芽组织纤维化,使上下关节面互相融合,形成纤维性关节强硬。有时肉芽组织骨化,就产生关节骨性强直。关节附近的骨骼呈脱钙和骨质疏松,肌肉和皮肤都萎缩。关节本身有畸形或脱位。

【临床表现】

约80%患者的发病年龄在20~45岁左右,以青壮年为多,女性多于男性。初发时起病缓慢,患者多先有几周到几个月的疲倦乏力、体重减轻、胃纳不佳、低热和手足麻木刺痛等前驱症状。随后发生某一关节疼痛、僵硬,当时关节外观可无异常,以后各关节肿大日渐显著,周围皮肤温热、潮红,自动或被动运动都引起疼痛。开始时可仅一二个关节受累,往往是游走性的。以后发展为对称性多关节炎。关节的受累常从四肢远端的小关节开始,以后再累及其他关节。近侧的指间关节最常发病,常呈梭状肿大;其次为掌指、趾、腕、膝、肘、踝、肩和髋关节等。由于关节的肿痛和运动的限制,关节附近肌肉的僵硬和萎缩也日益显著。以后即使急性炎症消散,由于关节内已有纤维组织增生,关节周围组织也变得强硬。随着病变发展,患者有不规则发热,脉搏加快,显著贫血和情绪低落。病变关节最后变成僵硬和畸形。膝、肘、腕、手指都固定在半屈位,手指常在掌指关节处向尺侧偏向畸形。此时患者对日常生活如穿衣、进餐等也都需人协助。关节受累较多的患者更是经日不离床褥。

临床过程,发病呈急骤者的病程进展较短促,一次发作后可数月或数年暂无症状,静止若干时日后再反复发作。发作呈隐袭者的病程进展缓慢而渐进,全程可达数年之久,其间交替的缓解和复发是其特征,每经过一次,病势增剧,病变关节也变得更为僵硬而不灵活,终致使关节固定在异常位置,发生畸形。无论急骤型或隐袭型,如不进行积极治疗,最后都进入慢性过程。

【鉴别诊断】

本病尚须与下列各疾病相鉴别:

(1) 增生性骨关节炎　发病年龄多在40岁以上,一般健康状况良好。受损关节以负重的膝、脊柱等较为常见,无局部红肿或游走现象,也无全身症状,肌肉萎缩和关节畸形不显著。X线检查显示关节周围骨质有钙质沉着,关节边缘的骨有外生骨疣。血沉不增速。

(2) 风湿性关节炎　本病尤易与类风湿性关节炎起病时相混淆,下列各点可资鉴别:起病一般急骤,发热和白细胞增生显著;关节症状消失后无永久性损害;常同时发生心肌炎;血清内抗链球菌溶血素"O"、抗链球菌激酶及抗透明质酸酶均为阳性;水杨酸制剂治疗效果常迅速显著。

(3) 结核性关节炎　可伴有其他结核病变,如脊椎结核常有脊椎旁脓肿。多属单关节性,二个以上同时发病者极少见。X线发现病变范围常较在临床症状上有相同程度的类风湿性关节炎更为广泛。关节腔内渗出液作结核菌培养或动物接种常为阳性。

(4) 其他结缔组织疾病而兼有多发性关节炎者　系统性红斑狼疮与早期类风湿性关节炎不易区别,两者的实验室检查类风湿因子和狼疮细胞都可阳性,仅蝶状红斑或多形红斑的出现有助于鉴别诊断。系统性红斑狼疮都有心、肾等内脏累及,而且显著的关节畸形比较少见。结节性多动脉炎的病变很广泛,常有内脏累及和嗜酸性粒细胞增多以资鉴别。皮肌炎的肌肉疼痛和水肿并不限于关节附近,心、肾病变也多见,而关节病损则很少见。

【治疗】

早期以和营通络、滑利关节为原则,后期骨性强直者以舒筋通络、活血止痛为原则。

在整个治疗中,以早期治疗效果较好,采用推拿和配合中药治疗,以控制病情的发展,保护关节功能。对晚期发生畸形和关节僵硬,骨质疏松的患者,治疗时严防手法粗暴,以免发生骨折。

治疗方法:

(1) 上肢部

① 患者坐势。医者站于一侧,一脚踩凳上,将患肢搁在大腿上,用㨰法在手臂内、外侧

施治,从腕部到肩部,上下往返。同时适当配合各关节的被动活动。

② 接上势。从肩部到腕部,上下往返用拿法,重点在肩、肘、腕部配合按揉肩髃、肩贞、肩髎、曲池、尺泽、手三里、合谷、阳池、大陵。

③ 患者坐势,医者坐于前侧。捻、揉腕部及各掌指和指间关节,同时配合适度的摇法。然后再摇肩、肘关节,搓上肢4~5次。

(2) 下肢部

① 患者俯卧位,医者站于旁。用㨰法施于臀部,向下至小腿后侧。髋、膝、踝关节后面作重点治疗,同时配合髋后伸、外展及膝关节的伸屈被动活动。然后按环跳、居髎、委中、承山。

② 患者仰卧位。医者站于旁,用㨰法施于大腿前部及内外侧,向下至小腿外侧,沿足三里、阳陵泉穴向下到踝部,同时配合髋关节的外展、外旋被动活动。

③ 接上势。在膝关节周围用㨰法治疗,同时配合按揉膝眼。

④ 接上势。在踝关节周围及足背用㨰法治疗,同时配合踝关节屈伸及内、外翻活动。再捻摇足趾和摇踝关节。然后拿委中,沿小腿后侧向下到跟腱4~5次。最后搓下肢,从大腿到小腿。

不论上肢或下肢,病变较重的关节,均可加用擦法和热敷,对提高疗效有一定帮助。

【注意事项】

(1) 本病是较顽固的慢性疾病。早期治疗和适当锻炼,预后尚好,一般能恢复或基本恢复病变关节的活动功能,但晚期骨性强直后则预后较差,一般只能基本控制病情发展或减轻局部症状,而病变关节的功能很难恢复。

(2) 患者进行适当的体格锻炼是极为重要的,但不宜过度疲劳,平时要注意保暖,不宜食寒性食物。

【附】 强直性脊椎炎

本病以往称为类风湿性脊椎炎,认为是类风湿性关节炎的一型。因为整个脊椎可受累而变为强直、畸形,故称强直性脊椎炎或畸形性脊椎炎。目前已知本病与类风湿性关节炎尚有下列几点区别:病变脊椎没有明显滑膜炎的表现,但有明显的韧带钙化、骨化和小关节骨性强直的倾向;男性多见,约为女性病人的8倍,发病多在30岁以下;在某些家族中有遗传的倾向;对某些类风湿性关节炎中极少奏效的药物在本病应用时可奏奇效,如保泰松、消炎痛等;没有类风湿性皮下结节的出现,也没有类风湿因子阳性的表现;有某些关节外病变的并发症如虹膜睫状体炎、主动脉炎等。

【临床表现】

最初病变是在骶髂关节,以后有骨凸炎及肋椎关节炎。脊柱的其他关节由下而上地相继受累。正常脊柱的腰段弯曲消失,脊柱胸段弯曲则呈显著的后凸,胸廓也成扁平。又因各肋椎关节强硬,胸廓的扩张运动大受限制,肺活量显著减少。髋关节如亦累及而强直,则整个脊柱和下肢变为强硬的弓形。约30%患者的四肢关节也被累及,但远端小关节如指间及掌指关节等则极少受影响。

早期症状有反复发作的腰痛、腰骶部不适感,间歇性或两侧交替出现的坐骨神经痛、下肢或腰部运动不灵便,或僵直感。上述症状见于年轻男子,血沉又显著加快,应密切注意有无患本病的可能。由于类风湿因子在本病患者常为阴性,故无诊断价值。X线片可见关节面模糊不整,关节附近骨质疏松,前后纵韧带及其他脊椎间的韧带钙化或骨化,使脊柱呈竹节样的畸形。

【治疗】

治疗原则与类风湿性关节炎基本相同。

治疗方法：

（1）患者俯卧。上胸部及大腿前分别垫 2~3 个枕头，使前胸及腹部悬空，两手臂屈肘置于头前。医者站于旁，在患者腰背部沿脊柱及两侧，用㨰法上下往返治疗，同时另一手掌在背部沿脊柱按压，按压时要配合病人呼吸，当呼气时向下按压，吸气时放松。

（2）接上势。用指按法按压脊柱两侧膀胱经及臀部秩边、环跳、居髎。

（3）患者仰卧。用㨰法治疗髋关节前部，配合髋关节的外展、外旋被动活动。再拿大腿内侧肌肉和搓大腿。

（4）患者坐势。医者站于后方，用㨰法施于颈项两侧及肩胛部，同时配合颈部左右旋转及俯抑活动。然后按揉或一指禅推颈椎两侧，上下往返数次，再拿风池及颈椎两侧到肩井。

（5）接上势。嘱患者两肘屈曲，抱于后脑枕部，两手指交叉握紧。医者站于背后，以膝部抵住患者背部，再以两手握住患者两肘，作向后牵引及向前俯的扩胸俯仰动作。在进行这种被动活动时，患者要配合呼吸运动（前俯时呼气，后仰时吸气）。俯仰 5~8 次。

（6）患者坐势。将腰背暴露，上身前俯，医者站于旁，用肘压法施于脊椎两旁。再直擦背部督脉及两侧膀胱经、横擦骶部，均以透热为度，可加用热敷。

7·9　颞颌关节功能紊乱症

颞颌关节功能紊乱症是口腔科常见疾病，好发于 20~40 岁的青壮年。常发生在一侧，亦可累及双侧。

颞颌关节是颌面部唯一的活动关节，是一具有转动运动和滑动运动的左右联合关节，由颞骨的下颌关节凹，下颌骨的髁状突及居于两者之间的关节纤维软骨盘所组成。关节的四周有关节囊包绕，此外尚有颞下颌韧带、蝶下颌韧带和茎突下颌韧带及咀嚼肌。附着于关节四周，咀嚼肌中，开口肌群有二腹肌、颌舌骨肌、颏舌骨肌、颏舌肌；闭口肌群有嚼肌、颞肌、翼内肌、颊肌和翼外肌。翼外肌附着在髁状突外侧及关节软骨盘的前方，两侧同时收缩可使下颌向前移动，一侧收缩可使下颌骨向对侧移动。关节软骨盘呈卵圆形，富有弹性，有缓冲和保护关节、适应颌骨多方运动的作用。关节软骨盘将关节囊分为上、下两腔，腔内垫有滑膜、上腔较大而松，下腔小而紧张。小于 1 厘米的张口动作，其关节运动发生于下腔，大于 1 厘米的张口动作其关节运动发生于上腔，随着张口幅度继续增大，关节盘与髁状突可逐渐向前滑行，关节的侧向运动，系由两侧关节交替动作所形成。颞颌关节有张、闭口和侧向运动的功能。

【病因病机】

颞颌关节功能紊乱症的发病原因比较复杂，目前尚不明确，可能与以下因素有关：

（1）关节周围肌肉过度兴奋或过度抑制　神经衰弱，可使颞颌关节周围肌群过度兴奋或过度抑制。兴奋与抑制的失平衡状态，是颞颌关节功能紊乱症发病的内在因素。如翼外肌功能过度兴奋可造成关节半脱位而出现弹响。

（2）牙咬合关系紊乱　牙咬合关系和颞颌关节的功能活动有着密切的联系。牙尖过早接触，系因后牙缺失或过度磨损等因素造成垂直距离过短等牙咬合关系紊乱，可反射性地引起颞颌关节周围肌群的痉挛而发生本病。

（3）关节先天性畸形　两侧颞颌关节的关节结节高度和斜度明显差异时、关节结节较高，一侧的髁状突滑动运动受限，而较低一侧的髁状突滑动活动仍为正常，从而形成了开口时下颌偏向关节结节较高侧的不协调状态。

(4) 创伤和寒冷刺激 本病发生的外在因素有——外力打击；咬硬物或开口过大，而造成的关节扭伤；长期夜间磨牙造成关节创伤；寒冷刺激也可引起肌肉痉挛而诱发本病。

【临床表现】

主要症状是颞颌关节弹响、疼痛和开口运动异常。部分患者在开口初期和闭口末期出现弹响；有的则发生在开口末期和闭口初期。弹响时可伴有不适感或疼痛。关节软骨面和骨质破坏的病人，在开闭口运动时可出现连续性的似揉玻璃纸样的杂音。

疼痛：有些患者疼痛不明显或仅有酸痛；有的患者在张口咀嚼时，或前伸、侧方运动时可发生疼痛。疼痛和压痛部位也可不同，有时患者压痛点在乙状切迹和上颌结节后方；有的则在颞颌关节后区或关节结节处和髁状突前斜面，部分患者可伴有闭口肌群痉挛。

开口运动异常：有因疼痛而开口受限；也有因韧带、关节囊松弛或翼外肌功能亢进而开口度过大，或颞颌关节半脱位；有因咀嚼肌群痉挛而出现牙关紧闭。部分患者有开口型侧偏现象。

一般不须 X 线摄片检查。但 X 线片可以排除颞颌关节部的骨折，脱位，增生，骨性关节炎，骨病等。

【治疗】

宜理筋整复法，治常采用点按、一指禅推、揉、摩、摇等手法。

患者正坐（或侧卧位，患侧在上），医者点按患侧上关、下关、翳风、颊车、合谷等穴。若系肌肉功能失调者，可在局部用一指禅推法、揉法和摩法，以舒筋活络、解痉止痛。

有半脱位者，可用摇、揉、按等手法理筋整复。具体操作如下（以右侧为例）：患者正坐，医者以右手中、食二指（包有消毒纱布）伸入口腔内，向下扣住下颌骨。左手拇指压在髁突部，其余四指扶住下颌骨。一助手双手固定住患者头顶部。右手带住下颌骨作摇晃手法，使两侧颞颌关节松动。同时左手拇指在髁突部作揉捻动作。摇揉 1 分钟后，右手食、中二指向前下方用力，令患者张大其口，拿出食、中二指，迅速用右手掌托其下颌部，向后上方端提，同时让患者闭口，此时左手拇指将髁突向后上方挤按。下颌骨向左侧偏歪，咬合关节异常者，可在舒筋基础上，让患者正坐，医者站在患者身后，右手掌大鱼际按在患者右侧颞部和髁状突处，左手掌按左侧下颌部。令患者作张口和闭口运动，与此同时，医者两手相对挤按，即可将向左侧偏歪的下颌矫正，恢复正常咬合关系。

术后应嘱患者避免寒冷刺激及过度疲劳，纠正不良的咀嚼习惯。可配合热敷。若有骨性改变者，推拿疗效欠佳，应转口腔科治疗。

7·10　胃脘痛

胃脘痛是一种以上腹部经常发生疼痛为主症的消化道病症，本证多见于胃炎、溃疡病，胃痉挛及其他消化道疾患。

历代文献中，也有将胃脘痛称为"心痛""心下痛"等，但对心脏疾患引起的心痛，古代也有明确认识。如《灵枢·厥论》说："真心痛，手足青至节，心痛甚，旦发夕死，夕发旦死。"说明当时已认识到真心痛是一危急症候，与胃脘痛的"心痛"绝不相同。

胃脘痛常为脾、胃病变的主要症状。

脾胃为后天之本，其生理特点是：胃主受纳，脾主运化。脾主升，胃主降。脾喜燥恶湿，胃喜润恶燥。

脾胃的升降、运化功能，有赖于肝的正常疏泄功能及肾阳的温煦推动作用。如肝的疏泄功能失调，则会出现肝胃不和、肝脾不和的病理变化；如果肾阳不足，则会出现脾胃虚寒的病理变化。因此脾胃与肝肾是有密切关系的。

【病因病机】

由于下述三种原因，引起脾胃生理功能失常，即可出现胃脘疼痛。

（1）病邪犯胃　外感寒邪，邪犯于胃，或过食生冷，寒积于中，皆使胃寒而痛，尤其是脾胃虚寒者更易感受寒邪而痛发；又如饮食不节，过食肥甘，内生湿热，可以发生热痛或食积痛。此外，虫积也可导致胃脘疼痛。

（2）肝气郁结　忧郁、恼怒伤肝，肝气失于疏泄，横逆犯胃而致胃脘痛。肝气郁结，进而可以化火，火邪又可伤阴，均可使疼痛加重或使病程缠绵。

（3）脾胃虚寒　肾阳衰微，或劳倦过度，饥饱失常，均可损伤脾胃，使中气虚寒而痛。

胃脘痛的原因虽有不同，但其病机转归则有相同之处，即所谓"不通则痛"。病邪阻滞，肝气郁结，均使脾胃升降失调、气机不利，气滞而作痛；脾胃虚寒，脉络失于温养，或胃阴不足，脉络失于濡润，致使脉络拘急而作痛。气滞若日久不愈，而致血脉凝涩，瘀血内结，则疼痛更为顽固。

【临床表现】

胃脘痛在临床上分病邪阻滞和脏腑失调两类。但不论是病邪阻滞或脏腑失调的胃脘痛，只要未经彻底治疗，日久不愈，均可形成瘀血内停。

（1）病邪阻滞

① 寒邪：胃脘疼痛暴作，畏寒喜暖，局部热敷痛减，口不渴或喜热饮，苔白，脉紧。

② 食滞：胃脘胀闷，甚则疼痛，嗳腐吞酸，呕吐不消化食物，吐后痛减，或大便不爽，苔厚腻，脉滑。

（2）脏腑失调

① 肝气犯胃：胃脘胀满，攻撑作痛，连及两胁，嗳气，大便不畅，苔多薄白，脉弦。

② 脾胃虚寒：胃疼隐隐，泛吐清水，喜暖喜按，纳食减少，手足不温，大便溏薄，舌淡白，脉软弱或沉细。

以上胃脘痛诸证，病邪阻滞者多为急性疼痛；脏腑失调者多为慢性疼痛。病邪阻滞者治疗较易收效，但如未及时彻底治愈，也可能转为慢性。在临床上，上述诸证，往往不是单纯出现或一成不变的，虚实并见，寒热错杂的并不少见，临床时必须辨证审因，灵活掌握。

【治疗】

对本症治疗，以"理气止痛"为临床上通用之法；但是，还需要进一步审证求因，辨证论治，凡病邪阻滞者，辨其邪而去之；肝气郁滞者则疏肝理气；脾胃虚寒者则宜温中散寒；瘀血内停则治以活血化瘀。

（1）基本治法

① 胃脘部操作：

A 取穴：中脘、气海、天枢、足三里。

B 手法：摩、按、揉、一指禅推法。

C 操作:患者仰卧位。医者坐于患者右侧,先用轻快的一指禅推法、摩法在胃脘部治疗,使热量渗透于胃腑,然后按、揉中脘、气海、天枢等穴,同时配合按揉足三里。时间约 10 分钟。

② 背部操作:

A 取穴:以背部脊柱两旁沿膀胱经顺序而下至三焦俞,重点在肝俞、脾俞、胃俞、三焦俞。

B 手法:一指禅推法、按、揉法。

C 操作:患者俯卧位。用一指禅推法,从背部脊柱两旁沿膀胱经顺序而下至三焦俞,往返 4~5 次,然后用较重的按、揉法于肝俞、脾俞、胃俞、三焦俞。时间约 5 分钟。

③ 肩臂及胁部操作:

A 取穴:肩井、手三里、内关、合谷及两胁部。

B 手法:拿、搓、按、抹。

C 操作:患者取坐势,拿肩井循臂肘而下,在手三里、内关、合谷等穴作较强的刺激。然后搓肩臂使经络通畅,再搓抹其两胁,由上而下往返数次。

(2) 辨证加减

① 寒邪犯胃:

A 用较重的点、按法治疗脾俞、胃俞。时间约 2 分钟。

B 用擦法在左侧背部治疗($T_7 \sim T_{12}$),以透热为度。

② 食滞:

A 用顺时针方向摩腹,重点在中脘、天枢穴。

B 按、揉脾俞、胃俞、大肠俞、八髎、足三里。

③ 肝气犯胃:

A 用柔软的一指禅推或揉法,自天突向下至中脘穴治疗,重点在膻中穴,然后轻柔地按、揉两侧章门、期门。时间约 3 分钟。

B 用较重的手法按、揉背部肝俞、胆俞、膈俞。

④ 脾胃虚寒:

A 用轻揉的按、揉法在气海、关元、足三里治疗。每穴约 2 分钟,在气海穴治疗时间可适当延长。

B 直擦背部督脉,横擦左侧背部($T_7 \sim T_{12}$)及腰部肾俞、命门穴,以透热为度。

⑤ 疼痛剧烈者:先在背部脾俞、胃俞附近压痛点,用较重的点、按法,连续刺激 2 分钟左右,待疼痛缓解后,再辨其证而治之。

【注意事项】

(1) 对胃、十二指肠溃疡出血期的患者,一般不宜手法治疗。

(2) 患者生活要有规律,注意饮食调节,心情开朗,不过度疲劳。

7·11 泄泻

泄泻又称腹泻,是指排便次数增多,粪便稀薄,甚至泻出如水样而言。

本症在《内经》中有"濡泄""洞泄""飧泄""注泄"等名称。汉唐时期称为"下利",宋代以后统称"泄泻"。亦有根据病因或病机而称为"暑泄""大肠泄"等,名称虽多,都未离开"泄泻"两字。

【病因病机】

泄泻的主要病变在于脾胃与大小肠,其致病原因可分为外因和内因两类。外因中包括感受外邪和饮食所伤;内因中包括情志失调和脾胃阳虚。

(1) 外因

① 感受外邪:外邪引起的泄泻,以寒、湿、暑、热邪伤及脾胃为常见,其中尤以湿邪兼夹寒、暑、热邪为多见。由于脾喜燥恶湿,外来湿邪,最易困阻脾阳,致脾失健运,脾胃升降失司,清浊不分,水食相夹并走大肠而成泄泻。故有"无湿不成泻"之说。

② 饮食所伤:饮食不节或过食肥甘,致使宿食内停,窒碍肠胃,影响脾胃之运化;多食生冷,误食不洁之物,则损伤脾胃,致使水谷精微不能输布。因此造成水湿内停,变生污浊而排泄。

(2) 内因

① 情志失调:素体脾胃虚弱,复因情志影响,忧思恼怒,忧思则伤脾,致使脾胃气机失调;恼怒伤肝,肝气郁结,横逆犯脾,脾伤则运化失常,而成泄泻。

② 脾肾阳虚:脾主运化,全赖阳气之推动,若脾阳不振,则运化功能减退,不能腐熟水谷运化精微,以致水谷停滞,并入大肠,而成泄泻;泄泻日久不愈,损伤肾阳,即所谓"由脾及肾"。肾阳受损又可影响脾阳之不足,致成脾肾阳虚,则泄泻缠绵不止。

【临床表现】

根据病因可知湿盛和脾虚为形成泄泻的主因,而两者又相互影响,互为因果,一般说来,湿盛多为急性泄泻,脾虚多为慢性泄泻。

(1) 急性泄泻

① 湿邪侵袭:发病急骤,大便稀薄或夹黏液,每日数次或十余次,腹痛肠鸣,肢体痠痛,苔白腻或黄腻,脉濡或滑数。

② 伤食:有暴饮暴食或不洁的饮食史。发病突然,脘腹胀痛,泻下粪便臭如败卵,泻后则痛减,嗳腐吞酸,舌苔垢腻,脉滑数。

(2) 慢性泄泻

① 脾胃虚弱:大便时溏时泄,完谷不化,反复发作,稍食油腻,则大便次数增多,食欲不振,舌淡苔白,脉缓弱。

② 脾肾阳虚:症多作于黎明之前,脐周作痛,肠鸣即泻,泻后痛缓,并有腹部畏寒,腰痠肢冷,舌淡苔白,脉沉细。

③ 肝气乘脾:泄泻每以精神因素,情绪波动而诱发。平时可有腹痛肠鸣,胸胁痞闷,嗳气食少,苔薄,脉弦细。

【治疗】

推拿临床以治疗慢性泄泻为主。治则为健脾和胃,温肾壮阳,疏肝理气。

(1) 基本治法

① 腹部操作:

A 取穴:中脘、天枢、气海、关元。

B 手法:一指禅推法、摩法。

C 操作:患者仰卧位,用沉着缓慢的一指禅推法由中脘开始缓慢向下移至气海、关元,往返5~6遍。然后摩腹。时间约8分钟。

② 背部操作：

A 取穴：脾俞、胃俞、肾俞、大肠俞、长强。

B 手法：患者俯卧位。用㨰法沿脊柱两旁从脾俞到大肠俞治疗，每穴约 1 分钟。然后按揉脾俞、胃俞、大肠俞、长强。往返 3~4 遍。再在左侧背部用擦法治疗，以透热为度。时间约 10 分钟。

（2）辨证加减

① 脾胃虚弱：

A 在气海、关元、足三里用轻柔的按、揉法治疗。每穴约 2 分钟，在气海穴治疗的时间可适当延长。

B 摩腹，重点在胃脘部。摩法以逆时针方向进行。往下至腹部时则按顺时针方向进行。

② 脾肾阳虚：

A 用轻柔的按揉法在气海、关元治疗，每穴约 3 分钟。

B 直擦背部督脉，横擦腰部肾俞、命门及骶部八髎穴，以透热为度。

③ 肝气（横逆）乘脾：

A 用轻柔的按揉法在两侧章门、期门治疗。时间约 6 分钟。

B 斜擦两胁，以两胁微热为度。

C 用轻柔的手法按、揉背部肝俞、胆俞、膈俞及太冲、行间。

【附】 急性泄泻治疗

（1）湿邪侵袭脾胃而致急性泄泻

① 揉神阙、气海，以腹内有温热感为度。

② 按揉足三里、内关。每穴约 1 分钟。

③ 左侧背部及骶部用擦法，以透热为度。

（2）伤食泻

以摩腹为主治疗。摩法及其在腹部移动均以顺时针方向进行。

【注意事项】

（1）泄泻期间忌食含淀粉（山芋之类）和脂肪过多的食物，以及一切生冷刺激与不易消化的食品。

（2）注意保暖，不使过度疲劳，饮食生活要有规律。

7·12 便秘

便秘是指大便秘结不通，排便时间延长，或虽有便意，而排便困难而言。可见于多种病证，主要由于传导功能失常，粪便在肠内停留时间过久，水分被吸收，而至粪质干燥，坚硬所致。

历代医著对便秘有各种辨证分型，因此命名也各不相同。《伤寒论》中有"阳结""阴结"及"脾约"等名称。后世一些医家又提出："风秘""热秘""虚秘""气秘""湿秘""热燥""风燥"等说。

近世根据本症的临床症候结合病因病机的不同，把本症分为实秘、虚秘两类。

【病因病机】

饮食入胃,经过脾胃运化,吸收其精微,所剩糟粕由大肠传送而出,成为大便。如果脾胃运化和大肠传导功能正常,则大便通畅,不致发生便秘,若肠胃受病,或其他原因影响肠胃功能时,则可发生便秘。

(1) 胃肠燥热,素体阳盛,或饮酒过度,嗜食辛热厚味,以致胃肠积热;或热病之后,津液耗伤,导致肠道燥热,津液失于输布而不能下润,于是大便干结,难于排出。

(2) 气机郁滞　忧愁思虑,情志不舒而致肝气郁结,脾气不舒,胃失通降;肺气不足或壅滞,则肃降无力,肺与大肠相表里,致使大肠传导失司。这些都是气机郁滞,使胃肠传导功能无力,糟粕内停,不得下行而成便秘。

(3) 气血亏损　劳倦内伤,病后体虚或老年人气血不足,气虚则大肠传送无力,大便排出艰难;血虚则津枯,不能下润大便,而致大便干燥,排便不畅,甚至秘结不通。

(4) 阴寒凝结　阳虚体质或年老体衰,阳气不足,温煦无权,寒自内生,凝滞肠胃而致大便艰难。

【临床表现】

便秘的一般表现,是大便干燥,排便困难,经常三五日或七八日才大便一次;有部分患者,大便次数正常,但粪质干燥,坚硬难排;或少数患者,时有便意,大便并不干燥,但排出艰难。便秘日久,常可引发其他症状,部分患者,由于府气不通,浊气不降,可引起腹胀,甚至腹痛,头晕头胀,食欲减退,睡眠不安等症。长期便秘,会引起痔疮、肛裂。

(1) 胃肠燥热　大便干结,小便短赤,面红身热或兼微热,口干,心烦,舌红苔黄或黄燥,脉滑数。

(2) 气机郁滞　大便秘结,欲便不得,嗳气频作,胁腹痞满,甚则腹中胀痛,纳食减少,舌苔薄腻,脉弦。

(3) 气血亏损

气虚便秘:大便不畅,临便努挣,便后汗出,短气,便下并不干结,舌淡苔薄,脉虚软。

血虚便秘:大便秘结,面色少华,头晕目眩,心悸,唇舌淡,脉细。

(4) 阴寒凝结　大便艰涩,难以排出,小便清长,四肢欠温,喜热恶冷或腹中冷痛,腰脊痠冷,舌淡苔白,脉沉迟。

【治疗】

推拿对本症的治疗原则是"和肠通便",但是还需进一步审证求因,辨证论治。凡实证胃肠燥热者宜清热降浊;气机郁滞者宜疏肝理气。虚证气血亏损者宜健脾胃、和气血;阳虚阴寒凝结者宜壮阳散寒。

(1) 基本治法

① 腹部操作:

A 取穴:中脘、天枢、大横、关元。

B 手法:一指禅推法、摩法。

C 操作:以轻快的一指禅推法在中脘、天枢、大横治疗,每穴约1分钟。然后以顺时针方向摩腹约8分钟。

② 背部操作:

A 取穴:肝俞、脾俞、胃俞、肾俞、大肠俞、八髎、长强。

B 手法：一指禅推法或㨰法、按法、揉法。

C 操作：用轻快的一指禅推法或㨰法沿脊柱两侧从肝俞、脾俞到八髎往返治疗，时间约 5 分钟。然后用轻柔的按、揉在肾俞、大肠俞、八髎、长强治疗，往返 2～3 遍。

（2）辨证加减

① 胃肠燥热：

A 横擦八髎，以透热为度。

B 按、揉足三里、大肠俞，以疫胀为度。

② 气机郁滞：

A 按、揉胸胁部的中府、云门、膻中、章门、期门；背部的肺俞、肝俞、膈俞，均以疫胀为度，不宜刺激太重。

B 横擦胸上部，以透热为度；斜擦两胁，以微有热感为度。

（3）气血亏损

① 横擦胸上部、左侧背部及骶部八髎穴，均以透热为度。

② 按、揉足三里、支沟穴各 1 分钟。

（4）阴寒凝结

① 横擦肩背部及腰部肾俞、命门穴，骶部八髎穴，均以透热为度。

② 直擦背部督脉，以透热为度。

【注意事项】

（1）养成定时排便习惯。

（2）多喝开水（可晨起饮服淡盐开水），平时应多食蔬菜、水果，忌食辛辣刺激性食品。

（3）进行适当的户外活动，多做下蹲起立及仰卧屈髋压腹动作。

7·13 胃下垂

胃下垂是一种慢性疾病。祖国医学虽无此病名，但在《内经》中已有"脾应肉，肉䐃坚大者胃厚，肉䐃小而么者，胃不坚，肉䐃不称其身者，胃下，下者下管约不利"的记载。可见，古人对本病早有一定的认识。

胃的正常位置，大部在左季肋部，小部在上腹部，但随着胃的充盈程度，胃肌层的紧张力以及体位变化等因素，其位置的变化较大。一般以胃小弯弧线最低点下降至髂嵴联线以下或十二指肠球部向左偏移时，称胃下垂。

【病因病机】

脾胃为后天之本，是消化系统中重要的组成部分。水谷入胃，经过胃的熟腐和脾的运化功能，把水谷中的精气上输于肺，在肾精的作用下与自然清气结合，构成了元气，在肝的疏泄功能作用下，元气流行全身，维持了人体的正常生命活动。

经常暴饮暴食或饭后剧烈运动，脾胃损伤；或七情所伤，肝气郁结，横逆犯胃，日久脾胃受损；进而生化之源不足，日久导致元气亏损，中气下陷，升举无力，形成本病。也可因各种原因耗伤元气，如病后产后、气血亏损、元气未复，脾胃虚弱。

【临床表现】

胃下垂的患者，多为瘦长体型，胃部呈凹形，下腹部突出；有慢性腹痛史；食后即有胀感，自觉胃有下垂感和肠鸣作声；偶见便秘，腹泻或交替性腹泻及便秘，便形失常，呈扁而短，可伴有眩晕、乏力、心悸、失眠以及直立性低血糖等症状。

【检查】

(1) 上腹部可扪到强烈的主动脉搏动。

(2) 胃肠钡餐检查

① 站立时胃位置下降,紧张力减退,小弯弧线最低点在髂嵴线以下。

② 球部不随胃一起下垂,胃呈马蹄、球形部因受牵拉,其上角尖锐。

③ 十二指肠第三段可因肠系膜动脉压迫而呈十二指肠壅滞。

【治疗】

本病治则为健脾和胃,补中益气。

(1) 基本治法

① 腹部操作:

A 取穴:鸠尾、中脘、气海、天枢。

B 手法:一指禅推、揉、按、摩、托、振法。

C 操作:患者仰卧位。医者位于其右侧,先用轻柔的一指禅推法、揉法于腹部以鸠尾、中脘为重点,然后循序往下至腹部及少腹部,以脐周围及天枢、气海为重点治疗,并用托法,即医者四指并拢,以罗纹面着力,根据胃下垂的不同程度,自下而上托之,同时可以用指振法在中脘穴和掌振法在上腹部振动。再用摩法在腹部治疗,摩法以逆时针方向操作。时间约 14 分钟。

② 背部操作:

A 取穴:肝俞、脾俞、胃俞。

B 手法:㨰法、按法、揉法。

C 操作:患者俯卧位。用轻柔的㨰法沿脊柱两侧膀胱经治疗,重点在 $T_6 \sim T_{12}$ 的两旁穴位。然后在脾俞、胃俞、肝俞用较轻柔的手法按揉。时间约 10 分钟。

(2) 辨证加减

① 肝气郁结:

A 按揉章门、期门及肝俞、太冲,每穴 1~2 分钟。

B 擦两胁肋,以微微透热为度。

② 气血不足:

A 直擦背部督脉,横擦左侧背部,均以透热为度。

B 按揉足三里,约 2 分钟。

【注意事项】

(1) 宜少食多餐,忌食生冷、刺激性及不易消化之食物。

(2) 生活起居要有规律,情志舒畅。

(3) 平时可配合适当的腹肌锻炼(可作仰卧起坐势)。但不可过度疲劳。

(4) 胃下垂严重者,可用胃托帮助。

7·14 胆绞痛

胆绞痛是消化系统疾病的常见症状,经常发生在胆囊炎、胆石症的急性发作期间。

祖国医学文献中对本症虽无明确记载,对类似的症状却有详细的描述。如《灵枢·胀论》说:"胆胀者,胁下胀痛,口中苦,善太息。"《伤寒论·辨太阳病脉证并治》中描述"结胸"

证时指出：心下部坚硬胀满、疼痛、拒按、气短等。这些症状的描写与本症颇为相似,为对本症的研究提供了许多宝贵资料。

【病因病机】

本症的基本病理是胆道阻塞,同时由于过食油腻等饮食因素,促使胆囊收缩加剧,胆汁分泌增加,造成胆汁排出不畅而致胆汁郁积。胆汁在胆囊内滞留时,水分重吸收增加,胆汁过度浓缩,其中胆盐成分的化学性刺激可使胆囊黏膜发炎损伤而发生剧烈疼痛。在这基础上,极易招致继发性细菌感染而使炎症加重,促使胆道更为阻塞,造成恶性循环。由于炎症的长期不愈,转化为胆囊的慢性炎症,长期的慢性炎症又可促使胆囊结石的生成,胆囊结石又可使胆道阻塞,促使胆绞痛的发作。

形成胆道阻塞的原因,过去认为是细菌感染,结石或胆道蛔虫所致。近年证明无细菌感染,无胆石者也不少见。

临床发现,有不少找不出原因的本病患者,在胸7到胸9的后关节可发现有错位,其中以胸9后关节错位多见,当纠正该错位的关节后症状往往缓解,甚至以后长期虽食油腻也未见复发。因此胸椎有关节段后关节的错位很可能是发生本症的一个重要原因,但这还有待于进一步的证明。

【临床表现】

本病临床表现随病理变化的程度及有否并发症而异。其一般症状可分慢性和急性两类。

（1）慢性胆囊炎

① 表现为胆囊功能紊乱、影响消化,尤其对脂肪类饮食。

② 上腹部经常闷胀,或右上腹部不适,食欲不佳,胃部有灼热感和嗳气等消化不良症状。

③ 常在进食油腻或精神过度紧张时容易引起发病。

（2）急性胆囊炎

① 常在饱餐后晚上或半夜里发作。

② 右上腹出现阵发性疼痛,数小时后出现持续性疼痛以后在持续性疼痛基础上有阵发性加剧。疼痛可向右肩胛骨下角处放射,身体不能挺直、向右侧弯腰。

③ 多数有恶心,胀气,兼有呕吐。少数可有轻度黄疸。

【检查】

（1）急性者见中、右上腹压痛、肌紧张,但以右上腹胆囊区压痛最显著,或表现胆囊触痛征［墨菲氏征］阳性。慢性者中、上腹轻度压痛,有时在右上腹尚能触及肿大之胆囊。

（2）血常规 白细胞计数,一般病例的血液白细胞计数可有轻度增高,但很少超过15 000；如呕吐、失水等情况已经矫正,而白细胞总数仍超过20 000,且有显著核左移者,应考虑有胆囊坏死或穿孔等并发症的存在。

（3）胆红质 在患者出现阻塞性黄疸时,血清胆红质及黄疸指数升高,尿中胆红素阳性。

（4）放射线检查 胆囊区X线平片可能发现胆道内结石（阳性率约10%）,口服或静脉胆道造影表现胆囊不显影或胆囊浓缩及收缩功能不佳,胆总管增粗,有阴影残缺现象。

（5）胆囊超声波检查 可发现胆囊积液或胆囊无收缩功能。

【鉴别诊断】

某些急性腹痛情况可与急性胆囊炎相混淆,应加以鉴别。急性盲肠后位阑尾炎可根据其疼痛部位与性质与之区别。急性阑尾炎的腹痛早期往往为弥漫性,以后渐渐局限于右下腹部,腹部压痛点亦多较急性胆囊炎为低。黄疸的存在有助于胆囊炎的诊断。右侧肾盂肾炎的疼痛,最剧烈部位在腰部,且伴有泌尿系统症状。

若有胸部疾病,如急性膈胸膜炎、右肺下部肺炎等,亦可出现右上腹剧烈疼痛,鉴别诊断时应加以考虑,右下胸带状疱疹在未出疹前亦易被误诊为胆囊炎。急性胆囊炎有上腹部或剑突下疼痛,常与心肌梗塞相混淆,根据心电图检查,可予鉴别。

慢性胆囊炎必须与胃十二指肠溃疡、慢性肝炎、慢性胃炎、胃肠神经官能症及慢性泌尿道感染等鉴别。根据需要可进行胃肠X线、胃镜、肝功能及尿液等检查,以明确诊断。

【治疗】

本病主症疼痛,是由于胆道阻塞,在胆囊收缩时,胆汁排出受阻而引起的。推拿的治疗原则是疏肝理气,舒筋通络,解痉止痛。若明显胆石形成而并发细菌感染者则推拿不宜治疗。

(1)第一法

① 取穴:第七胸椎到第九胸椎右侧背部压痛点(大部在第九胸椎旁),及两侧胆囊穴(阳陵泉下1寸)。

② 手法:点法、按法。

③ 操作:先用点法或按法在背部压痛点重刺激2~3分钟,然后在胆囊穴用点、按法重刺激2~3分钟。

(2)第二法 通过第一法治疗,在疼痛缓解后进行下法。

① 取穴:在背部压痛点平面的脊柱棘突。

② 手法:旋转扳法或对抗扳法。

③ 操作:作旋转复位或对抗复位法。

(3)第三法

① 取穴:胆俞、肝俞、膈俞。

② 手法:㨰法、按法、擦法。

③ 操作:沿背部两侧膀胱经用㨰法治疗,约6分钟。再按胆俞、肝俞、膈俞各1分钟。最后用擦法治疗背部膀胱经,以透热为度。

(4)第四法

① 取穴:章门、期门。

② 手法:擦法、按法、揉法。

③ 操作:在两侧胁肋部用擦法治疗,以微微透热为度。然后施按、揉法于两侧章门、期门各1分钟,以酸胀为度。

【注意事项】

(1)饮食有节,避免暴饮暴食。少食高脂肪、高胆固醇的食物。

(2)养成良好的大便习惯,保持胃肠道正常活动。

(3)预防和治疗蛔虫病,减少胆道蛔虫病。

(4)加强腰背肌锻炼。

7·15 头痛

头痛是一个自觉症状,临床上颇为常见,可以出现于各种急慢性疾患中,本篇仅讨论以头痛为主症的一些病症。

本证历代除有"头痛"记载外,还有"头风""脑风"等记载,实际上仍属头痛。《证治准绳》说:"浅而近者名头痛,其痛卒然而至,易于解散速安也。探而远者为头风,其痛作止不常,愈后遇触复发也。"

头痛可见于现代医学内、外、神经、五官等各科疾病中,综合引起头痛的疾病可分为四类:颅内病变;颅外病变;全身性疾病;神经官能症。

推拿除了对颅内疾病中的脑脓肿、脑血管疾病急性期、颅内占位性疾病、脑挫裂伤、外伤性颅内血肿等不宜治疗外,对其他疾病引起的头痛,一般均能缓解症状,其中尤以对偏头痛、肌收缩性头痛、感冒头痛及高血压头痛疗效更为显著。

【病因病机】

头为诸阳之会,又为髓海之所在,其正常的生理活动要求是经络通畅,气血供应正常,使髓海得以滋养。

由于下述原因,引起生理活动失常,则发生病变,出现头痛。

(1) 外感风寒之邪及头部外伤引起的头痛 外感风寒,则寒凝血积,经络阻滞而致头痛。外伤跌仆,气血瘀滞,脉络瘀阻,不通则痛,每易致头痛。这两种原因引起的头痛,其基本机理均为经络不畅,气血凝滞。

(2) 外感风热之邪及情志内伤,肝郁阴亢而作头痛 外感风热,则风热上扰,气血逆乱而致头痛。情志内伤,肝阳上亢,则肝失条达,郁而化火,上扰清空而出现头痛。这两种原因引起的头痛,其基本机理为气血逆乱。

(3) 外感暑湿之邪及中焦阻塞而引起的头痛 外感暑湿,则湿邪弥漫,蒙蔽清阳,使清窍阻塞,清阳不升,浊阻不降而致头痛。中焦阻塞,则因脾失健运,痰浊内生,阻遏清阳,清不升,浊不降而出现头痛。这两种原因引起头痛,其基本机理为清阳不升、浊阴不降、升降失司之故。

(4) 血虚及肾亏而致头痛 血虚可因失血或饮食失调,劳伤过度,脾胃薄弱气血生化之源不足而引起,气虚血少不能滋养脑髓而头痛。同时因为血虚又可发生血不养肝,肝阳上亢的变化。因于肾者,多由禀赋不足,肾精久亏,脑髓空虚而致头痛,亦可阴损及阳,肾阳衰微,清阳不展而为头痛。

从上述头痛的病因病机可看到,引起头痛的病因可归纳为外感和内伤两类。外感中有风寒头痛、风热头痛、暑湿头痛;内伤中有肝阳头痛、痰浊头痛、血虚头痛、肾亏头痛和瘀血头痛。

临床上外感头痛以风寒为多见;内伤头痛以肝阳为多见。

【临床表现】

(1) 外感

① 风寒头痛:多发于吹风受寒之后引起头痛,有时痛连项背,恶风寒,喜裹头,口不渴,苔薄白,脉浮或紧。

② 风热头痛:头胀痛、甚则如裂,恶风发热,面红目赤,口渴欲饮,咽红肿痛,尿黄或便

秘,苔薄黄或舌尖红,脉浮数。

③ 暑湿头痛:头痛如裹,脘闷纳呆,肢体倦怠,身热汗出,心烦口渴,苔腻,脉濡数。

(2) 内伤

① 肝阳头痛:头痛眩晕,心烦易怒,睡眠不安,面红口干,苔薄黄或舌红少苔,脉弦或弦细数。

② 痰浊头痛:头痛头胀,胸膈支满,纳呆倦怠,口吐涎沫,恶心,苔白腻,脉滑。

③ 血虚头痛:头痛头晕,神疲乏力,面色少华,心悸气短、舌淡、脉细无力或涩。

④ 肾亏头痛:头脑空痛,耳鸣目眩,腰疫腿软,遗精带下。阳虚者四肢作冷,舌淡胖,脉沉细无力。阴虚者口干少津,舌质红、脉细数。

⑤ 瘀血头痛:头痛时作,经久不愈,痛处固定,痛加锥刺,舌有瘀斑,脉涩。

【治疗】

本病治则为通经络,和气血。若风寒头痛者法以祛风散寒;风热头痛者治以解表清热;暑湿头痛宜清热利湿;肝阳头痛治以平肝潜阳;痰浊头痛则当健脾化湿;血虚头痛须健脾以助生化;肾阳衰微而致头痛当配合温肾壮阳之结;肾阴亏损头痛则养阴补肾;瘀血头痛治以活血祛瘀。

(1) 基本治法

① 颈项部操作:

A 取穴:风池、风府、天柱及项部两侧膀胱经。

B 手法:一指禅推法、拿法、按法。

C 操作:患者坐势。用一指禅推法沿项部两侧膀胱经上下往返治疗3~4分钟,然后按风池、风府、天柱等穴。再拿两侧风池,沿项部两侧膀胱经自上而下操作4~5遍。

② 头面部操作:

A 取穴:印堂、头维、太阳、鱼腰、百会等穴及前额部。

B 手法:一指禅推法、揉法、按法、拿法。

C 操作:患者坐势。用一指禅推法从印堂开始,向上沿前额发际至头维,太阳,往返3~4遍,配合按印堂、鱼腰、太阳、百会等穴,然后用五指拿法从头顶拿至风池,改用三指拿法,沿膀胱经拿至大椎两侧,往返4~5次。

(2) 辨证加减

① 风寒头痛:

A 用㨰法在项背部治疗2~3分钟,配合按、揉肺俞、风门。再拿两侧肩井。

B 直擦背部两侧膀胱经,以透热为度。

② 风热头痛:

A 按、揉大椎、肺俞、风门等穴各1分钟,再拿两侧肩井。

B 按、拿两侧曲池、合谷,以酸胀为度。

C 拍击背部两侧膀胱经,以皮肤微红为度。

③ 暑湿头痛:

A 按、揉大椎、曲池,配合拿肩井、合谷。

B 拍击背部两侧膀胱经,以皮肤微红为度。

C 提捏印堂及项部皮肤,以皮肤透红为度。

④ 肝阳头痛：

A 推桥弓，自上而下，每侧各 20 余次，两侧交替进行。

B 用扫散法在头侧胆经循行部自前上方向后下方操作，两侧交替进行，各数十次。配合按角孙穴。

C 按、揉两侧太冲、行间，以酸胀为度，再擦两侧涌泉，以透热为度。

⑤ 痰浊头痛：

A 用一指禅推法及摩法在腹部治疗，重点在中脘、天枢穴。时间 6~8 分钟。

B 按、揉脾俞、胃俞、大肠俞。然后在左侧背部横擦，以透热为度。

C 按、揉两侧足三里、丰隆、内关。

⑥ 血虚头痛：

A 摩腹 6~8 分钟，以中脘、气海、关元为重点。

B 横擦左侧背部及直擦背部督脉，以透热为度。

C 按、揉两侧心俞、膈俞、足三里、三阴交，以微微酸胀为度。

⑦ 肾虚头痛、肾阳不足者：

A 摩腹 6~8 分钟，以气海、关元为重点。

B 横擦背部督脉，横按腰部肾俞，命门及腰骶部，均在透热为度。

肾阴不足，阴虚火旺者，同肝阳头痛治疗。

⑧ 瘀血头痛：

A 按、揉、抹太阳、攒竹穴及前额，头侧胆经循行部位。

B 擦前额及两侧太阳穴部位，以透热为度。

【注意事项】

引起头痛的原因较为复杂，推拿虽对缓解头痛症状有较好的疗效，但治疗时必须审证求因，按治病必求其本的原则辨证论治。

7·16 高血压病

高血压病是一种常见的慢性疾病，又称"原发性高血压病"，以动脉血压持续性增高为其主要临床表现。晚期可导致心、肾、脑等器官病变。本病发病率颇高，与年龄、职业、家族史有一定关系。

高血压也可作为某种疾病的一种症状，如泌尿系统疾病、心血管疾病、内分泌疾病、颅内疾病等发生的高血压称为"症状性高血压"，也称"继发性高血压"，须与高血压病区别。

高血压病是以血压经常性增高为主要临床表现的一种疾病，在临床上高血压有 80%~90% 是本病引起。继发性高血压是指在某些疾病发生过程中，作为症状之一而出现的高血压，高血压在这些疾病中可有可无，可暂时性或为持久性，这类高血压患者约占临床高血压的 10%~20%。

一般认为，在安静休息时血压如经常超过 140/90 mm Hg，就是高血压，判定高血压以舒张压升高为主要依据。可参照 1974 年高血压诊断参考标准。

根据本病的临床主要证候，病程的转归以及并发症，可归属于祖国医学的"头痛""眩晕""肝阳""中风"等范畴。早在《内经》就有这样的记载："诸风掉眩，皆属于肝""肾虚则头重高摇，髓海不足则脑转耳鸣"，认为本病的眩晕与肝、肾有关；《千金翼方》指出："肝厥头痛,肝火厥逆,上攻头脑也""其痛必至巅顶,以肝之脉与督脉会于巅故也……肝厥头痛必多目眩晕",说明头痛、眩晕是肝火厥逆所致;《东垣发明》又提出本病发生的年龄多在四十岁以后,这时元气已衰,或者由于忧喜忿怒而损伤元气,因而发病;《丹溪心法》以"无痰不眩,无火不晕",认为痰与火是引起本病的另一原因。这些说明了祖国医学对本病早有一定认识,为治疗与研究高血压病提供了重要的文献。

【病因病机】

本病的病因病机至今尚未完全阐明,但目前一般认为与高级神经活动障碍有密切关系。

由于外界所引起的某些强烈的、反复的、长期的刺激,精神过度紧张,以致大脑皮层功能紊乱,失去了对皮层下血管调节中枢的正常调节作用,在血管调节中枢形成固定兴奋灶,以交感神经中枢兴奋占优势,从而导致广泛的细小动脉痉挛,周围血管阻力增高,致使血压升高。这种现象开始只是暂时的加压反应,以后这种反应愈来愈经常和强烈,很小的刺激即可引起剧烈而持久的反应,交感神经长期兴奋,细小动脉长时间的痉挛,血管阻力持续增高,血压也就持续在高水平。

由于广泛的细小动脉痉挛,又可引起内脏缺血,在肾脏缺血时,肾素分泌增多。经转化酶的作用,形成血管紧张素Ⅱ,这样更促使全身细小动脉痉挛,从而更固定了已升高的血压,同时血管紧张素Ⅱ能刺激肾上腺皮质,使醛固酮的分泌增加和钠盐潴留,从而进一步升高血压。此外,肾细小动脉痉挛,可使肾细小动脉发生硬化,肾脏缺血加重,增高血压更为恒定。

因长期、强烈的刺激或长期的精神紧张,使大脑皮层活动功能紊乱,从而提高了下丘脑植物性神经中枢兴奋性,通过脑垂体使肾上腺皮质激素分泌增多,在摄入多量钠盐的条件下,可使血管系统对各种加压物质的敏感性增高,从而加速了小动脉的硬化,使血压升高。

祖国医学认为本病的发病原因,可由于精神因素,饮食失节和内伤虚损等因素引起。

（1）精神因素　如长期精神紧张,或恼怒忧思,可使肝气内郁,郁久化火,耗损肝阴,阴不敛阳,肝阳上亢而致血压升高。

（2）饮食不节　过度食甘肥或饮酒过度,以致湿浊内生,久而化热,灼津成痰,痰浊阻塞脉络,上扰清阳,也能发为本病。

（3）内伤虚损　如劳伤过度或年老肾亏者,由于肾阴不足,肝失所养,肝阳偏亢,内风易动。

【临床表现】

高血压病的临床表现,轻重程度相差很大,某些病人可无自觉症状,常在体检时偶然被发现有高血压。一般症状有眩晕、头痛、面红、目赤、口苦、惊悸、便秘、舌红、脉弦。

本病根据病程进展快慢可分为缓进型和急进型两类。临床上以缓进型多见。

（1）缓进型

① 早期主要有头痛、头昏、失眠、记忆力减退、注意力不集中、烦闷、乏力、心悸等。症状轻重与血压增高的程度未必成正比。

② 后期主要决定于心、脑、肾的病变情况。

（2）急进型

① 可有数年缓进型后突然迅速发展,或一开始即发展迅速。

② 多见于40岁以下的青年和中年人,血压显著升高,舒张压持续在130~140 mm Hg以

上,症状明显。

③ 数月或 1~2 年内出现肾、心脏病变。

④ 本型极易出现高血压脑病,心力衰竭,肾功能急剧减退。

【治疗】

本病治则为平肝安神,化痰降浊。

(1) 头面颈项部操作

① 取穴:桥弓、印堂、发际、太阳、百会、风池、风府、头维、公孙、攒竹、大椎等穴。

② 手法:推法、一指禅推法、拿法、抹法、揉法、扫散法、分法。

③ 操作:病员取坐位。

A 自上而下用推法推桥弓,先推左侧,后推右侧,每侧约 1 分钟。

B 用一指禅推法,从印堂直线向上到发际,往返 4~5 次;再从印堂沿眉弓至太阳,往返 4~5 次;然后以印堂到一侧睛明,绕眼眶治疗,两侧交替进行,每侧 3~4 次。时间约 4 分钟。

C 用揉法在额部治疗,从一侧太阳穴至另一侧太阳穴,往返 3~4 次;再用扫散法在头侧胆经循行部位,自前上方向后下方治疗,每侧约 20~30 次;然后用抹法在前额及面部治疗,配合按角孙、睛明、太阳,时间约 3 分钟。

D 在头顶部用五指拿法,至颈项部改用三指拿法,沿颈椎两侧拿至大椎两侧,重复 3~4 次,配合按拿百会、风池。

E 用一指禅推法,以风府沿颈椎向下到大椎往返治疗;再在颈椎两侧膀胱经用一指禅推法往返治疗,时间约 4 分钟,最后回到面部用分法自前额至迎香往返操作 2~3 次。

(2) 腹部操作

① 取穴:关元、气海、神阙、中脘、大横等穴。

② 手法:摩法、揉法、按法。

③ 操作:病员取仰卧位。医生坐于右侧,用摩法在病员腹部治疗,摩法按顺时针方向操作,腹部移动也按顺时针方向进行。在摩腹过程中配合按揉上述穴位。时间为 10 分钟。

(3) 腰部及足底操作

① 取穴:肾俞、命门、涌泉。

② 手法:擦法。

③ 操作:

A 横擦腰部肾俞、命门一线,以透热为度。

B 直擦足底涌泉穴,以透热为度。

【注意事项】

(1) 生活要有规律,不能过度疲劳,但要在医生指导下进行适当的体育锻炼,忌食油腻烈酒。

(2) 避免精神刺激。

(3) 推拿适宜于缓进型高血压,急进型高血压则可作配合治疗。

7·17 半身不遂

半身不遂是指患者出现一侧肢体瘫痪、口眼㖞斜、舌强语涩等症状的一种疾患。大多为中风(脑血管意外)引起的后遗症,也可由于其他脑部疾病或外伤而起。本篇介绍的是属于中风后遗症。本病患者大部分均有高血压病史，发病以老年人为多见。推拿治疗对促进肢体功能的恢复，具有不同程度的效果，一般以早期治疗为宜。

【病因病机】

本症是由于中风所引起的。《巢氏病源》说："中风者风气中于人也。"不论外感之风或内动之风，其必以肝木为之内应。由于火盛、气虚、湿痰内盛，以致肝阳上亢，肝风内动所致。

肝阳易升，波及清窍，神明不能自主，故病人意识模糊，神志不清，肝主筋，肝风内动，则皮肉筋脉受害，因而颜面㖞斜，手足搐搦抽动，偏废不用。如《证治要诀》记载："五脏皆有风，而犯肝经为多。盖肝主筋，属木，风易入之，各从其类。肝受风则筋缓不荣，或缓或急。所以有歪斜，瘫痪不遂，舌强语蹇等症。"

现代医学认为本病是由于脑血管意外的后遗症。脑血管意外，其脑部病变一般分为出血性和缺血性两大类。前者包括脑出血和蛛网膜下腔出血，后者包括脑血栓形成和脑栓塞。

脑出血又称脑溢血，是由于脑动脉血管非外伤性的破裂，血液进入脑实质内而发生的疾病，高血压及动脉硬化是脑出血最常见的病因。此外，血液病伴出血倾向者，恶性肿瘤侵蚀脑血管和先天性脑血管畸形者，也可发生本病。长期高血压，尤其是发生血压波动的阶段，当血压骤然上升至病变动脉管壁不能耐受的程度时，动脉壁破裂，血液进入脑实质内，形成脑实质内的出血灶。若患者不立即死亡，脑部血块可逐步液化、吸收，受损的脑组织由纤维所替代而形成后遗症。

蛛网膜下腔出血是指脑部血管非外伤性破裂，血液流入蛛网膜下腔而言。颅内动脉瘤破裂是本病最常见的原因。一般认为颅内动脉瘤属先天性畸形，而高血压、动脉硬化则是引起破裂的原因。

脑血栓形成是指脑动脉在内膜病变的基础上血管壁内形成血栓，阻碍血液。由于脑组织局部缺血或供血不足而出现症候。发病年龄多在中年以上。一般认为动脉粥样硬化与管壁粗糙，管腔变窄是脑血栓形成的主要原因。在此基础上，加上血压降低，血流缓慢，血管痉挛，血液黏度增高或凝固度增高等因素的参与，便可形成血栓。多发生于颈内动脉系统，以大脑中动脉最多见。其他少见的发病原因是各种动脉炎。发生血栓的血管所供应的脑组织发生急性缺血，而发生本病。如缺血时间过长或侧支循环代偿不良，缺血的脑组织可坏死，软化。

脑栓塞是由于栓子进入血液循环，将脑动脉血管堵塞而致。栓子经血液循环入脑动脉，以引起左侧大脑中动脉栓塞最为多见。本病的栓子来自脑动脉血管以外，而脑血栓形成的栓子是在脑动脉血管内形成的。本病常是心脏病的并发症，多发于青年人。

【临床表现】

《医学纲目》说："中风世俗之称也，其症卒然仆倒，口眼㖞斜，半身不遂或舌强不言，唇吻不收是也。"

本症以单侧上下肢瘫痪无力，口眼㖞斜，舌强语蹇等为主症。初期患者肢体软弱无力，知觉迟钝或稍有强硬，活动功能受限，以后逐渐趋于强直挛急，患者肢体姿势常发生改变和畸形等。

【检查】

检查肢体的肌肉痉挛，关节功能，知觉情况及肌肉萎缩程度，以判断病的轻重，对了解预后有一定的帮助。同时，进行血压检查是十分重要的，如血压不稳定者，治疗时要注意手法不宜过重,防止患者头部振动。

【鉴别诊断】

本病应与脑部其他疾病所引起的半身不遂鉴别:若有脑肿瘤等原因引起的半身不遂,发病一般较缓慢,但症状却不断逐渐加重。临床上常可见到同侧的眼睑下垂,眼球外视,不能内转,瞳孔散大及对光调节消失,头痛经常突然发作,发作时患者眼眶疼痛。后期则可见全身性或局限性的癫痫发作。若脑外伤引起本症,则有脑外伤史。

本病由于脑部病变情况不同,其预后也不同,因此,也需加以鉴别。见下表:

脑血管意外鉴别诊断表

	缺血性中风		出血性中风	
	脑血栓形成	脑栓塞	脑出血	蛛网膜下腔出血
发病年龄	60岁以上	青壮年	50~60岁	青、中、老年
常见病因	动脉粥样硬化	风湿性心脏病	高血压	动脉瘤,血管畸形,动脉粥样硬化
发病时情况	安静时	不定	活动时	活动时
发病形式	较缓(小时、日)	最急(秒、分)	急(分、小时)	急骤(分)
头痛、呕吐	多无	多无	有	剧烈
意识障碍	多无	轻或无	有	有无、轻重不一
偏瘫	有	有	有	无或偶有
颈硬克匿格征	无	无	少	明显
脑脊液	正常	正常	血性	血性

【治疗】

本病以早期治疗为主,一般在中风后两星期,适宜用推拿治疗。治则为舒筋通络,行气活血。

(1) 背及下肢部操作

① 取穴:天宗、肝俞、胆俞、膈俞、肾俞、环跳、阳陵、委中、承山、风市、伏兔、膝眼、解溪。

② 手法:㨰法、按法、揉法、搓法、擦法。

③ 操作:

A 患者取俯卧位。医者站在患者侧面,先施按法于背部脊柱两侧,自上而下2~3次,重点在天宗、肝俞、胆俞、膈俞、肾俞。再在脊柱两侧用㨰法治疗,并向下至臀部、股后部、小腿后部。以腰椎两侧、环跳、委中、承山及跟腱部为重点治疗部位。同时配合腰后伸和患侧髋后伸的被动活动。时间约5分钟。

B 患者取健侧卧法。患侧在上。自患侧臀部沿大腿外侧经膝部至小腿外侧用㨰法治疗,以髋关节和膝关节作为重点治疗部位。时间约3分钟。

C 患者取仰卧位。医者站在侧面,用㨰法在患侧下肢,自髂前上棘向下沿大腿前面,向下至踝关节及足背部治疗,重点在伏兔、膝眼、解溪。同时配合髋关节、膝关节、踝关节的被动伸屈活动和整个下肢内旋动作。再用拿法施于患侧下肢,拿委中、承山,以大腿内侧中部及膝部周围为重点治疗。按、揉风市、膝眼、阳陵、解溪。最后用搓法施于下肢。时间约3分钟。

（2）上肢部操作

① 取穴：尺泽、曲池、手三里、合谷。

② 手法：㨰法、按法、揉法、拿法、捻法、搓法、摇法。

③ 操作：

A 病者仰卧位。用㨰法自患侧上臂内侧至前臂进行治疗，肘关节及其周围为重点治疗部位。在进行手法的同时，配合患肢外展和肘关节伸屈的被动活动。按、揉尺泽、曲池、手三里、合谷。继之在患肢腕部、手掌和手指用㨰法治疗，同时配合腕关节及指间关节伸屈的被动活动，手指关节可配合捻法。时间约 5 分钟。

B 患者取坐位。用㨰法施于患侧肩胛周围及颈项两侧，在进行手法时，配合患肢向背后回旋上举及肩关节外展内收的被动活动。然后用拿法自肩部拿至腕部，往返 3~4 次，配合活动肩、肘、腕关节。再作肩、肘、腕部摇法，最后用搓法自肩部搓至腕部往返 2~3 次。时间约 3 分钟。

（3）头面颈项操作

① 取穴：印堂、睛明、太阳、角孙、风池、风府、肩井。

② 手法：按法、抹法、扫散法、拿法。

③ 操作

A 患者坐位。医者站于患者前面，用抹法自印堂至太阳往返 4~5 次，同时配合按、揉睛明、太阳。再用扫散法在头侧胆经循行部位自前上方向后下方操作，每侧 20~30 次，配合按、揉角孙。时间约 2 分钟。

B 患者坐位。医者站于患者后侧面，按、揉颈项两侧，再按风府，拿风池、肩井。

C 如有口眼歪斜可参照面瘫治疗方法。

【注意事项】

（1）情绪安定，生活要有规律，禁忌烟酒等刺激性物品和动物脂肪过多的食物。

（2）要保持身体清洁，经常洗擦。

（3）当病情好转，肢体可进行活动时，则可进行适当的轻便活动，同时根据各人的体质，进行适当锻炼，促进肢体功能的恢复，但不宜过度疲劳。

【附】 面瘫

面瘫亦称口眼歪斜，面神经麻痹，俗称"歪嘴巴"。有周围性和中枢性两种。

【病因病机】

正气虚弱，面部感受寒冷刺激，以及中风后遗症，或失血过多，血不养筋所致。现代医学认为周围性多由于急性非化脓性茎乳突孔内的面神经炎所引起。面部受冷风侵袭常为诱因；中枢性因脑血管疾病或脑肿瘤等原因而发生。

【临床表现】

周围性发病突然，初起有耳后部疼痛，继则面部表情肌瘫痪而出现额纹消失，眼不能闭合，鼻唇沟平坦，嘴巴歪向对侧，进食时食物常嵌在齿颊间等，并可有向侧舌前三分之二味觉减退及听觉过敏。

中枢性仅限于脸部下面的肌肉瘫痪，故皱额，蹙眉皆无障碍，且常有一侧上下肢体瘫痪。

【治疗】

本病治则为舒筋通络，活血化瘀。

（1）取穴 印堂、睛明、阳白、迎香、下关、颊车、地仓、风池、合谷。

（2）手法 一指禅推法、按法、揉法、擦法、拿法。

(3) 操作　以患侧颜面部为主,健侧作辅助治疗。

① 患者取仰卧位。医者在患者一侧,用一指禅推法自印堂、阳白、睛明、四白、迎香、下关、颊车、地仓往返治疗,并可用揉法或按法先患侧后健侧,再配合应用擦法治疗。但在手法操作时防止颜面部破皮。

② 患者取坐位。医者站于患者背后,用一指禅推法施于风池及项部,随后拿风池、合谷结束治疗。

7·18　呃逆

呃逆是气逆上冲,喉间呃呃连声,声短而频,不能自制的一种症状。古代文献又称为"哕"。此症如偶然发作大都轻微,可以不治自愈;如持续不断,则须治疗方能渐平。本节所讨论的是属于持续不已的呃逆。本症若在其他急慢性疾病过程中出现,则每为病势转向危重的预兆。

【病因病机】

呃逆的产生,主要由于胃气上逆所致,胃主纳谷,以下行为顺,而体虚、邪实均可影响胃气下降。主要有以下几种原因:

(1) 饮食不节　如过食生冷或寒凉药物,则寒气蕴蓄于胃,并循手太阴之脉上膈,袭肺,胃气失于和降,气逆而上,复因膈间不利,故呃逆声短而频,不能自制。若过食辛热煎炒之品,或过用温涩之剂,燥热内盛,阳明腑实,气不顺行,亦可动膈而发生呃逆。

(2) 情志不和　恼怒抑郁,气机不利,则津液失布而滋生痰浊,若肝气乘肺胃,导致胃气挟痰上逆,亦能动膈而发生呃逆。

(3) 正气亏虚,重病久病之后;或误用吐、下之剂,耗伤中气,或损及胃阴,均可使胃失和降而发生呃逆。

综上所述,呃逆是由于胃气上逆动膈而成。而引起胃失和降的原因则有寒气蕴蓄,燥热内盛,气郁痰阻及正气亏虚等方面。此外,肺气失于疏通,在发病过程中也起了一定的作用。因手太阴肺经之脉,还循胃口,上膈,属肺;肺胃之气又均以降为顺,故两脏在功能上互相促进,在病变时亦互相影响,膈位于肺胃之间,当各种致病因素侵袭肺胃之时,亦每使膈间之气不畅,故胃气上逆而引起呃逆之症。

【临床表现】

(1) 寒气蕴蓄于胃　呃声沉缓有力,胃脘不舒,得热则减,得寒则甚,饮食减少,口不渴,舌苔白润,脉迟缓。

(2) 胃中燥热　呃声洪亮,连续有力,冲逆而出,口臭烦渴,喜冷饮,面赤,舌苔黄,脉滑数。

(3) 气郁痰阻　呃逆连声,胸胁胀闷,由抑郁恼怒而发作,情志转舒则稍缓,或时有恶气,饮食不下,头目昏眩,舌苔薄腻,脉弦而滑。

(4) 正气亏虚　呃声低沉无力,气不得缓,面色苍白,手足不温,食少困怠,舌淡苔白,脉细弱无力。

【治疗】

治则以和胃,降气,平呃为主。胃寒者加温中祛寒之法,胃热者佐以泄热通腑;气郁痰阻者辅以降气化痰,正气亏虚则治宜温补脾胃。

(1) 基本治法

① 胸腹部操作:

取穴：缺盆,膻中,中脘。
手法：按法,揉法,摩法。
操作：患者仰卧位。医者坐于右侧,按、揉缺盆穴,以酸胀为度,每侧半分钟,然后按、揉膻中半分钟;再用摩法治疗腹部,摩法操作及在腹部移动方向均为顺时针方向,以中脘穴为重点,时间6~8分钟。

② 背部操作：
取穴：膈俞,胃俞。
手法：按法,揉法,一指禅推法,搓法。
操作：患者俯卧位。医者坐于右侧,用一指禅推法,自上而下在背部膀胱经治疗3~4遍,重点在膈俞,胃俞。时间约6分钟。再按、揉膈俞,胃俞,以酸胀为度,最后搓背部及两胁。

（2）辨证加减
① 胃中寒冷：
A 摩腹时加气海穴,时间2分钟。
B 横擦左侧背部,以透热为度。
② 胃中燥热：
A 横擦八髎以透热为度。
B 按、揉足三里、大肠俞以酸胀为度。
③ 气郁痰阻：
A 按、揉胸腹部的中府、云门、膻中,章门,期门;背部的肺俞、肝俞、膈俞、胃俞,均以酸胀为度,不宜刺激太重。
B 横擦胸上部,以透热为度;斜擦两胁,以微有热感为度。
C 按、揉内关,足三里,丰隆,以酸胀为度,每穴均半分钟。
④ 正气亏虚：
A 横擦左侧背部脾胃区域;直擦督脉。均以透热为度。
B 按、揉足三里、内关穴各半分钟。

【注意事项】
（1）少食生冷辛热等食品,情绪安宁。
（2）专心做些其他工作,以分散注意力。

7·19 哮喘

哮喘以呼吸急促、喘鸣有声,甚至张口抬肩,难以平卧为特征,常为某些急慢性疾病的主要症状。《内经》论喘,有"喘鸣""喘喝"之称。《金匮要略》又名"上气",并有"咳而上气,喉中水鸡声"的记载,说明喘促之甚或因痰阻者,常可哮鸣有声。后世将喘哮分而为二,如《医学正传》说："喘以气息言,哮以声响名。"这样区别,对辨证施治虽有一定意义,但临床上哮与喘常不易区分,就是同一病人,发作轻的似喘,发作加重的即可成哮,病因病机也大致相同。故我们把哮喘合在一起讨论。

临床上如支气管哮喘,哮喘性支气管炎、肺气肿,心源性哮喘,以及肺炎、肺脓疡、肺结核、矽肺等疾病,在发生呼吸急促的阶段,可按本证进行辨证论治。

【病因病机】

人体正常的呼吸功能,主要是由于肺、肾两脏的作用,影响正常呼吸功能的原因有以下几个方面:

(1) 外邪侵袭　重感风寒,侵袭于肺,内则肺气壅塞,外则腠理郁闭,致使肺气失于宣降,上逆为喘;或因风热之邪,自口鼻入肺,或风寒郁而化热,热不得泄,则肺气壅实,清肃失司,导致肺气上逆而喘。

(2) 痰浊内盛　饮食不洁,恣食肥甘、生冷,或嗜酒伤中,脾失健运,而生痰湿,或素体痰湿偏盛,日渐积累,由中焦而上犯于肺,肺为痰壅,不得宣畅,气机失利,难以下降,导致呼吸促迫而成喘。若湿痰久郁化热,或肺火素盛,蒸液成痰,则痰火交阻于肺,于是胀满而为喘。

(3) 肺肾虚弱　久咳伤肺或平素极易疲劳汗出,导致肺之气阴不足,气失所主,肺气肃降功能下降,而致气短而喘。年老体弱,肾气不足或劳欲伤肾,精气内夺,导致肾气摄纳无权,而致少气而喘。

本证根据病因病机可分为实喘和虚喘两类。实喘为外邪、痰浊等壅阻肺气;虚喘则为精气不足,肺肾出纳失常所致。由此可知,实喘在肺,虚喘当责之肺肾二脏。

本证到了后期严重阶段,肺肾两虚,元气虚损,心阳亦同时受累,因心脉上贯于肺,肾脉上络于心,一旦肺肾俱衰之时,心阳亦弱,不能鼓动血脉,则心动急促,血行瘀滞;同时因汗为心液,心气虚而不敛,导致汗液大量外泄,转而使心阳更虚。此时,往往可发生心阳欲脱的危候。

【临床表现】

本证的辨证,首先应分清虚实。《景岳全书》指出:"实喘者有邪,邪气实也;虚喘者无邪,元气虚也。"一般而言,实证起病较急,病程较短,呼吸深长息粗,痰鸣有声,以呼出为快,其病在肺;虚证起病较缓,病程较长,呼吸短促难续,声音低微,以深吸为快,或动则气喘,其症时轻时重,其病在肺、肾两脏。

(1) 实证

① 风寒袭肺:喘急胸闷,伴有咳嗽,咯痰稀薄,色白,初起多兼恶寒、头痛、身痛等表证。口不渴,苔薄白,脉浮。

② 风热犯肺:喘促气粗,甚至鼻翼煽动,咳嗽痰黄而黏稠,口渴喜冷饮,胸闷烦躁,汗出,甚则发热面红。舌质红、苔黄、脉浮数。

③ 痰浊阻肺:气喘咳嗽,痰多而黏,咯出不爽。甚则喉中有痰鸣声,胸中满闷,恶心纳呆,口淡无味,舌苔白腻,脉滑。

(2) 虚证

① 肺虚:喘促气短,言语无力,咳声低弱,自汗畏风,或咽喉不利,口干面红,舌质偏红,脉象软弱。

② 肾虚:喘促日久,呼长吸短,动则喘息更甚,形瘦神疲,气不得续,汗出肢冷面青,甚则肢体浮肿,小便不利,心悸不安,舌质淡,脉沉细。

【治疗】

宽胸理气是推拿治疗本病的总原则,在治疗过程中可配合锻炼少林内功以扶正祛邪,在临床治疗时实证以祛邪为主,虚证以扶正为主。

(1) 基本治法

① 头面及项部操作：

A 推桥弓穴：先推一侧桥弓穴，自上而下 20~30 次，再推另一侧桥弓穴。

B 面部分法：自额至下颌用分法向左右两侧操作，往返 2~3 遍。

C 扫散法：先在一侧头部胆经循行区域，自前上方向后下方操作 10 余次，然后再在另一侧治疗。

D 拿法：从头顶部至枕部用五指拿法，自枕部到项部转为三指拿法，重复 3~4 遍。

② 躯干部操作：

A 横擦前胸部：沿锁骨下缘开始到第十二肋，往返 2~3 遍。

B 横擦肩、背、腰部：从肩背部开始到腰骶部，往返 2~3 遍。

C 交换方向后再横擦前胸，然后再横擦肩、背、腰部。

D 直擦：从大椎到腰骶部督脉部位。

③ 上肢操作：先操作一侧上肢，完成后，再操作另一侧。

A 直擦上肢，内外两侧均用擦法。

B 拿上肢，自肩部拿至腕部。

C 理手指，最后搓、抖上肢。

④ 重复头面部操作，结束治疗。

总共时间约 15 分钟，在用擦法治疗时，均以透热为度。

(2) 辨证加减

① 风寒袭肺：

A 直擦背部膀胱经，以透热为度。

B 一指禅推法或按、揉法在背部两侧肺俞、膈俞治疗，每穴约 2 分钟。

② 风热犯肺：

A 直擦背部膀胱经，以温热为度。

B 用三指拿法及按、揉颈椎两侧，往返 5~6 遍。时间约 3 分钟。

③ 痰浊阻肺：

A 横擦左侧背部，以透热为度。

B 按、拿两侧尺泽、内关、足三里、丰隆，以酸胀为度，每穴约 1 分钟。

④ 肺虚：

A 重点横擦前胸上部及背部心俞、肺俞区域，均以透热为度。

B 用轻柔的一指禅推法或按、揉法在两侧肺俞、脾俞、肾俞治疗。每穴约 1~2 分钟。

⑤ 肾虚：

A 直擦背部督脉及横擦腰部肾俞、命门，均以透热为度。

B 按、揉两侧肾俞、肺俞、手法宜轻柔，切忌刺激太重。

⑥ 哮喘发作较甚者：用一指禅推法或按、揉法，在两侧定喘、风门、肺俞、肩中俞治疗，每穴各 1~2 分钟。治疗开始时用轻柔的手法，以后逐渐加重，以病员有明显的酸胀感为度。在哮喘缓解后再进行辨证施治。

【注意事项】

(1) 忌食烟酒油腻酸辣等刺激性食物。

（2）季节交替时注意冷热，平时注意进行适当的户外活动。

（3）本症后期，到了危重阶段，肺、肾、心往往同时衰竭，出现阳气欲脱之象时，不宜单独进行推拿治疗，但仍可配合其他各科抢救。

7·20 肺气肿

由各种原因造成细支气管腔狭窄，阻碍呼吸，以致引起肺泡的过度膨胀、过度充气，导致肺组织弹力减退和容积增大称肺气肿。

本病临床上分四类：慢性阻塞性肺气肿；老年性或萎缩性肺气肿；急性肺泡性肺气肿；代偿性肺气肿。老年性肺气肿，是因肺泡中隔退变，而发生本病，极少伴有症状；急性肺泡性肺气肿，是因细支气管急性炎症，造成局限性单向活瓣型阻塞，使肺实质局部过度膨胀而引起，当炎症消失，局部过度膨胀的肺泡，可逐渐恢复正常，因此本症非真正肺气肿；代偿性肺气肿，是因邻近肺组织纤维化或萎缩，而造成纤维组织周围肺实质过度膨胀，这类肺气肿通常被原来疾病所隐蔽。我们在临床上所见到的肺气肿患者，都属于慢性阻塞性肺气肿，本节所讨论的内容即为这类肺气肿。

本病属祖国医学中的肺胀、喘证范围。

【病因病机】

由于物理、化学、病毒、细菌、过敏原等因素刺激了细支气管，使细支气管发生慢性炎症，造成黏膜充血、水肿、分泌物增多，日久不愈，使细支气管软骨破坏，细支气管失去支持，呼气时气管易陷闭，因此发生呼吸困难。若细支气管和炎症使黏膜的纤毛受到破坏，则气管清除分泌物的功能下降，造成痰液潴留于细支气管内，这样痰液可使管腔部分阻塞；或形成单向活瓣作用，在吸气时支气管扩张，管腔扩大，空气尚能进入肺泡，但在呼气时支气管缩小，发生呼出困难。

由于空气呼出困难，多量空气集积肺泡，肺泡内压增高，肺泡发生过度膨胀，这样就开始形成肺气肿。长期气体阻塞，肺泡内压不断增高，使肺泡破裂，多个肺泡融合形成肺大泡，肺大泡对肺泡周围毛细血管挤压，部分肺动脉发生内膜炎，造成部分肺动脉硬化、闭塞，这样使肺泡血供减少，组织营养供应不良，从而更促进了肺气肿的发展。

【临床表现】

（1）呼吸困难，常为呼气性呼吸困难，严重的则呈混合性呼吸困难。

（2）发病缓慢，呈慢性进行性。常有多年的咳嗽和咳痰史，气候变化症状加剧。

（3）有缺氧及二氧化碳潴留症状，如：紫绀、头痛、心动过速、嗜睡、精神恍惚等。

（4）重度肺气肿者，胸廓外观呈桶状，呼吸运动减弱，语言震颤减低。

（5）后期可并发肺源性心脏病及心力衰竭，其表现为颈静脉怒张，下肢浮肿、心率增速、肝肿大。

【检查】

（1）叩诊　呈过度清音；心浊音界缩小或消失；肺下界和肝浊音界下降。

（2）听诊　呼吸音减弱；呼气延长。

（3）用力呼气时间听诊法　是临床上常用的检查法。呼气时间在4秒以下为正常；6秒以下为轻度阻塞；6秒以上为中、重度阻塞。

【分级】

临床上按肺气肿气急程度分级如下：

Ⅰ级：登二楼感气急，尚能胜任日常工作，但易疲劳。
Ⅱ级：用一般速度走路有气急，虽能勉强工作，但在冬季往往因气急加重而休息。
Ⅲ级：安静休息时亦有气急，劳力已完全丧失。
但是必须注意气急有一定的主观因素。
【治疗】
本病推拿治疗以扶正为主，除了用手法治疗外，必须配合练功，以增强患者抵抗力。
治则及治法同哮喘的治疗。
练功：以少林内功的站裆、马裆、弓裆为基本裆式，再选择"前推八匹马""倒拉九头牛""风摆荷叶""霸王举鼎"等动作进行锻炼，时间从2分钟开始，逐渐增加到30分钟。
一般先练功，稍休息后，再进行推拿。
【注意事项】
（1）有计划循序渐进地进行体育锻炼，如：步行、太极拳等。
（2）进行耐寒锻炼，如夏季用冷水擦身，秋后用冷水擦脸等。
（3）进行腹式呼吸体操锻炼。

7·21 失眠

失眠是指经常不能获得正常的睡眠而言。轻者入眠困难，或眠而不酣，时寐时醒，醒后不能再寐，严重者可整夜不眠。古代文献称为"不得寐"或"不寐"。

本证常兼见头痛、头晕、心悸、健忘等症。凡以失眠为主症者，属本节讨论范围。失眠多见于现代医学的神经官能症，更年期综合征等。

【病因病机】
（1）心脾两虚　长期思虑劳损，伤及心脾，血液耗损，不能养心，以致心神不安，而成失眠。
（2）阴虚火旺　素体虚弱或久病体虚或房劳过度，肾阴耗损，心肾不交，水不制火，则心火独亢而神志不宁，因而失眠。
（3）痰热内扰　饮食不节，肠胃受伤，宿食停滞，酿成痰热，壅遏于中，痰热上扰，胃气不和，以致卧不得安。
（4）肝郁化火　恼怒伤肝，肝失条达，气郁不舒，郁而化火，火性炎上，扰动心神，神不得安则失眠。

综上所述，失眠的原因虽多，总与心脾肝肾及阴血不足有关。因血之来源，由水谷之精微所化，上奉于心，则心得所养；受藏于肝，则肝体柔和；统摄于脾，则生化不息，调节有度，化而为精，内藏于肾，肾精上承于心，心气下交于肾，则神安志宁。若暴怒、思虑、忧郁、劳倦等，伤及诸脏，精血内耗，病因与病证彼此互相影响，每多形成顽固的失眠。可见失眠之证，虚者尤多。

【临床表现】
本证临床要辨其虚实。虚证多由阴血不足而引起；实证多由肝郁化火痰热内扰，壅遏胃腑而引起。
（1）心脾两虚　多梦易醒，心悸健忘，神疲乏力，饮食无味，面色少华，舌淡苔薄，脉细弱。

（2）阴亏火旺　心烦失眠，头晕耳鸣，口干津少，五心烦热，舌质红，脉细数。或有梦遗，健忘，心悸，腰疫等症。

（3）痰热内扰　失眠，胸闷头重，心烦口苦，目眩，苔腻而黄，脉滑数。

（4）肝郁化火　失眠，性情急躁易怒，不思饮食，口渴喜饮，目赤口苦，小便黄赤，大便秘结，舌质红，苔黄，脉弦而数。

【治疗】

总的治则是健脾安神。虚证辅以滋阴养血，实证则佐以疏肝清热化痰。

（1）基本治法

① 头面及颈肩部操作：

A 取穴：印堂、神庭、睛明、攒竹、太阳、角孙、风池、肩井等穴。

B 手法：一指禅推法、揉法、抹法、按法、扫散法、拿法。

C 操作：先用一指禅推法或揉法，从印堂开始向上至神庭，往返5~6次。再从印堂向两侧沿眉弓至太阳穴往返5~6次。然后用一指禅推法沿眼眶周围治疗，往返3~4次。再从印堂沿鼻两侧向下经迎香沿颧骨，至两耳前，往返2~3次。治疗过程中以印堂、神庭、睛明、攒竹、太阳为重点；沿上述治疗部位用双手抹法治疗，往返5~6次，抹时配合按睛明、鱼腰；用扫散法在头两侧胆经循行部位治疗，配合按角孙；从头顶开始用五指拿法，到枕骨下部转用三指拿法，配合按、拿两侧肩井。时间约10分钟。

② 腹部操作：

A 取穴：中脘、气海、关元。

B 手法：摩法、按法、揉法。

C 操作：顺时针方向摩腹，同时配合按、揉中脘、气海、关元。时间约6分钟。

（2）辨证加减

① 心脾两虚：

A 按、揉心俞、肝俞、胃俞、小肠俞、足三里。每穴约1分钟。

B 横擦左侧背部及直擦背部督脉，以透热为度。

② 阴虚火旺：

A 推桥弓穴：先推一侧桥弓20~30次，再推另一侧桥弓穴。

B 横擦肾俞、命门部，以透热为度，再擦两侧涌泉穴以引火归原。

③ 痰热内扰：

A 沿背部脊柱两侧用㨰法治疗，重点在脾俞、胃俞、心俞，手法要轻柔。时间约5分钟。再按揉上述穴位。

B 在摩腹时配合按揉中脘、气海、天枢、神阙、足三里、丰隆。

C 横擦左侧背部及骶部八髎穴，以透热为度。

【注意事项】

（1）失眠常见于神经衰弱，但某些器质性病变也可出现本证，须注意鉴别，如为器质性病变引起的失眠，应重病因治疗。

（2）对神经衰弱的病员，应热情解除其思想顾虑，并指出日常生活中应注意的方面，指导和鼓励病员坚持体育锻炼。

7·22 癃闭

小便不畅,点滴而短少,病势较缓者为癃;小便闭塞,点滴不通,病势较急者称为闭。临床一般以排尿困难或小便闭塞不通为主症的疾患,合称癃闭。

癃闭的形成,主要病变在膀胱,如《素问·灵兰秘典论》指出:"膀胱者,州都之官,津液藏焉,气化则能出矣。"《素问·宣明五气》:指出"膀胱不利为癃,不约为遗溺。"这都说明膀胱气化不利可导致本病的发生。

【病因病机】

癃闭是由于膀胱气化不利而造成的,膀胱的气化又和三焦密切相关,其中尤以下焦最为重要,《灵枢·本输》指出三焦有在"实则癃闭、虚则遗溺"的病变。而三焦的气化,主要又依靠肺、脾、肾三脏来维持。故本症除与肾密切相关外,还常和肺、脾有关。此外,各种原因所导致的尿路阻塞如瘀血、结石等,均能引起癃闭。现分述如下:

(1)湿热蕴积　膀胱湿热阻滞或肾热移于膀胱,形成湿热互结,使膀胱气化发生障碍,从而形成癃闭。

(2)肺热气壅　肺为水之上源,热壅于肺,肺气不能肃降,津液输布失常。水道通调不利,不能下输膀胱;又因肺热下移膀胱,以致上、下焦均为热气所壅,而成癃闭。

(3)肝郁气滞　七情内伤,引起肝气郁结,疏泄不畅,因而气机不调,从而影响三焦水液的运行及气化功能,致使水道的通调受阻,形成癃闭。

(4)肾气不足　年老体弱,肾阳不足,命门火衰,致使膀胱气化无权,而尿不能出;或下焦积热,日久不愈,导致肾阴不足,无阴则阳无以化,亦可产生癃闭。

(5)尿路阻塞　瘀血凝聚,或尿路结石,停留不去,阻塞于尿道膀胱之间,小便难以排出,因而形成癃闭。

【临床表现】

本证的临床表现主要是小便点滴而下,或点滴全无,少腹或胀或不胀,可突然发作,或逐渐发展。病情严重时,可见头晕、心悸、喘促、浮肿、恶心呕吐、视物模糊,甚至昏迷抽搐等尿毒内攻症状。

(1)湿热蕴积　小便小利,热赤或闭,小腹胀满,大便不畅,口苦口黏,或口渴不欲饮,舌质红,苔黄腻,脉沉数。

(2)肺热壅盛　小便涓滴不通,或点滴不爽,咽干,烦渴欲饮,呼吸急促,舌苔薄黄,脉数。

(3)肝郁气滞　情志忧郁,或多烦善怒,易于激动,小便不通,或通而不畅,胁腹胀满,苔薄或薄黄,舌质红,脉弦。

(4)肾气不充　小便不通,或滴沥不畅,排出无力,面色㿠白,神气怯弱,腰以下冷,腿膝乏力,舌质淡,脉沉细而尺弱。

(5)尿道阻塞　小便滴沥不畅,或时而通畅,时而阻塞不通,小便胀满疼痛,舌紫暗,或有瘀点,脉涩或细数。

【治疗】

推拿治疗本证的原则是"疏利气机,通利小便",但还需结合病因随症加减。湿热蕴积者清利湿热;肺热者清肺热,利水道;肝气郁滞者疏肝理气;肾气不充者温肾益气;尿道阻塞者行瘀散结。

(1) 基本治法

① 小腹部操作：

A 取穴：中极、气海、关元等穴。

B 手法：摩法、按法、揉法。

C 操作：顺时针方向摩小腹。约6分钟。按揉上述穴位，每穴约1分钟。

② 大腿内侧操作：

A 取穴：髀关、五里。

B 手法：摩法、揉法、按法。

C 操作：在两大腿内侧，用轻缓的手法摩、揉、配合按，揉髀关、五里，以酸胀为度。时间约6分钟。

(2) 辨证加减

① 膀胱湿热：

A 按、揉三阴交、阴陵泉、膀胱俞、中极。每穴约半分钟。

B 横擦骶部八髎，以微有热感为度。

② 肺热壅盛：

A 横擦前胸上部、横擦大椎及两肩部、均以透热为度。横擦骶部八髎穴，使之微有热感。

B 按、揉中府、云门、合谷、太渊。每穴约半分钟。

③ 肝气郁滞：

A 按、揉章门、期门、每穴约1分钟，以酸胀为度。

B 斜擦两胁，手法轻柔，以微有热感为度。

④ 肾阳不足，命门火衰：

A 一指禅推或按、揉肾俞、命门，各穴各约1分钟，以微感酸胀为度。

B 横擦背部肾俞、命门及背部督脉，以透热为度。

⑤ 瘀血凝聚或尿路结石：

A 按、揉肾俞、志室、三焦俞、水道、三阴交。每穴约1分钟，以酸胀为度。

B 横擦腰骶部，以透热为度。

【注意事项】

(1) 推拿治疗可用于尿潴留，而对真性无尿（如尿毒症等），目前尚不能治疗。

(2) 治疗手法要轻柔、缓和，但要注意，用劲要深沉，动作要有节律。

7·23 痹证

痹证是指气血为病邪阻闭而引起的病证。凡人体肌表经络遭受风寒湿邪侵袭后，使气血运行不畅引起筋骨、肌肉、关节等处的疼痛、酸楚、重着、麻木和关节肿大屈伸不利等症，统称为痹证。

早在《内经》就有记载，并且将其病因病机作了详细的描述，如《素问·痹论》云："所谓痹者，各以其时，重感于风寒湿之气也。"指出了风寒湿邪是本病的病因，同时依其发病的时间、部位不同，而把本病分为五痹，如《素问·痹论》云："以冬遇此者为骨痹，以春遇此者为筋痹，以夏遇此者为脉痹，以至阴遇此者为肌痹，以秋遇此者为皮痹。"且据其风寒湿三气的偏胜，又分为痛痹、行痹、着痹。痹证日久不愈，可进一步发展侵入五脏，则成为五脏痹症，如《素问·痹论》云："骨痹不已，复感于邪，内舍于肾。筋痹不已，复感于邪，内舍于肝。脉痹不已，复感于邪，内舍于心。肌痹不已，复感于邪，内舍于脾。皮痹不已，复感于邪，内舍于肺。"其中心痹尤为常见。

《金匮要略·中风历节病篇》称本病为"历节"，并指出汗出入水中，热为湿郁，及血虚风扰，风血相搏的发病机理，李东垣、朱丹溪则列痹证为痛风，如《丹溪心法·痛风》曰："四肢百节走痛是也，他方谓之白虎历节风证。"在病因方面明代虽有内伤之说，但后来学者少有赞同，因气血虚弱只是感受风寒湿的一个条件，其后医家或从痹证、或从历节、或从痛风论述。

【病因病机】

（1）素体虚弱，腠理疏松，营卫不固，外邪乘虚入侵，如《济生方·痹篇》曰："皆因体虚，腠理空疏，受风寒湿气而成痹也。"说明痹证是由体虚而感受外邪所致。

（2）风寒湿邪侵入人体，留滞经络。凡气候变化无常，冷热交错，或居处卑湿，涉水冒雨而罹病者，此外邪直入肌肉关节筋脉而为痹证。如《素问·痹论》："风寒湿三气杂至，合而为痹也。"

（3）素体阳气偏盛，内有蕴热，或阴虚阳亢之体，当感受外邪时，则发病较急，寒邪入里化热，流注经络关节而表现一系列的热盛证候，则为热痹。

痹证多因于风邪，风邪最易化热。如痹证日久，缠绵不愈，邪留经络，蕴而化热，并可表现为类似热痹的症状，此时亦称热痹。此即《类证治裁·痛风》中所谓"寒湿风郁痹阴分，久则化热攻痛"。

此外，风寒湿痹，或热痹经久不愈，邪气壅阻，气血凝滞，血运不畅，脉络不通，并可出现皮下瘀斑，关节周围结节等症。此属《丹溪心法·痛风》所说"肢节肿痛，脉涩数者，此是瘀血"的瘀血证。

综上所述，痹证的发病机制为素体虚弱，卫阳不固，感受风寒湿邪，流注经络关节，气血运行不畅而为痹证。或寒暖不调，过度劳役，冒雨浸水，邪从外入；或素体阳盛复感外邪，邪从热化而为热痹。

若痹证进一步发展，病邪由浅入深，由经络而至脏腑，则产生相应的脏腑病变，即《素问·痹论》所称的"内舍于其合也"。痹证至此，病势重笃，常可虚实并见，涉及范围较广，治疗也就更加困难了。

【临床表现】

（1）风寒湿痹

① 病变在关节：肢体关节疼痛或瘦痛，关节屈伸不便，遇寒或天气变化瘦痛增重，苔白脉浮或弦紧或濡缓。

② 病变在肌肉：肢体疼痛，肌肤麻木不仁，毛孔增粗，遇寒或天气变化疼痛加重，苔白腻，脉紧或濡缓。

由于机体感受外邪的程度各有不同，其风邪重的，疼痛游走不定；其寒邪重的，疼痛剧烈，甚则痛如锥刺；其湿气重的，四肢麻木不仁，重着不移。

（2）热痹　关节疼痛，局部灼热红肿，得冷则舒，痛不可触，关节不能屈伸，可呈关节游走疼痛，同时可涉及一个或多个关节，多兼有发热、汗出恶风、口渴烦闷不安等全身症状，舌苔黄燥,脉滑数。

【治疗】

风寒湿痹以活血祛风、散寒除湿为原则,热痹则以疏风活血、通络蠲痹为原则。

(1) 关节痹证

① 取穴:病变关节周围腧穴。

② 手法:一指禅推法、㨰法、按法、揉法、搓法、捻法、抖法、摇法、擦法。

③ 操作:先在病变关节周围用㨰法治疗,若病变关节较小则用一指禅推法治疗,同时配合该关节的功能活动;再按、揉病变关节周围穴位,以痠胀为度;病变关节较大者,则可用搓法,关节较小者,则可用捻法;然后在关节周围用擦法治疗,以透热为度;关节活动受阻者,用摇法施于该关节,最后用抖法及搓法结束治疗。

(2) 肌肉痹证

① 取穴:病变部位及其周围的穴位。

② 手法:㨰法、按拿、拿法、拍法、擦法。

③ 操作:先按、揉患部及其周围的穴位,再用㨰法在患部及其周围治疗,配合按、拿法,然后在患部用擦法治疗,以透热为度;肌肤麻木不仁者可用拍击法治疗。

凡风寒痹证,疼痛剧烈,或肌肤麻木者均可在手法治疗后加用热敷。

(3) 热痹

① 取穴:上肢:肩井、曲池、合谷。

腰背部:肺俞、膏肓、肾俞、大肠俞、小肠俞。

下肢:环跳、阴陵泉、阳陵泉、鹤顶、昆仑。

头部:百会、风池、风府、天应穴。

② 手法:一指禅推、拿、㨰、搓、按、摩、揉、摇。各种手法应随病变的部位而灵活应用。

③ 操作:一般先用一指禅推法或㨰法在患部周围治疗,逐渐移到病变关节,手法宜轻快而柔和,同时患部周围配合轻快的拿法,再按、揉患部周围腧穴,以微有痠胀为度,然后搓、揉患部。最后对病变关节作缓慢的小幅度的摇法。

【注意事项】

(1) 要注意保暖,避免着凉受寒,平时要作适宜的活动,不宜过度疲劳。

(2) 忌食生冷寒性食物。

(3) 治疗过程中,尤其在最初几次治疗后,如有痠痛加重,不必疑惧,这是正常现象。

7·24 痛经

妇女在行经前后,或正值行经期间,小腹及腰部疼痛,甚至剧痛难忍,常可伴有面色苍白,头面冷汗淋漓,手足厥冷,泛恶呕吐等证,并随着月经周期发作,称为"痛经",亦称"经行腹痛"。

【病因病机】

本病的主要机理,是气血运行不畅所致。因经水为血所化,血随气行,气充血沛,气顺血和,则经行畅通,自无疼痛之患。若气滞血瘀或气虚血少,则使经行不畅,不通则痛。引起气血不畅的原因,有气滞血瘀、寒湿凝滞、气血虚损等类型。

(1) 气滞血瘀　多由情志不舒、肝郁气滞、气机不利,不能运血畅行,血行受阻,冲、任经脉不利,经血滞于胞中而作痛。

（2）寒湿凝滞　经期冒雨涉水,感寒饮冷,或坐卧湿地,寒湿伤于下焦,客于胞宫,经血为寒湿所凝,运行不畅,滞而作痛。

（3）气血虚弱　平素气血不足,或大病久病之后,气血两亏,行经以后,血海空虚,胞脉失养,而致疼痛。或体虚阳气不振,运血无力,经行滞而不畅,导致痛经。

【临床表现】

本病的特点是经行小腹疼痛,并随月经周期而发作。根据疼痛发生的时间、疼痛的性质,辨其寒热虚实。一般以经前、经期痛者属实,经后痛者为虚。痛时拒按属实,喜按属虚。得热痛减为寒,得热痛剧为热。痛甚于胀,血块排出疼痛减轻者为血瘀,胀甚于痛为气滞。绞痛、冷痛属寒,刺痛属热。绵绵作痛或隐痛为虚。

（1）气滞血瘀　经期或经前小腹胀痛,行经量少,淋漓不畅,血色紫暗有瘀块,块下则疼痛减轻,胸胁乳房作胀,舌质紫暗,舌边或有瘀点,脉沉弦。

（2）寒湿凝滞　经前或经期小腹冷痛,甚则牵连腰脊疼痛,得热则舒,经行量少,色暗有血块,畏寒便溏,苔白腻,脉沉紧。

（3）气血虚弱　经期或经净后,小腹绵绵作痛,按之痛减,经色淡,质清稀,面色苍白,精神倦怠,舌淡苔薄,脉虚细。

【治疗】

根据"通则不痛"的原则,治则主要是以通调气血为主。如因虚而致痛经者,以补以通;因气郁而致血滞者,以行气为主,佐以活血;因寒湿凝滞而引起瘀滞不通者,以温经化瘀为主。

（1）基本治法

① 腹部操作：

A 取穴：气海、关元。

B 手法：一指禅推法、摩法、揉法。

C 操作：患者取仰卧位,医者坐于右侧,用摩法按顺时针方向在小腹部治疗,时间约6分钟。然后用一指禅推法或揉法在气海、关元治疗,每穴约2分钟。

② 腰背部操作：

A 取穴：肾俞、八髎。

B 手法：一指禅推法、㨰法、按法、擦法。

C 操作：患者俯卧位,医者站于右侧,用㨰法在腰部脊柱两旁及骶部治疗,时间约4分钟。然后用一指禅推法或按法治疗肾俞、八髎,以酸胀为度。再在骶部八髎穴用擦法治疗,以透热为度。

（2）辨证加减

① 气滞血瘀：

A 按、揉章门、期门、肝俞、膈俞,每穴约半分钟。

B 拿血海、三阴交,以酸胀为度。

② 寒湿凝滞：

A 直擦背部督脉,横擦腰部肾俞、命门,以透热为度。

B 按、揉血海、三阴交,每穴约1分钟。

③ 气血虚弱：

A 直擦背部督脉,横擦左侧背部,以透热为度。

B 摩腹时加揉中脘 2~3 分钟。

C 按、揉脾俞、胃俞、足三里,每穴约 1 分钟。

(3) 实证痛经的特殊治疗方法　实证痛经,腰$_1$或腰$_4$(大部分在腰$_4$)有棘突偏歪及轻度压痛者：对偏歪棘突用旋转复位或斜扳的方法纠正棘突偏歪。直擦背部督脉及横擦腰骶部八髎穴,以透热为度。

在月经来潮前一周,治疗两次,以后每月在月经前一周治疗两次,连续三个月治疗六次为一疗程。

【注意事项】

(1) 在经期注意保暖,避免寒冷,注意经期卫生。

(2) 适当休息,不要过度疲劳。

(3) 情绪安宁,避免暴怒、忧郁。

7·25 闭经

女子年逾 18 岁,月经尚未来潮,或曾来而又中断,达三个月以上者,称为闭经。现代医学称前者为原发性闭经,后者为继发性闭经。若因生活环境变迁、精神因素影响等出现停经(三月内)但无其他症状,在机体适应后,月经可自然恢复,不属闭经范围。妊娠期、哺乳期、绝经期以后的停经,均属生理现象。先天性无子宫、无卵巢、无阴道或处女膜闭锁及部分由于器质性病变所致的闭经,均非推拿所能治疗,不属本节讨论范围。

【病因病机】

闭经原因,归纳起来不外虚、实两端。虚者,多因肝肾不足,精血两亏；或因气血虚弱,血海空虚,无余可下。实者,多因气滞血瘀,痰湿阻滞,冲任不通,经血不得下行；而致闭经。

(1) 肝肾不足　先天肾气不足,天癸未充,或多产房劳,损及肝肾,以及精亏血少,冲任失养,遂成经闭。

(2) 气血虚弱　饮食劳倦,损伤脾气,化源不足；或因大病,久病,产后失血伤津；久患虫疾伤血,而致冲任血少,血海空虚,发为经闭。

(3) 气滞血瘀　郁怒伤肝,肝气郁结,气机不利,血滞不行；或经期、产后血室正开,调摄失宜,外感寒邪,内伤生冷,血为寒凝,冲任受阻,而致经闭。

(4) 痰湿阻滞　形体肥胖,多痰多湿；或脾阳失运,湿聚成痰,痰湿滞于冲任,胞脉闭塞,而致月经不行。

【临床表现】

闭经可分为虚、实两类。临床以虚证为多见。一般以胸胁胀满,小腹胀满者,为实证；头晕肢软纳差,心悸失眠,腹无胀痛者,为虚证。

(1) 肝肾不足　月经超龄未至,或初潮较迟,量少色红或淡,渐至闭经,头晕耳鸣,腰膝酸软,口干咽燥,五心烦热,潮热汗出,面色暗淡或两颧潮红,舌质红或舌淡苔少,脉细弦或细涩。

(2) 气血虚弱　月经由后期量少而渐至停闭,面色苍白或萎黄,头晕目眩,心悸怔忡,气短懒言,神倦肢软,或纳少便溏,唇舌色淡,脉细弱或细缓无力。

(3) 气滞血瘀　月经数月不行,精神郁滞,烦躁易怒,胸胁胀满,少腹胀痛或拒按。舌边紫黯或有瘀点,脉沉弦或沉涩。

(4) 痰湿阻滞　月经停闭,形体肥胖,胸胁满闷,呕恶痰多,神疲倦怠,带多色白,苔腻脉滑。

【治疗】

推拿对本证的治疗以理气活血为主。但应遵"虚者补之,实者泻之"的原则辨证论治。

(1) 基本治法

① 小腹部操作:

A 取穴:关元、气海。

B 手法:摩法、按法、揉法。

C 操作:患者仰卧。医者坐于右侧,用摩法治疗小腹,摩法方向逆时针,腹部移动方向顺时针,手法要求深沉缓慢,同时配合按、揉关元、气海。时间约10分钟。

② 下肢部操作:

A 取穴:血海、三阴交、足三里。

B 手法:按法、揉法。

C 操作:患者仰卧。按揉血海、三阴交、足三里。每穴约2分钟。

③ 腰背部操作:

A 取穴:肝俞、脾俞、肾俞。

B 手法:一指禅推法、按法、揉法、㨰法。

C 操作:用一指禅推法,治疗腰部脊柱两旁,重点在肝俞、脾俞、肾俞,每穴1~2分钟。或用㨰法在腰脊柱两旁治疗,然后再按、揉上述穴位2~3遍,以病人感觉酸胀为度。

(2) 辨证加减

① 肝肾不足,气血虚弱:

A 横擦前胸中府、云门;左侧背部脾胃区;腰部肾俞,命门,以透热为度。

B 直擦背部督脉;斜擦小腹两侧,均以透热为度。

② 肝气郁结:

A 按、揉章门、期门,每穴半分钟;按、掐太冲、行间,以病人感觉酸胀为度。

B 斜擦两胁,以微热为度。

③ 寒凝血瘀:

A 直擦背部督脉;横擦骶部,以小腹透热为度。

B 按、揉八髎,以局部温热为度。

④ 痰湿阻滞:

A 按、揉八髎穴,以酸胀为度。

B 横擦左侧背部及腰骶部,以透热为度。

【注意事项】

(1) 注意风寒、饮食生冷的影响。

(2) 保持情绪愉快。

7·26　产后耻骨联合分离症

骨盆由骶骨、尾骨和左右两块髋骨构成。两侧髋骨在前正中线由耻骨联合相连结,两侧髋骨在后面有耳状关节面与骶骨的两侧关节面相连结,构成骶髂关节。

耻骨联合位于髋骨的耻骨联合面之间。借耻骨间纤维软骨板相连,而且有坚强的韧带保护,一般其承受之张力可达 230 kg。因此单纯外力作用于此部位时不易发生耻骨联合分离。但在妇女怀孕期,尤其是在将分娩前,由于内分泌的影响,使骶髂关节和耻骨联合软骨的韧带变松软,造成了发生本病的条件。

据统计在妊娠及分娩妇女中,本病的发病率为 0.05%。但国内外长期来对本病无有效的治疗方法。推拿对本病的治疗是目前最有效的方法。

【病因病机】

妇女在怀孕期,尤其是在将分娩前,由于内分泌的影响,使骶髂关节和耻骨联合软骨及韧带变松软。在分娩时耻骨联合及两侧骶髂关节均出现轻度分离,使骨盆发生短暂性扩大,有利于胎儿的娩出。在分娩后黄体素分泌恢复正常,松弛的韧带及软骨也随之恢复正常。

一般情况下,分娩后骶髂关节、耻骨联合面即逐渐恢复到正常位置。若产妇内分泌(黄体素)分泌过多,致使韧带过度松弛,产时两侧骶髂关节及耻骨联合易发生过度分离。产程过长,胎儿过大,产时用力不当或姿势不正,以及腰骶部受寒等多种因素,造成产时或产后骨盆收缩力平衡失调,有可能使骶髂关节软骨面发生错位。因骶髂关节的关节面粗糙,在形态上变化较多,易发生关节微细错位。由于上述因素,造成产后骶髂关节错位,致使耻骨联合面不能恢复到正常位置,经过一段时间未能自行回复,症状加剧者,就形成了产后耻骨联合分离症。

产后耻骨联合分离者,骶髂关节必然发生错位,但其他各种外力引起的骶髂关节错位,则极少可能发生耻骨联合分离。

【临床表现】

耻骨联合处疼痛,且有明显压痛;一侧下肢不能负重,患肢外展及跨步困难;腰臀部酸痛,严重者平卧困难。

骶髂关节错位,根据其骶骨与髂骨相对位置的变化,有向前和向后错位两类。向前半脱位,患侧髂后上棘位置偏高,患侧下肢髋膝屈曲困难;向后半脱位,患侧髂后上棘位置偏低,患侧下肢髋后伸困难。

【治疗】

本病治则为整复错位,活血通络。

(1) 放松局部肌肉

① 患者俯卧。医者站于患侧。在骶髂及腰臀部用㨰法治疗。配合按、揉八髎、环跳、大肠俞、关元俞等穴,以及下肢后伸活动。手法宜轻柔。

② 患者仰卧位。医者立于患侧(以右侧为例),用右腋夹住患者右足踝部,右肘屈曲位,以前臂背侧托住患者小腿后面,左手搭于患肢膝关节的前侧,以右手搭于左侧前臂中 1/3 处,此时用力夹持患肢,向下牵引 1~2 分钟。

(2) 整复向前错位

① 患者健侧卧位。健侧下肢伸直,患侧屈髋屈膝。医者站于前面,一手按住患者肩前

部向后固定其躯体,另一手按住患侧髋部,向前推动至最大限度,使扭转的作用力集中在骶髂部,然后两手同时对称用力斜扳。

② 患者仰卧位。医者站于患侧,一手托住患肢小腿后侧,另一手扶住患侧髋部,作强力髋膝屈曲,至最大限度,然后在屈髋位作快速伸膝和下肢拔伸的动作。

（3）整复向后错位

① 患者健侧卧位。健侧下肢伸直,患肢膝部置于90°屈曲位。医者站于身后,一手向前抵住患侧骶髂关节,另一手握住患肢踝上部,向后拉至最大限度,然后两手作相反方向推拉。

② 患者俯卧位。医者站于患侧,一手向下压住患侧骶髂部,另一手托住患肢膝前部,两手对称用力,使下肢后伸至最大限度,然后两手同时作相反方向的骤然扳动。

在整复时,常可听到复位关节的弹响声。

（4）理筋通络,活血祛瘀　患者俯卧位。在患侧骶髂部用按、揉、弹拨等手法理筋,然后在患侧骶髂部用擦法透热,以活血祛瘀。

【注意事项】

（1）在整复错位时,手法作用力的中心要在患侧骶髂关节。手法要沉着有力,快速而不粗暴。

（2）推拿治疗后,患者症状可立即缓解,但因骶髂关节囊及韧带均有损伤,稍一扭转,易再复发,故在治疗成功后二周内腰及下肢不宜作大幅度活动。最好在两髋两膝屈曲位卧床休息。并注意局部保暖。

7·27　乳痈

乳痈一般发生在妇女哺乳期,其中尤以初产妇最为多见。初起乳部焮红肿痛,同时伴有发热、恶寒、头痛等全身症状,日久作脓溃烂。乳痈发于妊娠期称为内吹乳痈,发于哺乳期的称为外吹乳痈。

【病因病机】

《外科精义》谓:"乳子之母,不知调养,怒忿所逆,郁闷所遏,厚味所酿,以致厥阴之气不行,故窍不得通而汁不得出,阳明之血热沸腾,故热甚而化脓;亦有所乳之子,膈有滞痰,口气焮热,含乳而睡,热气所吹,遂生结核。于初起时,便须忍痛,揉令稍软,吮令汁透,自可消散,失此不治,必成痈疖。"说明前人对乳痈的发生原因和早期处理都有较正确的认识。

（1）乳汁瘀积　乳头破损、畸形或内陷,哺乳时剧痛,影响充分哺乳,或因乳汁多而婴儿不能吸空,均可致乳汁瘀滞,乳络不畅,日久败乳蓄积,则易酿脓。

（2）肝胃不和　情志内伤,肝气不疏,产后饮食不节,阳明积热。依据经脉循行分布,乳头属足厥阴肝经,乳房属足阳明胃经,乳汁为气血所生化,而源出于胃,实水谷之精华,肝主疏泄,能调养乳汁的分泌,若肝气不疏,胃热蕴滞,肝胃不和,以致经络阻塞,气滞血瘀,邪热蕴积而成肿块,热盛内腐而成脓。

形成本病原因虽多,但其主要发病机制是乳汁瘀滞,乳络不畅,败乳蓄久成脓。

现代医学称本病为急性乳腺炎。认为大多由金黄色葡萄球菌感染而引起的。

【临床表现】

乳房肿胀触痛,皮色红赤,结块或有或无,乳汁排泄不畅,伴有形寒、发热、周身骨节瘀痛等症。若数日后见肿块增大,焮红疼痛,发热持续不退,硬块中央渐软,按之有波动感者,是已到脓熟阶段,经数日后即破溃而出稠脓,脓排尽后体温恢复正常,肿痛渐消,逐渐愈合。

【治疗】

乳痈的治疗一般分初起、脓成和已溃等阶段,分别施以消散、托里、排脓等法。推拿治疗一般在乳痈初起尚未成脓时为好。

(1) 胸腹部操作

① 取穴:天溪、食窦、屋翳、膺窗、乳根、中脘、天枢、气海。

② 手法:摩法、揉法。

③ 操作:患者仰卧位。先施揉、摩法于患乳周围的乳根、天溪、食窦、屋翳、膺窗等穴,约8分钟。再摩、揉腹部,重点在中脘、天枢、气海,时间约4分钟。

(2) 肩、项及上肢操作

① 取穴:风池、肩井、少泽、合谷。

② 手法:按法、拿法、揉法。

③ 操作:患者正坐位。医者先按、揉其风池,再沿颈椎两侧向下到大椎两侧,往返按揉数十次,然后拿风池、肩井及少泽、合谷。时间约3分钟。

(3) 背部操作

① 取穴:肝俞、脾俞、胃俞。

② 手法:一指禅推法、按法、揉法。

③ 操作:患者正坐位。用一指禅推法沿背部膀胱经往返治疗,重点在肝俞、脾俞、胃俞。时间约6分钟。再按、揉上述穴位,以病人感觉酸胀为度。

治疗本病对,手法宜轻快柔和,运用手法时宜先从周围着手,逐步移向肿块中央,对未成脓者可同时配合热敷法。

【其他疗法】

用胡荽(半斤)煎汤,洗患部,同时可用木梳轻梳乳旁部。

【预防】

乳痈是个常见病,发病后妨碍乳母健康,也影响哺乳,以致有碍婴儿健康,故应积极预防。

(1) 妊娠期五个月后应经常用75%酒精棉球擦乳头。

(2) 哺乳时宜避免露乳当风,注意胸部保暖,哺乳后应轻揉乳房。

(3) 每日按时哺乳,养成良好习惯,注意婴儿口腔清洁,不可含乳而睡。

(4) 哺乳前后保持乳房清洁,若乳头破裂应及早治疗。

(5) 断乳时应逐渐减少哺乳时间,再行断乳。

7·28 声门闭合不全

两平行的声带之间的裂隙叫声门裂,若裂隙超过 1 mm,就称为声门闭合不全,它是常见的职业性疾病之一,多见于声乐和戏剧演员以及职业用嗓者。目前病名尚不统一,又称"发声无力症""喉肌无力症"及"发声疲劳症"等,祖国医学则称为"失音"或"喉喑",以示与中风之舌强不利、语言蹇涩之"舌喑"有所区别。

【病因病机】

祖国医学认为失音的病因有外感、内伤之分,大抵暴喑多由风寒热,失喑多由气阴耗伤所致。本病虽属局部疾患,但与肺肾有密切关系,故《直指方》说:"肺为声音之门,肾为声音之根。"《灵枢》亦认为"会厌为声音之门户"。

现代医学认为许多因素均可引起声门闭合不全,常见的病因有以下几种:

(1) 演唱方法不当或用声过度,使喉部肌肉失去平衡,特别是声带肌的张力减低和环杓后肌的痉挛,可使声门张开,久而可引起闭合不全。

(2) 过度用嗓,大量空气进入喉间,黏液蒸发,黏膜干燥充血,水肿,甚至引起环杓关节炎,使杓状软骨活动受限(杓状软骨内转使声门闭合,外转使声门张开),影响声门的闭合而诱发本病。同时由于过度演唱,造成环杓关节的过度活动,也可发生环杓关节炎,进而发生本病。

(3) 某些原因引起的喉神经(主要是喉上神经和喉返神经)功能不全,其运动支所支配的喉肌则发生功能障碍,甚至引起声带麻痹,势必影响正常的发声机能。在临床上,发现有部分患者系因 C_2、C_3 后关节错位而导致发生本病的。

【临床表现】

轻度:发高音费力,发声不持久,声音变喑,同时伴有咽喉部干燥异物感。

重度:发音不畅,出现破音,甚至声音嘶哑,伴有喉痛、痰黏感。

间接喉镜检查,声门可呈各种不同程度及不同形态的闭合不全。

【治疗】

本病治则为舒筋通络,清咽利喉。

(1) 颈前部操作法

① 取穴部位:重点在人迎、水突,局部敏感压痛点及咽喉部三条侧线(第一侧线:喉结旁开一分处直下。第二侧线:咽喉部第一、三侧线中间直下。第三侧线:喉结旁开一寸半直下)。

② 手法:一指禅推法、拿法、揉法。

③ 操作:患者仰卧位,使其颈部略后伸。医者先于患者咽喉部三条侧线施用一指禅推法或拿法,往返数次,也可配合揉法,然后揉人迎、水突及敏感压痛点。时间约 10 分钟。手法操作要求轻快柔和,不可粗暴用力。治后患者自觉喉肌放松,喉黏膜有湿润感。

(2) 项部操作法

① 取穴:风池、哑门、风府。

② 手法:一指禅推法、拿法、揉法。

③ 操作:患者取坐位,头稍前倾。医者用一指禅推法双手推风池,约 2 分钟。再单手用一指禅推法治疗哑门、风府。每穴 1~2 分钟。然后拿风池及项部颈椎两侧,往返 4~5 遍。最后揉两侧胸锁乳突肌。时间约 4 分钟。治后患者自觉喉肌放松,喉部紧张感消失。

【注意事项】

(1) 避免高声及持久讲话,必要时须短期噤声。

(2) 防止外感及咽喉部炎症的发生。

(3) 少吃辛辣、燥烈之品。

【附】 咽喉痛

咽喉痛是一种症状。引起咽喉痛的原因很多,这里主要是指由于上呼吸道感染或急性扁桃体炎引起的咽喉痛以及慢性喉炎所致的咽喉痛。

【治疗】

本病治则为活血通络,清咽利喉。

(1) 取穴 风池、风府、天突、曲池、合谷、肩井。

(2) 手法 一指禅推法、拿法、揉法、按法。

(3) 操作

① 仰卧位。先在喉结两旁及天突穴处用一指禅推法配合拿法,或一指禅推法配合揉法,上下往返数次。

② 坐位。用按、揉法在风池、风府、肩井等穴治疗,配合拿风池、肩井、曲池、合谷。

在手法治疗过程中,如感咽喉部有分泌物排出,必须随时吐尽,勿使咽下,并用冷开水或3%双氧水漱口。

下篇　小儿推拿

小儿时期处在不断生长发育的过程中，不论在生理、病理、辨证和治疗（包括手法、穴位、操作次数或时间）方面均有它的特点，与成人有所不同。

小儿具有脏腑娇嫩，形气未充和生机蓬勃，发育迅速的生理特点。小儿出生后，犹如萌土之幼芽，脏腑柔弱，血气未充，经脉未盛，内脏精气未足，卫外机能未固，阴阳二气均属不足，祖国医学依此提出了"稚阴稚阳"的观点，认为小儿"稚阳未充，稚阴未长"，无论在物质基础和生理功能方面都是幼稚和不完全的，是处在不断生长发育过程之中；同时，小儿机体生长发育迅猛，年龄越小，生长越快，营养的需要越大，前人据此提出了"纯阳"一说，认为小儿生机旺盛，发育生长迅速，对水谷精气需要迫切，常见之为"阴之不足，阳之有余"。

小儿还有抵抗力差，容易发病，传变较快和易趋康复的病理特点。小儿由于体质和功能均较脆弱，因此抗病能力差，加上小儿寒暖不能自调，饮食不能自节，故外易为六淫所侵，内易为饮食所伤。在临床发病方面，也以肺、脾二脏疾患为多，而对于突然发生的强烈刺激，往往不能忍受，容易出现惊恐状态。且小儿病情变化迅速，具体表现为易虚、易实、易寒、易热，若调治不当，容易轻病变重，重病转危。易趋康复是指小儿机体生机蓬勃，活力充沛，在疾病过程中，其组织再生和修补能力也是旺盛的，且病因单纯，很少七情影响，在患病之后，如能及时调治，则容易痊愈，较快恢复其生理功能。

小儿推拿辨证也是在四诊八纲的基础上进行的。在四诊中，乳儿不会说话，因此问诊常是间接的，较大儿童虽能言语，但也往往不能确切诉说病情，加之婴儿气血未充，经脉未盛，脉象难凭，尤其在诊察时常哭闹不安，更易影响气息脉象，给诊断造成困难。闻诊虽能反映一些情况，但也不够全面，只有望诊不受种种条件限制，反映病情比较可靠，应予重视。此外，从八纲辨证来看，小儿体属纯阳，感受外邪后，每易寒随热化，故临床以阳证、热证、实证居多；且发病较快，变化较多，又常挟有其他兼症，因此临诊时需仔细观察，辨证分析，才能作出正确诊断。

由于小儿生理、病理的特点，它的治疗（包括手法、穴位、操作次数或时间）也与成人推拿有所不同。其手法特别强调要轻快柔和，平稳着实；穴位除常用的少数经穴、奇穴外，多数穴位为小儿所特有，并多分布在两肘以下，这些特有穴位的主治作用及其分布特点，给临床治疗带来了很多方便，如在严寒的冬天也可在患儿两手部穴位操作，免除脱衣的不便，而能收到较好的效果。临床操作常借用一些介质，操作次数或时间也有一定的规定。

由于小儿发病方面特点以外感病和饮食内伤居多，因此在推拿治疗上常用的也以解表（推攒竹、推坎宫、推太阳、拿风池等）、清热（清天河水、退六腑、推脊等）、消导（推脾经、揉扳门、揉中脘、揉天枢等）为多；同时，小儿病情变化迅速，一日之内即可由实热证迅速转变为虚寒证（正气暴脱），因此临诊时必须审慎果断，治疗恰当而及时，必要时可结合中西疗法，进行综合治疗。

8 常用手法

小儿脏腑娇嫩,形气未充,肌肤柔弱,手法要求轻柔深透,适达病所而止,不可竭力攻伐,因此要很好地进行手法的练习。手法练习的方法较多,但小儿推拿手法练习以进行人体操作为主,大多数可参考成人推拿手法的练习方法。

小儿推拿手法的种类较多,有不少手法和成人推拿手法相似,但有的手法虽然在名称上和成人手法一样,而在具体操作要求上却完全不同(如推法等)。有些手法只用于小儿,而不用于成人(如运法)。

小儿推拿手法操作的时间,一般来说以推法、揉法次数为多,而摩法时间较长,掐法则重、快、少,在掐后常继用揉法,而按法和揉法也常配合应用。在临床应用上,小儿推拿手法经常是和具体穴位结合在一起的,例如补肺经(旋推肺经穴),清肺经(直推肺经穴),掐人中(用掐法于人中穴),揉中脘(用揉法于中脘穴)等。掐、拿、捏等较强刺激手法,一般应放在最后操作,以免刺激过强,使小儿哭闹,影响后来操作治疗;同时在手法操作时,常用一些介质,如姜汁、葱姜水、滑石粉、蛋清等。用介质不仅有润滑作用,防止擦破皮肤,还有助于提高疗效。

8·1 推法

8·1·1 直推法

以拇指桡侧或指面,或食、中二指指面在穴位上作直线推动(图 8-1)。

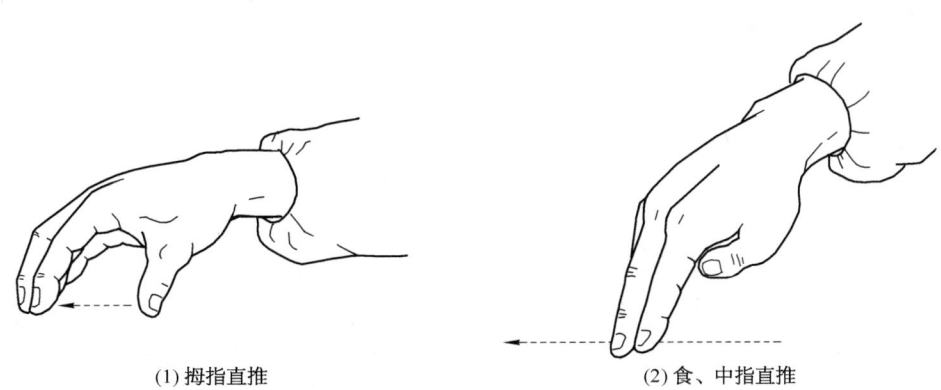

(1) 拇指直推　　　　　(2) 食、中指直推

图 8-1　直推法

8·1·2 旋推法

以拇指指面在穴位上作顺时针方向的旋转推动(图 8-2)。

8·1·3 分推法

用两手拇指桡侧或指面,或食、中二指指面自穴位向两旁分向推动,或作"∧"形推动称分推法,又称分法(图 8-3)。如从穴位两端向中间推动,称合推法,又称合法。

推法是小儿推拿常用手法之一,一般操作时都需用介质,推动时要有节律,频率大约每

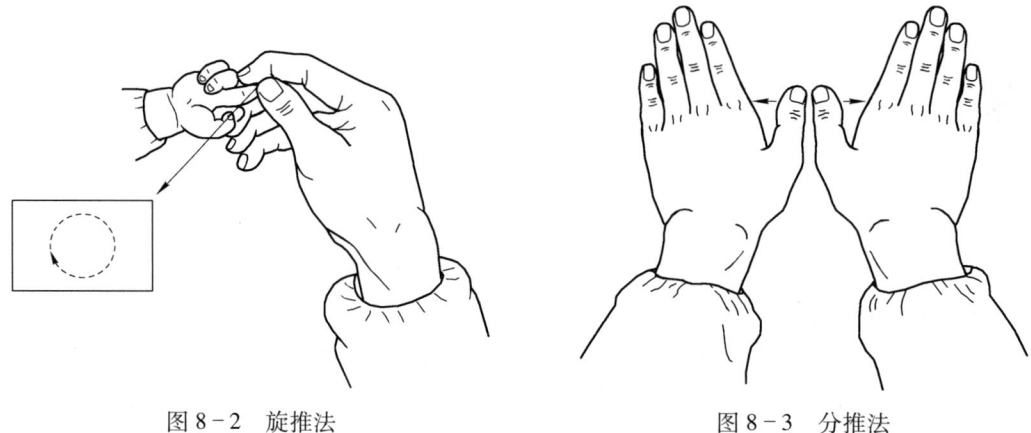

图 8-2 旋推法　　　　　　　图 8-3 分推法

分钟 200~300 次,用力宜柔和均匀,始终如一,在某些穴位上推动的方向与补泻有关,应根据不同部位和穴位而定。

【引文】

《小儿推拿广意》:"凡推法必似线行,毋得斜曲,恐动别经而招患也。""春夏用热水,秋冬用葱姜水,以手指蘸水推之,过于干则有伤皮肤,过于湿则难于着实,以干湿得宜为妙……"

《保赤推拿法》:"分者,医以两手之指,由儿经穴划向两边也。"

《小儿推拿学概要》:"推法中分补(由指尖向指根推)、泻(由指根向指尖推)及平补平泻(来回推,又称清法)三种,因其方向不同,故作用亦异。"

8·2 揉法

以中指或拇指指端,或掌根,或大鱼际,吸定于一定部位或穴位上,作顺时针或逆时针方向旋转揉动,称揉法。亦可分别称之为鱼际揉、掌根揉、指揉法(图 8-4)。

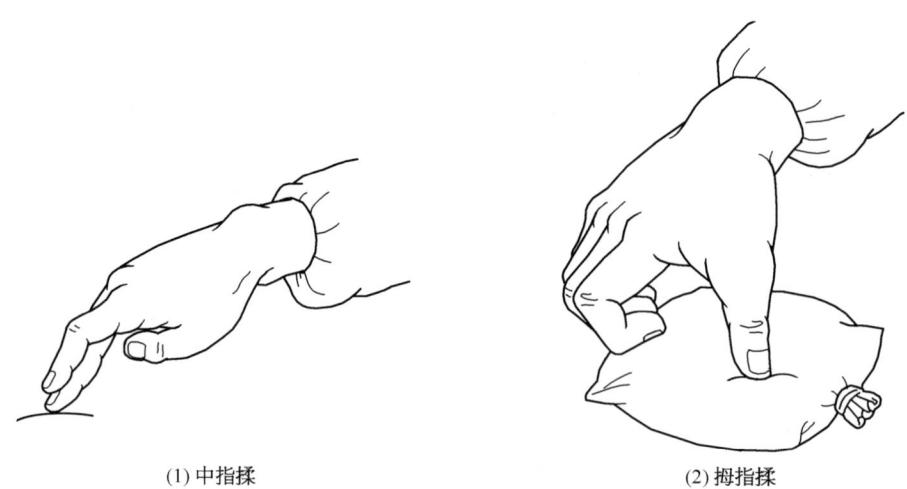

(1) 中指揉　　　　　　　(2) 拇指揉

图 8-4 指揉法

揉法也是小儿推拿常用手法之一,操作时压力轻柔而均匀,手指不要离开接触的皮肤,使该处的皮下组织随手指的揉动而滑动,不要在皮肤上摩擦,频率每分钟大约 200~280 次。

【引文】

《保赤推拿法》:"揉者,医以指按儿经穴,不离其处而旋转之也。"

《厘正按摩要术》:"揉以和之。揉法以手宛转回环宜轻宜缓,绕于其上也,是从摩法生出者。可以和气血,可以活筋络,而脏腑无闭塞之虞矣。"

8·3 按法

以拇指或掌根在一定的部位或穴位上逐渐向下用力按压,称按法。掌按多用于胸腹部,临床应用时常和揉法配合使用,称按揉法。

【引文】

《厘正按摩要术》:"按而留之者,以按之不动也。按字从手从安,以手探穴而安于其上也……以言手法,则以右手大指面直按之或用大指背屈而按之,或两指对过合按之。其于胸腹则又以掌心按之。宜轻宜重,以当时相机行之。"

《素问·举痛论》:"按之则热气至,热气至则痛止。"

8·4 摩法

以手掌面或食、中、无名指指面附着于一定部位或穴位上,以腕关节连同前臂作顺时针或逆时针方向环形移动摩擦,称摩法。

本法是小儿常用手法之一。多用于胸腹部,操作时手法要轻柔,速度均匀协调,压力大小适当,频率大约每分钟120~160次。

【引文】

《石室秘录》:"摩法不宜急,不宜缓,不宜轻,不宜重,以中和之意施之。"

《医宗金鉴》:"摩者,谓徐徐揉摩之也……摩其壅聚,以散瘀结之肿。"

《厘正按摩要术》:"急摩为泻,缓摩为补。"

8·5 掐法

用指甲重刺穴位称掐法(图8-5)。

掐法是强刺激手法之一。掐时要逐渐用力,达深透为止,注意不要掐破皮肤。掐后轻揉局部,以缓解不适之感,故临床上常与揉法配合应用,称掐揉法。

【引文】

《幼科推拿秘书》:"掐者,用大指甲将病处掐之。"

《厘正按摩要术》:"掐由甲入,用以代针。掐之则生痛,而气血一止。随以揉继之,气血行而经络舒也。"

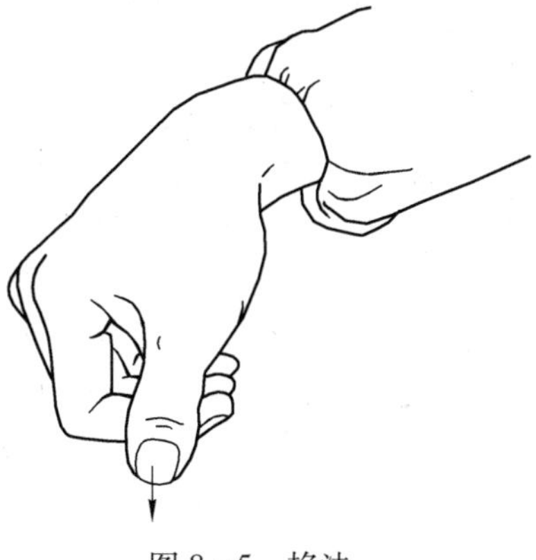

图8-5 掐法

8·6 捏法

(1)用拇指桡侧缘顶住皮肤,食、中指前按,三指同时用力提拿皮肤,双手交替捻动向前(图8-6)。

(2)食指屈曲,用食指中节桡侧顶住皮肤,拇指前按,两指同时用力提拿皮肤,双手交替捻动向前。

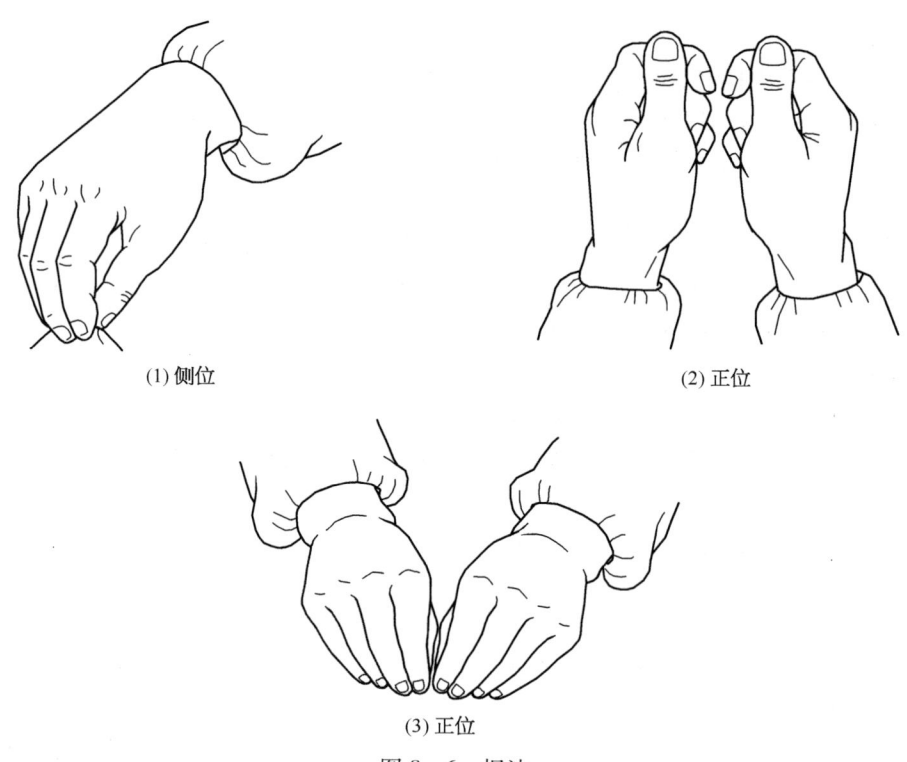

(1) 侧位　　(2) 正位

(3) 正位

图 8-6　捏法

操作时捏起皮肤多少及提拿用力大小要适当，而且不可拧转。捏得太紧，不容易向前捻动推进，捏少了则不易提起皮肤，捻动向前时，需作直线前进，不可歪斜。

【引文】

《小儿捏脊》："将皮肤捏将起来叫捏……双手拇、食两指将皮肤捏起，随捏，随提，随放，随着向前推进。这时皮肤一起一伏好像后浪推前浪似的。捏起皮肤的多少要适中……"

8·7　运法

以拇指或中指指端在一定穴位上由此往彼作弧形或环形推动，称运法（图8-7）。

运法宜轻不宜重，宜缓不宜急，要在体表旋绕摩擦推动，不带动深层肌肉组织，频率一般每分钟80~120次为宜。

【引文】

《推拿仙术》："运者医人用右手大指推也……周环旋转故谓之运。"

《厘正按摩要术》："运则行之，谓四面旋绕而运动之也。宜轻不宜重，宜缓不宜急。俾血脉流动，筋络宣通。"

其他如㨰、拿、摇、搓等手法均同成人推拿，详见第四章。

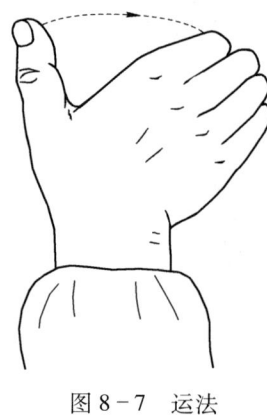

图 8-7　运法

9　常用穴位

小儿推拿除了运用十四经穴及经外奇穴外,本身还有许多特定的穴位(图9-1~图9-3)。这些穴位不仅有"点"状,还有"线"状及"面"状,且以两手居多,正所谓"小儿百脉汇于两掌"。为了便于学习及临床参考,在本章中除了讲述小儿推拿穴位位置、操作方法、次数(时间)、主治(功用)及临床应用外,还引录了一些有关著作原文。其中"次数"一项仅作6个月~1足岁患儿临床治疗应用时参考,临诊时尚要根据患儿年龄大小,身体强弱,病情轻重等情况而

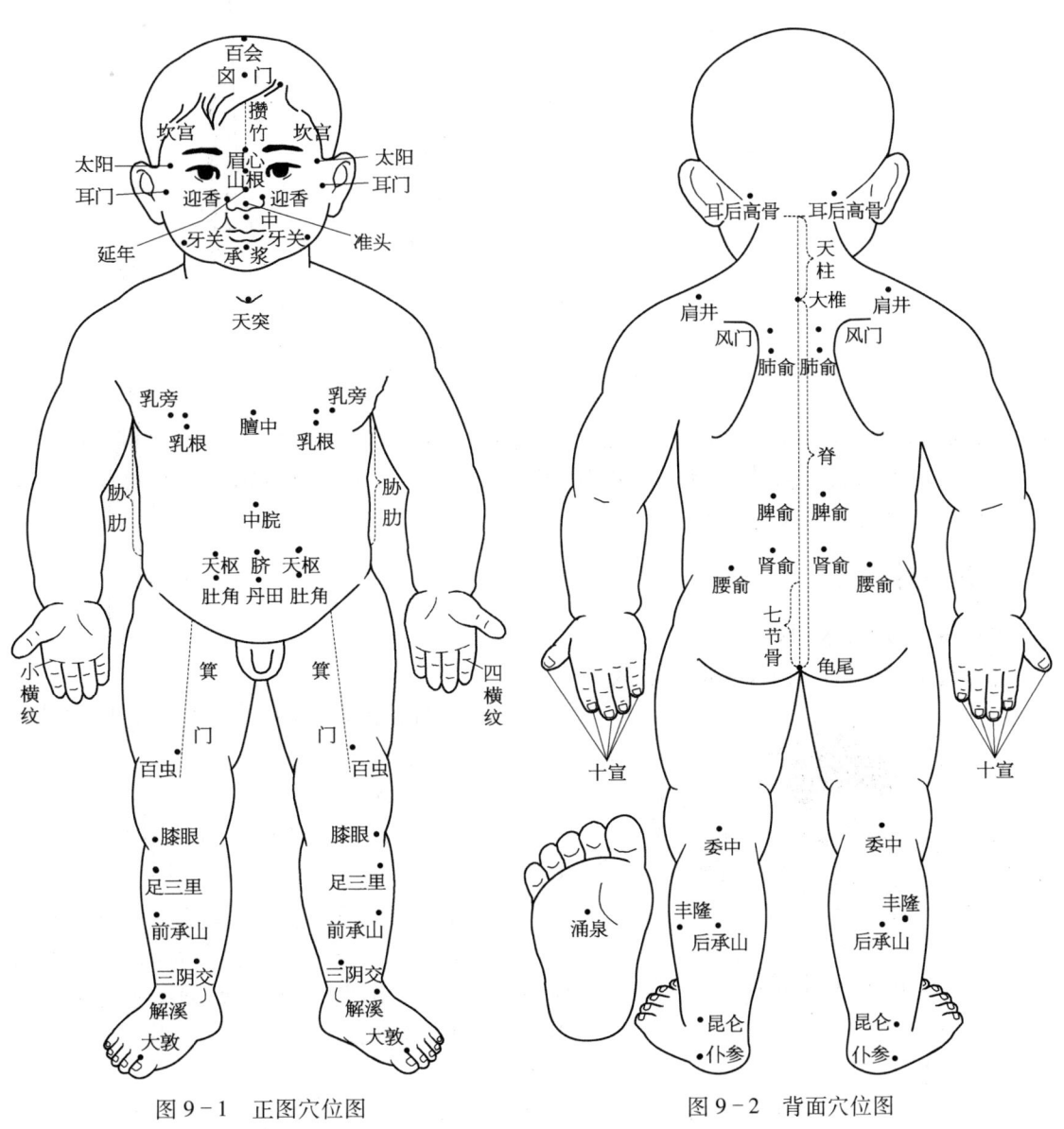

图9-1　正图穴位图　　　　　　　　图9-2　背面穴位图

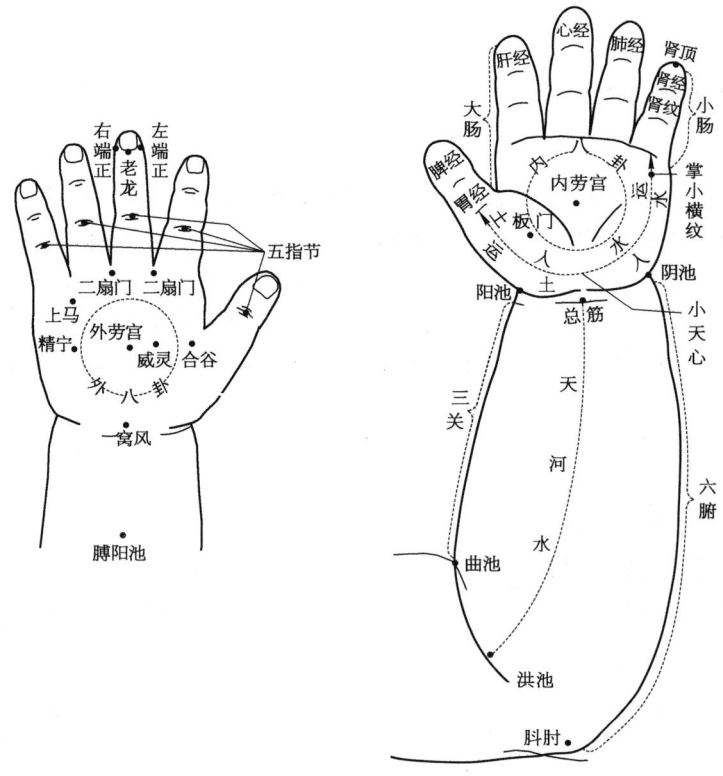

图 9-3 上肢穴位图

有所增减。上肢部穴位,一般不分男女,习惯于推拿左手(亦可推拿右手)。小儿推拿操作的顺序,一般是先头面,次上肢,再胸腹、腰背,最后是下肢。亦有根据病情轻重缓急或患儿体位而定顺序先后,可以灵活掌握。

9·1 头面部穴位

9·1·1 攒竹(天门)

位置:两眉中间至前发际成一直线。

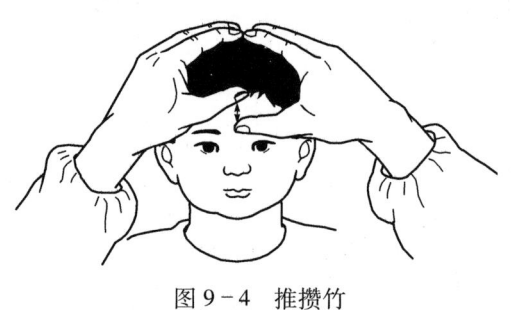

图 9-4 推攒竹

操作:两拇指自下而上交替直推,称推攒竹(图 9-4)。

次数:30~50 次。

主治:发热、头痛、感冒、精神萎靡、惊惕不安等。

临床应用:推攒竹能疏风解表,开窍醒脑,镇静安神。常用于外感发热、头痛等症,多与推坎宫、揉太阳等合用;若惊惕不安、烦躁不宁多与清肝经、按揉百会等合用。

【引文】

《小儿推拿广意》:"推攒竹医用两大指自儿眉心交替往上直推是也。"

《保赤推拿法》:"开天门法:凡推,皆用葱姜水,浸医人大指。若儿病重者,须以麝香末粘医人指上用之。先从眉心向额上,推二十四数,谓之开天门。"

《厘正按摩要术》:"推攒竹法:法治外感内伤均宜。医用两大指,春夏蘸水,秋冬蘸葱姜和真麻油,由儿眉心,交互往上直推。"

9·1·2 坎宫

位置:自眉头起沿眉向眉梢成一横线。

操作:两拇指自眉心向眉梢作分推,称推坎宫(图9-5)。

次数:30~50次。

主治:外感发热、惊风、头痛、目赤痛。

临床应用:推坎宫能疏风解表、醒脑明目、止头痛。常用于外感发热、头痛,多与推攒竹、揉太阳等合用;若用于治疗目赤痛,多和清肝经、掐揉小天心、清河水等合用。亦可推后点刺放血或用掐按法,以增强疗效。

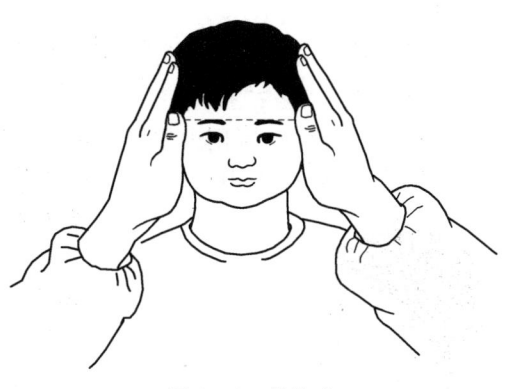

图9-5 推坎宫

【引文】

《小儿推拿广意》:"推坎宫医用两大指自小儿眉心分过两旁是也。"

《厘正按摩要术》:"推坎宫法:法治外感内伤均宜。医用两大指,春夏蘸水,秋冬蘸葱姜和真麻油,由小儿眉心上,分推两旁。"

"推坎宫。坎宫在两眉上"。

9·1·3 太阳

位置:眉后凹陷处。

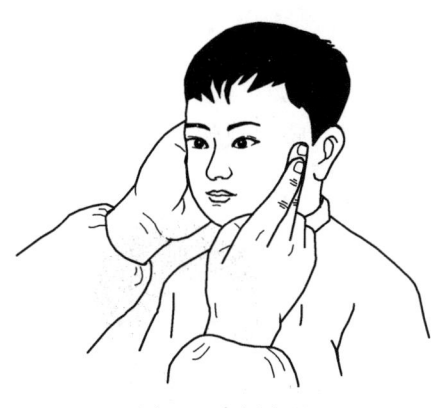

图9-6 揉太阳

操作:两拇指桡侧自前向后直推,称推太阳。用中指端揉该穴,称揉太阳或运太阳(图9-6),向眼方向揉为补,向耳方向揉为泻。

次数:30~50次。

主治:发热、头痛、惊风、目赤痛。

临床应用:推、揉太阳能疏风解表、清热、明目止头痛。推太阳主要用于外感发热。若外感表实头痛用泻法;若外感表虚、内伤头痛用补法。

【引文】

《幼科推拿秘书》:"额角:左为太阳、右为太阴。"

《保赤推拿法》:"分推太阴穴太阳穴法:于开天门后,从眉心分推至两眉外梢。"

9·1·4 山根

位置:两目内眦之中。

操作:拇指甲掐,称掐山根。

次数:3~5次。

主治:惊风、抽搐。

临床应用：掐山根有开关窍，醒目定神的作用，对惊风、昏迷、抽搐等症多与掐人中、掐老龙等合用。

本穴除用于治疗疾病外，还和年寿、准头等穴用于诊断，如见山根处青筋显露为脾胃虚寒或惊风。

【引文】

《幼科推拿秘书》："山根在两眼中间、鼻梁骨、名二门。"

《保赤推拿法》："掐天庭穴至承浆穴法：于分太阴太阳二穴后，再于天庭眉心山风延年准头人中承浆各穴，皆用大指甲一掐。天庭在额上，眉心在两眉夹界，山风在鼻洼，延年在鼻高骨，准头在鼻尖，人中在鼻下口上，承浆在口下低处。"

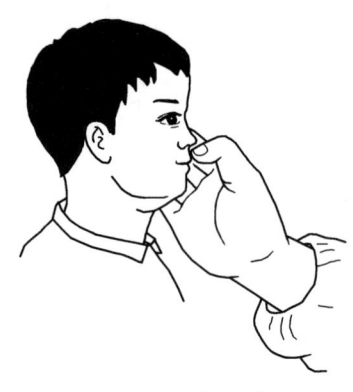

图 9-7 掐人中

9·1·5 人中

位置：见第五章。

操作：以拇指甲掐，称掐人中（图 9-7）。

次数：5 次或醒后即止。

主治：惊风、昏厥、抽搐、唇动。

临床应用：掐人中能醒神开窍。主要用于急救，对于人事不省、窒息、惊厥或抽搐时，掐之有效，多与掐十宣、掐老龙等合用。

【引文】

《肘后备急方》："令爪其病人人中，取醒……"

《幼科推拿秘书》："水沟：在准头下，人中是也。"

9·1·6 迎香

位置：见第五章。

操作：用食、中二指按揉称揉迎香。

次数：20～30 次。

主治：鼻塞流涕。

临床应用：鼻为肺窍，穴居两侧，揉之能宣肺气，通鼻窍。用一感冒或慢性鼻炎等引起的鼻塞流涕，呼吸不畅，效果较好，多与清肺经、拿风池等合用。

【引文】

《按摩经》："口眼俱闭，迎香泻。"

《幼科推拿秘书》："黄蜂入洞：此寒重取汗之奇法也。洞在小儿两鼻孔，我食将二指头一对黄蜂也。其法屈我大指，伸我食将二指入小儿两鼻孔揉之，如黄蜂入洞之状。"

9·1·7 牙关

位置：耳下一寸，下颌骨陷中。

操作：拇指按或中指揉，名按牙关或揉牙关（图 9-8）。

次数：5～10 次。

主治：牙关紧闭，口眼歪斜。

临床应用：按牙关主要用于牙关紧闭；若口眼㖞斜，

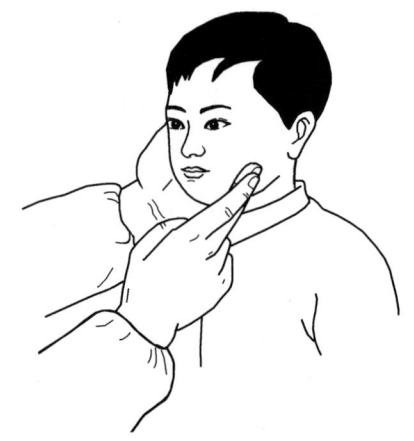

图 9-8 揉牙关

则多用揉牙关。

【引文】

《小儿按摩经》:"牙关紧,颊车泻。"

《厘正按摩要术》:"按牙关:牙关在两牙腮尽近耳近,用大中二指对过着力合按之,治牙关闭者即开。"

9·1·8 囟门

位置:前发际正中直上 2 寸,百会前骨陷中。

操作:两手扶儿头,两拇指自前发际向该穴轮换推之(囟门未合时,仅推至边缘),称推囟门。拇指端轻揉本穴称揉囟门。

次数:推或揉均 50~100 次。

主治:头痛、惊风、神昏烦躁、鼻塞、衄血等。

临床应用:推、揉囟门能镇惊安神通窍。多用于头痛、惊风、鼻塞等症。正常前囟在生后 12~18 个月之间才闭合,故临床操作时手法需注意,不可用力按压。

【引文】

《幼科推拿秘书》:"囟门穴:在百会前,即泥丸也。"

9·1·9 百会

位置:见第五章。

操作:拇指按或揉,称按百会或揉百会(图 9-9)。

次数:按 30~50 次;揉 100~200 次。

主治:头痛、惊风、目眩、惊痫、脱肛、遗尿等。

临床应用:百会为诸阳之会,按揉之能安神镇惊,升阳举陷。治疗惊风、惊痫、烦躁等症,多与清肝经、清心经、掐揉小天心等合用;用于遗尿、脱肛等症,常与补脾经、补肾经、推三关、揉丹田等合用。

【引文】

《幼科铁镜》:"百会由来在顶心,此中一穴管通身,扑前仰后歪斜痫……腹痛难禁还泻血,亦将灸法此中寻。"

9·1·10 耳后高骨

位置:耳后入发际高骨下凹陷中。

操作:两拇指或中指端揉,称揉耳后高骨(图 9-10)。

次数:30~50 次。

主治:头痛、惊风、烦躁不安。

临床应用:揉耳后高骨主要能疏风解表,治感冒头痛,多与推攒竹、推坎宫、揉太阳等合用;亦能安神除烦,治神昏烦躁等症。

【引文】

《推拿仙术》:"拿耳后穴,属肾经能去风。"

9·1·11 风池

位置:见第五章。

操作:用拿法,称拿风池。

次数:5~10 次。

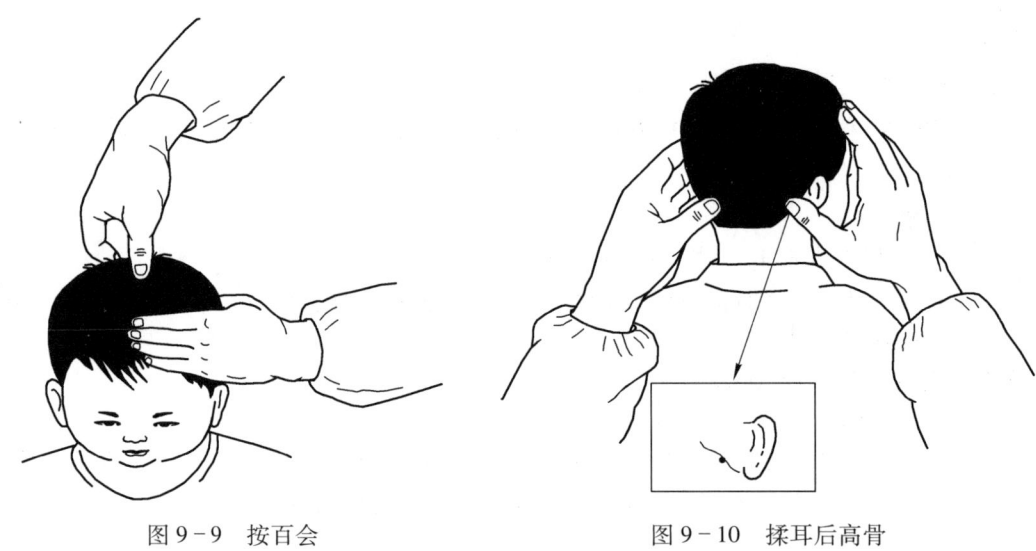

图 9-9 按百会　　　　　　　　图 9-10 揉耳后高骨

主治：感冒、头痛、发热、目眩、颈项强痛。

临床应用：拿风池能发汗解表，祛风散寒。本法对发汗效果显著，往往立见汗出，若再配合推攒竹、掐揉二扇门等，发汗解表之力更强。多用于感冒头痛、发热无汗或项背强痛等症。

9·1·12 天柱骨

位置：颈后发际正中至大椎穴成一直线。

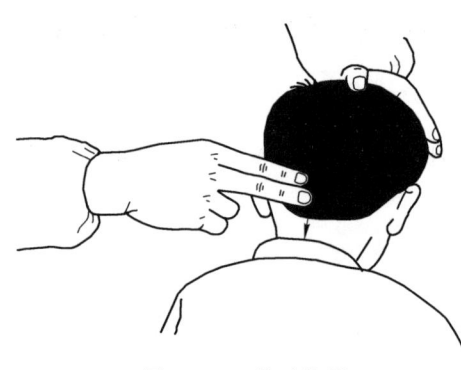

操作：用拇指或食、中指自上向下直推，称推天柱（图 9-11）。或用汤匙边蘸水自上向下刮。

次数：推 100～500 次；刮至皮下轻度瘀血即可。

主治：呕恶、项强、发热、惊风、咽痛等症。

临床应用：推、刮天柱骨能降逆止呕，祛风散寒，主要治疗呕吐、恶心和外感发热、项强等症。治疗呕恶多与横纹推向板门、揉中脘等合用，单用本法亦有效，但推拿次数须多才行，治疗外感发热，颈项强痛等症多与拿风池、掐揉二扇门等同用；用刮法多以酒盅边沾姜汁或凉水自上向下刮，至局部皮下有轻度瘀血即可。

图 9-11 推天柱骨

【引文】

《幼科推拿秘书》："天柱，即颈骨也。"

小结

（1）推攒竹、推坎宫、揉太阳、揉耳后高骨、拿风池五法均为治疗外感表证所常用。前四法多用于疏风解表，常相互配伍应用；拿风池主发汗，祛风寒。

（2）按揉百会、推揉囟门均能安神镇惊、通窍。按揉百会兼有升阳举陷的作用，常用于脱肛、遗尿等症。

9.2 胸腹部穴位

9.2.1 天突

位置：见第五章。

操作：中指端按或揉，称按天突或揉天突(图9-12)。

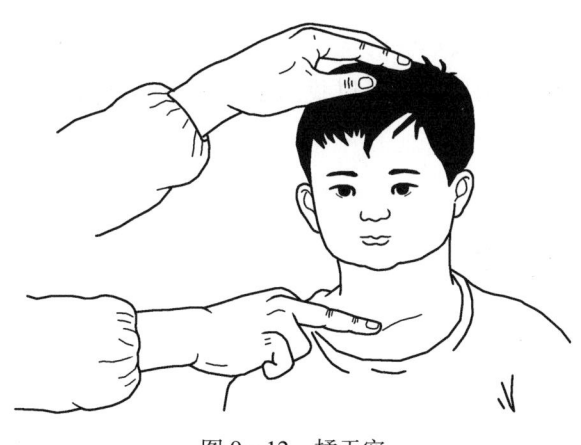

图9-12 揉天突

次数：10~15次。

主治：痰壅气急、咳喘胸闷、恶心呕吐等。

临床应用：按揉天突能理气化痰，降逆平喘，止呕。由于气机不利，痰涎壅盛或胃气上逆所致之痰喘、呕吐多与推揉膻中、揉中脘、运内八卦等合用。若用中指端微屈向下、向里按，动作宜快，可使之吐。

9.2.2 膻中

位置：见第五章。

操作：中指端揉称揉膻中(图9-13)；两拇指自穴中向两旁分推至乳头名分推膻中(图9-14)；用食、中指自胸骨切迹向下推至剑突名推膻中。

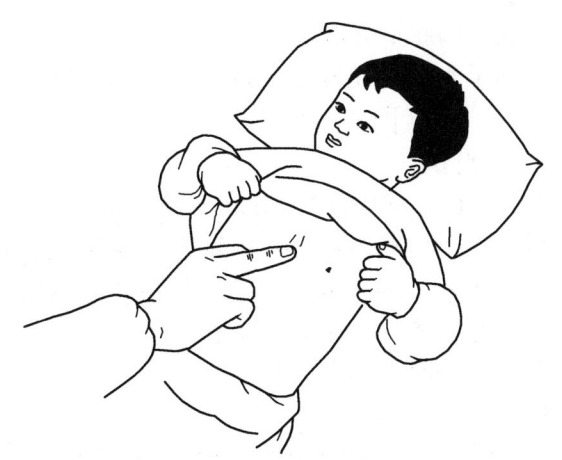

图9-13 揉膻中

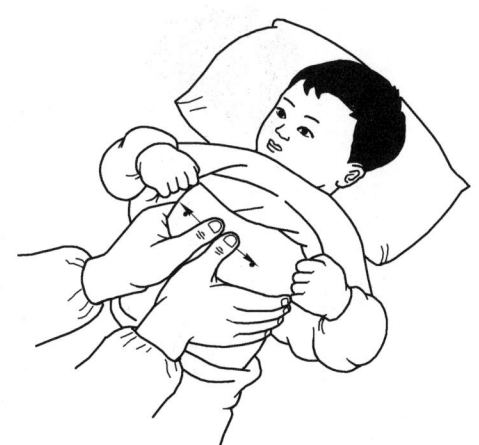

图9-14 分推膻中

次数：推或揉均50~100次。

主治：胸闷、吐逆、咳喘、痰鸣等。

临床应用：膻中穴为气之会穴，居胸中。胸背属肺，推揉之能宽胸理气，止咳化痰。对各种原因引起的胸闷、吐逆、痰喘咳嗽均有效。治疗呕吐，噎气常与运内八卦，横纹推向板门、分腹阴阳等合用；治疗喘咳常与推肺经、揉肺俞等合用；治疗痰吐不利常与揉天突、按揉丰隆等合用。

【引文】

《幼科推拿秘书》："揉膻中风门……以我两手按小儿前后两穴，齐揉之以除肺家风寒邪热，气喘咳嗽之症。"

9·2·3　乳根

位置：乳下2分。

操作：中指端揉，称揉乳根。

次数：20~50次。

主治：喘咳、胸闷。

临床应用：见乳旁穴。

【引文】

《幼科推拿秘书》："乳穴：在两乳下。"

9·2·4　乳旁

位置：乳外旁开2分。

操作：中指端揉，称揉乳旁。

次数：20~50次。

主治：胸闷、咳嗽、痰鸣、呕吐。

临床应用：揉乳旁与揉乳根均有宽胸理气，止咳化痰的作用，临床上多两穴配用，以食、中二指同时操作。

【引文】

《推拿仙术》："拿奶旁：属胃经能止呕。"

9·2·5　胁肋

位置：从腋下两胁至天枢处。

操作：以两手掌从两胁腋下搓摩至天枢处，称搓摩胁肋，又称按弦走搓摩（图9-15）。

次数：50~100次。

主治：胸闷、胁痛、痰喘气急、疳积、肝脾肿大等。

临床应用：搓摩胁肋，性开而降，能顺气化痰，除胸闷，开积聚，对小儿由于食聚积、痰壅、气逆所致的胸闷、腹胀等有效。若肝脾肿大，则须久久搓摩，非一日之功，但对中气下陷，肾不纳气者宜慎用。

【引文】

《幼科推拿秘书》："按弦走搓摩，此法治积聚屡试屡验，此运开积痰积气痞疾之要法也。弦者，肋肘骨也，在

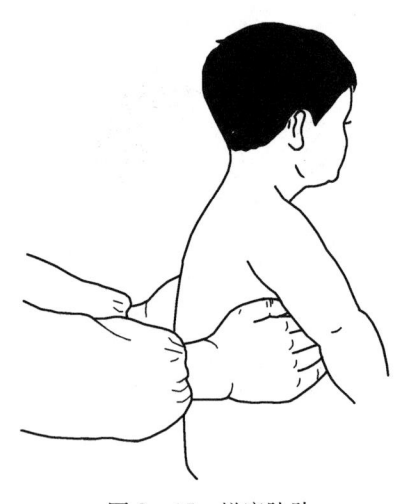

图9-15　搓摩胁肋

两胁上。其法着一人抱小儿坐在怀中,将小儿两手抄搭小儿两肩上,以我两手对小儿两胁上搓摩至肚角下,积痰积气自然运化。若久痞则非一日之功,须久搓摩方效。"

《厘正按摩要术》:"摩左右胁:左右胁在胸腹两旁肋膊处,以掌心横摩两边,得八十一次,治食积痰滞。"

9·2·6 中脘

位置:见第五章。

操作:用指端或掌根按揉,称揉中脘(图9-16);用掌心或四指摩,称摩中脘;自中脘向上直推至喉下或自喉往下推至中脘,称推中脘,又称推胃脘(图9-17)。

次数:揉100~300次;摩5分钟;推100~300次。

主治:腹胀、食积、呕吐、泄泻、食欲不振、嗳气等。

临床应用:

(1) 揉、摩中脘能健脾和胃,消食和中。临床常用于泄泻、呕吐、腹胀、腹痛、食欲不振等症。多与按揉足三里、推脾经等合用。

(2) 推胃脘自上而下主治胃气上逆,嗳气呕恶;自下向上直推有使儿吐的记载,临床少用。

【引文】

《幼科推拿秘书》:"揉中脘……左右揉则积滞食闷即消化矣。"

《厘正按摩要术》:"推胃脘:由喉往下推,止吐。由中脘往上推,则吐。均须蘸汤。"

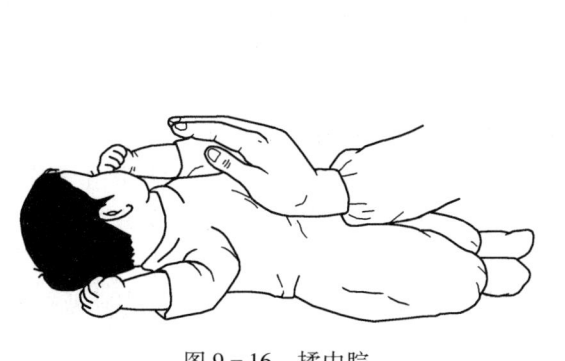

图9-16 揉中脘

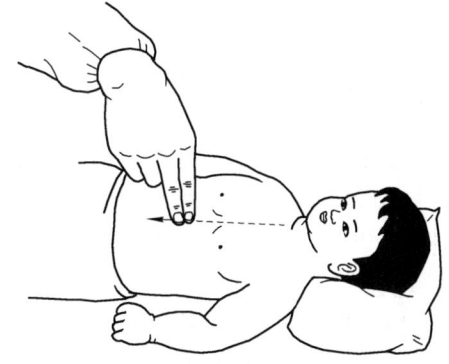

图9-17 推中脘

9·2·7 腹

位置:腹部。

操作:沿肋弓角边缘或自中脘至脐,向两旁分推,称分推腹阴阳(图9-18);掌或四指摩称摩腹(图9-19)。

次数:分推100~200次,摩5分钟。

主治:腹痛、腹胀、消化不良、呕吐恶心。

临床应用:摩腹、分推腹阴阳能健脾和胃,理气消食。对于小儿腹泻、呕吐、恶心、便秘、腹胀、厌食等消化功能紊乱效果较好,常与捏脊、按揉足三里合用,作为小儿保健手法。

【引文】

《厘正按摩要术》:"摩腹,用掌心团摩满腹上,治伤乳食。"

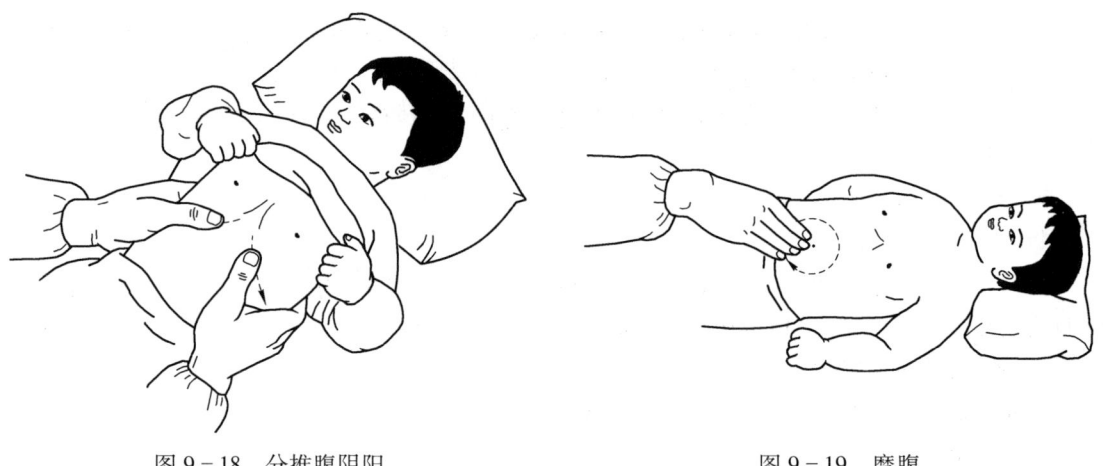

图 9-18 分推腹阴阳　　　　　图 9-19 摩腹

9·2·8 脐

位置：肚脐。

操作：用中指端或掌根揉，称揉脐（图 9-20）；指摩或掌摩，称摩脐；用拇指和食、中二指抓住肚脐抖揉，亦称揉脐。

次数：揉 100~300 次；摩 5 分钟。

主治：腹胀、腹痛、食积、便秘、肠鸣、吐泻。

临床应用：揉脐、摩脐能温阳散寒、补益气血、健脾和胃、消食导滞。多用于腹泻、便秘、腹痛、疳积等症。临床上揉脐、摩腹、推上七节骨、揉龟尾常配合应用，简称"龟尾七节，摩腹揉脐"，治疗腹泻效果较好。

【引文】

《小儿推拿广意》："脐上：运之治肚胀气响，如症重则周围用灯火四燋。"

《幼科推拿秘书》："揉脐及龟尾并擦七节骨：此治泻痢之良法也……自龟尾擦上七节骨为补，水泻专用补。若赤白痢，必自上七节骨擦下龟尾为泄……若伤寒后，骨节痛，专擦七节骨至龟尾。"

《厘正按摩要术》："摩神阙：神阙即肚脐。以掌心按脐并小腹，或往上，或往下，或往左，或往右，按而摩之，或数十次数百次。治腹痛，并治便结。"

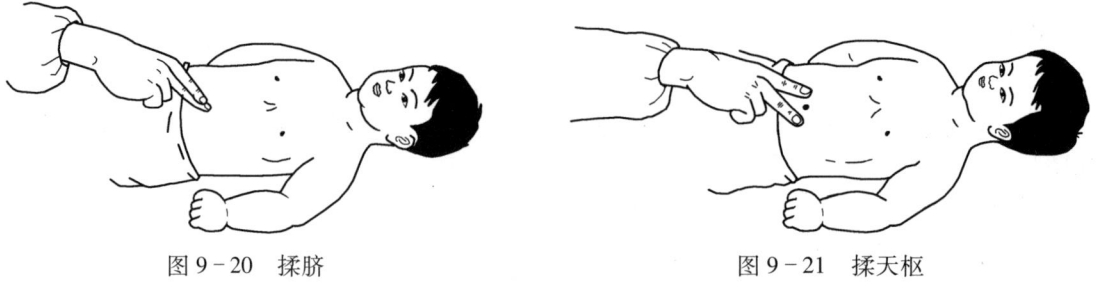

图 9-20 揉脐　　　　　图 9-21 揉天枢

9·2·9 天枢

位置：脐旁 2 寸。

操作：用揉法，称揉天枢（图 9-21）。

次数：50~100次。

主治：腹泻、便秘、腹胀、腹痛、食积不化。

临床应用：天枢为大肠之募穴，能疏调大肠、理气消滞。常用于治疗急慢性胃肠炎及消化功能紊乱引起的腹泻、呕吐、食积、腹胀、大便秘结等症。

临床上，天枢与脐同时操作时，可以中指按脐、食指与无名指各按两侧天枢穴同时揉动。

9·2·10 丹田

位置：小腹部（脐下2寸与3寸之间）。

操作：或揉或摩，称揉丹田或摩丹田（图9-22）。

次数：揉50~100次，摩5分钟。

主治：腹泻、腹痛、遗尿、脱肛、疝气、尿潴留。

临床应用：揉、摩丹田能培肾固本，温补下元，分清别浊。多用于小儿先天不足，寒凝少腹及腹痛、疝气、遗尿、脱肛等症，常与补肾经、推三关、揉外劳等合用。揉丹田对尿潴留有一定效果，临床上常与推箕门、清小肠等合用。

【引文】

《厘正按摩要术》："摩丹田：丹田在脐下，以掌心由胸口直摩之，得八十一次，治食积气滞。"

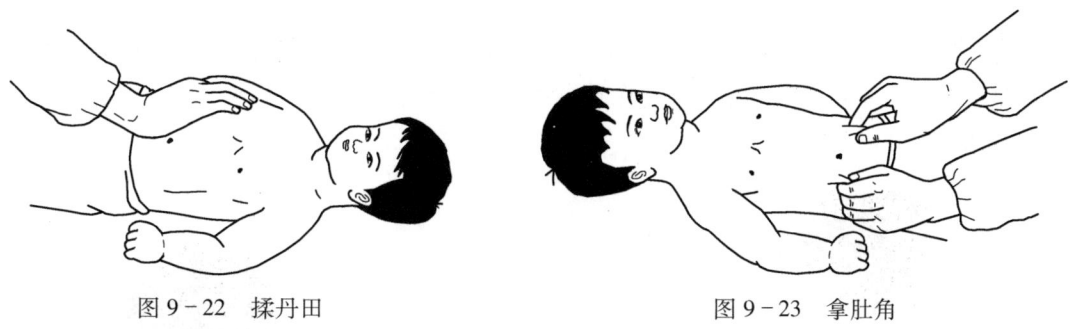

图9-22 揉丹田　　　　　图9-23 拿肚角

9·2·11 肚角

位置：脐下2寸（石门）旁开2寸大筋。

操作：用拇、食、中三指作拿法，称拿肚角（图9-23）；或用中指端按，称按肚角。

次数：3~5次。

主治：腹痛、腹泻。

临床应用：按、拿肚角是止腹痛的要法，对各种原因引起的腹痛均可应用，特别是对寒痛、伤食痛效果更好。本法刺激较强，一般拿3~5次即可，不可拿得时间太长。为防止患儿哭闹影响手法的进行，可在诸手法推毕，再拿此穴。

【引文】

《推拿仙术》："肚角穴：止泄止肚痛，往上推止泄，往下推泄。"

《厘正按摩要术》："按肚角：肚角在脐之旁。用右手掌心按之，治腹痛，亦止泄泻。"

小结

（1）按揉天突、推揉膻中、搓摩胁肋、揉乳根、揉乳旁五法均能宽胸理气。治疗上焦气机不利。但前两法主降逆平喘，止咳化痰，多用于痰喘气急，咳嗽呕吐，后二法主止咳化痰；搓摩胁肋主疏肝消积，顺气化痰。

（2）揉中脘、摩腹、分腹阴阳三法均能健脾和胃，理气消食，为临床治疗消化系统疾病所常用，前者主要用于脾胃虚弱，或胃脘胀满、食积不化等症，后者主要能和胃理气，降逆止呕。摩腹主要用于消化功能紊乱，腹泻、便秘等症。

（3）揉脐、揉丹田均能温阳散寒，治下焦虚寒，前者主要用于消化系统病症，如腹泻、便秘等症，后者兼培肾固本，主要用于泌尿系统病症，如遗尿等。

9.3 腰背部穴位

9.3.1 肩井

位置：在大椎与肩峰连线之中点，肩部筋肉处。

操作：用拇指与食、中二指对称用力提拿肩筋，称拿肩井（图9-24）；用指端按其穴，称按肩井。

次数：5次。

主治：感冒、惊厥、上肢抬举不利。

临床应用：按、拿肩井能宣通气血，发汗解表。临床上多用于治疗结束后的总收法（结束手法），也可用于治疗感冒、上肢痹痛等症。

【引文】

《幼科铁镜》："肩井穴是大关津，掐此开通血气行，各处推完将此掐，不愁气血不周身。"

《厘正按摩要术》："按肩井：肩井在缺盆上，大骨前寸半。以三指按，当中指下陷中是。用右手大指按之，治呕吐发汗。"

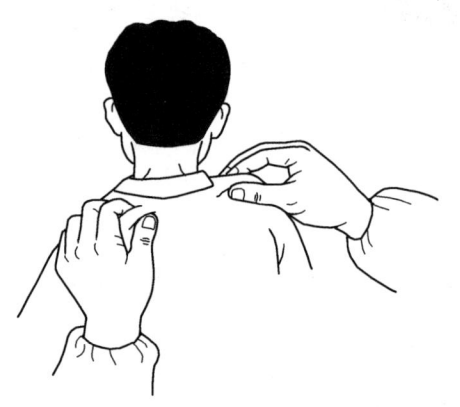

图9-24 拿肩井

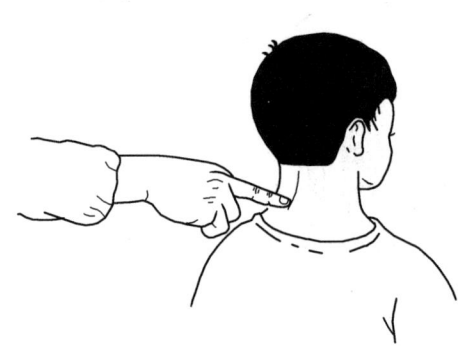

图9-25 揉大椎

9.3.2 大椎

位置：见第五章。

操作：中指端揉，称揉大椎（图9-25）。

次数：20~30次。

主治：发热、项强、咳嗽。

临床应用：揉大椎有清热解表的作用，主要用于感冒、发热、项强等症。此外用提捏法，以屈曲的食、中二指蘸清水在穴位上提捏，至局部皮下出现轻度瘀血为止，对百日咳有一定的疗效。

9.3.3 风门

位置：第二椎下(第二胸椎与第三胸椎棘突间)旁开1寸5分。

操作：食、中二指端揉,称揉风门。

次数：20~30次。

主治：感冒、咳嗽、气喘。

临床应用：揉风门主要用于外感风寒,咳嗽气喘。临床上多与清肺经、揉肺俞、推揉膻中等配合应用。

【引文】

《幼科推拿秘书》："风门穴：在脊骨二节下。""咳嗽揉之取热。"

9.3.4 肺俞

位置：见第五章。

操作：用两拇指或食、中二指端揉,称揉肺俞(图9-26);两拇指分别自肩胛骨内缘从上向下推动,称推肺俞或分推肩胛骨(图9-27)。

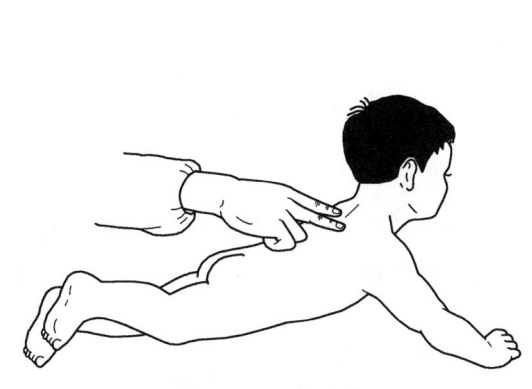
图9-26 揉肺俞

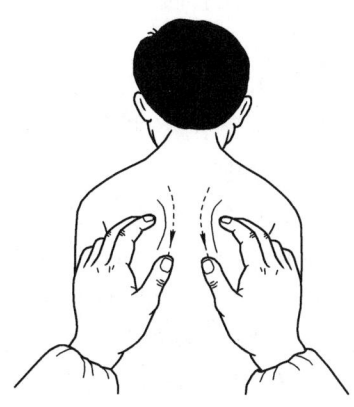
图9-27 分推肩胛骨

次数：揉50~100次;推100~300次。

主治：喘咳、痰鸣、胸闷、胸痛、发热等。

临床应用：揉肺俞、分推肺俞能调肺气,补虚损,止咳嗽,多用于呼吸系统疾病。如久咳不愈,按揉肺俞时可加沾少许盐粉,效果更好。

【引文】

《推拿仙术》："肺俞穴：一切风寒用大指面蘸姜汤旋推之,左右同。"

《厘正按摩要术》："推肺俞：肺俞在第三椎下,两旁相去脊各一寸五分,对乳引绳取之。须蘸葱姜汤。左旋推◉属补,右旋推◉属泄,但补泄须分四六数用之。治风寒。"

9.3.5 脾俞

位置：见第五章。

操作：用揉法,称揉脾俞。

次数：50~100次。

主治：呕吐、腹泻、疳积、食欲不振、黄疸、水肿、慢惊、四肢乏力等。

临床应用：揉脾俞能健脾胃,助运化,祛水湿。常治疗脾胃虚弱、乳食内伤、消化不良等症,多与推脾经、按揉足三里等合用。

9·3·6 肾俞

位置：见第五章。

操作：用揉法，称揉肾俞。

次数：50～100 次。

主治：腹泻、便秘、少腹痛、下肢痿软乏力等。

临床应用：揉肾俞能滋阴壮阳，补益肾元，常用于肾虚腹泻，或阴虚便秘，或下肢瘫痪等症，多与揉上马、补脾经，或推三关等合用。

9·3·7 腰俞

位置：十五椎旁 3 寸半凹陷中。

操作：按揉本穴称按腰俞。

次数：15～30 次。

主治：腰痛、下肢瘫痪。

临床应用：按揉腰俞能通经活络，多用于腰痛及下肢瘫痪。

【引文】

《推拿仙术》："腰俞穴：旋推止泄。"

《幼科推拿秘书》："腰俞穴：对前腰旁。"

9·3·8 脊柱

位置：大椎至长强成一直线。

操作：用食、中二指面自上而下作直推，称推脊（图 9-28）；用捏法自下而上，称为捏脊（图 9-29）。捏脊一般捏 3～5 遍，每捏三下再将背脊皮提一下，称为捏三提一法。在捏脊前先在背部轻轻按摩几遍，使肌肉放松。

次数：推 100～300 次；捏 3～5 次。

主治：发热、惊风、夜啼、疳积、腹泻、呕吐、腹痛、便秘等。

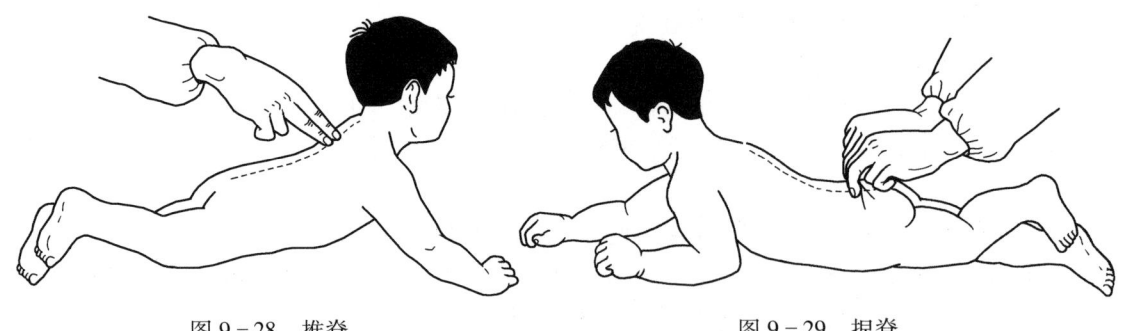

图 9-28 推脊　　　　图 9-29 捏脊

临床应用：

（1）脊柱穴属督脉经，督脉贯脊属脑络肾，督率阳气，统摄真元。用捏脊法自下而上能调阴阳、理气血、和脏腑、通经络、培元气，具有强健身体的功能，是小儿保健常用主要手法之一。临床上多与补脾经、补肾经、推三关、摩腹、按揉足三里等配合应用，治疗先、后天不足的一些慢性病症，均有一定的效果。本法单用名捏脊疗法，不仅常用于小儿疳积、腹泻等病症，还可应用于成人失眠、肠胃病、月经不调等病症。本法操作时亦旁及足太阳膀胱经脉，临床应用时可根据不同的病情,重提或按揉相应的背部俞穴,能加强疗效。

（2）推脊柱穴从上至下,能清热,多与清天河水、退六腑、推涌泉等合用。

【引文】

《肘后备急方》:"……取其脊骨皮,深取痛引之,从龟尾至顶乃止。未愈更为之。"

《推拿仙术》:"伤寒骨节疼痛,从此用指一路旋推至龟尾。"

9·3·9 七节骨

位置:第四腰椎至尾椎骨端(长强)成一直线。

操作:用拇指桡侧面或食、中二指面自下向上或自上向下作直推,分别称为推上七节和推下七节(图9-30)。

次数:100～300次。

主治:泄泻、便秘、脱肛。

临床应用:

（1）推上七节骨能温阳止泻,多用于虚寒腹泻、久痢等症。临床上常与按揉百会、揉丹田等合用治疗气虚下陷的脱肛、遗尿等症。若属实热证,则不宜用本法,用后多令儿腹胀或出现其他变症。

（2）推下七节骨能泻热通便,多用于肠热便秘,或痢疾等症。若腹泻属虚寒者,不可用本法,恐防滑泄。

【引文】

《幼科推拿秘书》:"七节骨:水泻,从龟尾向上擦如数,立刻即止;若痢疾,必先从七节骨往下擦之龟尾,以去肠中热毒,次日方自下而上也。"

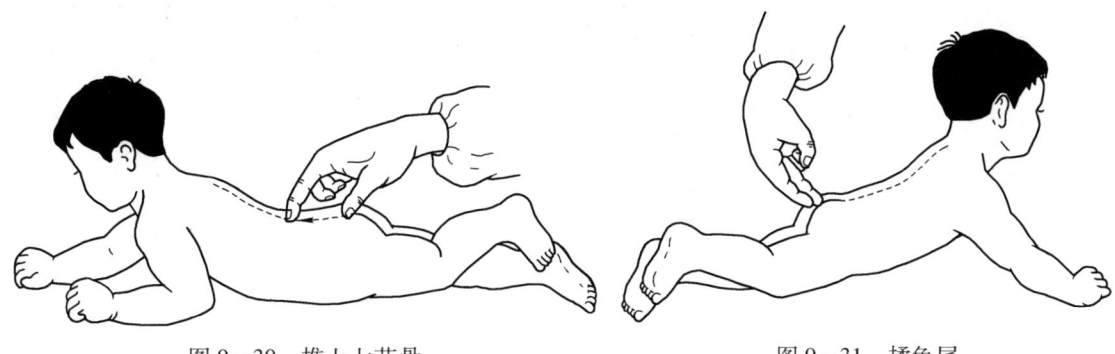

图9-30 推上七节骨　　　　图9-31 揉龟尾

9·3·10 龟尾

位置:尾椎骨端。

操作:拇指端或中指端揉,称揉龟尾(图9-31)。

次数:100～300次。

主治:泄泻、便秘、脱肛、遗尿。

临床应用:龟尾穴即督脉经之长强穴,揉之能通调督脉之经气,调理大肠的功能。穴性平和,能止泻,也能通便。多与揉脐、推七节骨配合应用,以治腹泻、便秘等症。

【引文】

《小儿按摩经》:"掐龟尾:掐龟尾并揉脐,治儿水泻、乌痧、膨胀、脐风、月家盘肠等症。"

小结

（1）按揉肺俞、脾俞、肾俞三法主要能调治肺、脾、肾本脏疾病，如本脏虚损，能补其不足，若邪实，则能泻其有余。

（2）推脊柱、揉大椎、揉风门均能清热，前者清热作用较大；后二法兼能祛风解表治喘咳。

9.4　上肢部穴位

9.4.1　脾经

位置：拇指末节罗纹面。

操作：旋推或将患儿拇指屈曲，循拇指桡侧边缘向掌根方向直推为补，称补脾经（图9-32）；由指端向指根方向直推为清，称清脾经（图9-33）。补脾经、清脾经，统称推脾经。

次数：100~500次。

主治：腹泻、便秘、痢疾、食欲不振、黄疸等。

临床应用：

（1）补脾经能健脾胃，补气血。用于脾胃虚弱，气血不足而引起的食欲不振、肌肉消瘦、消化不良等症。

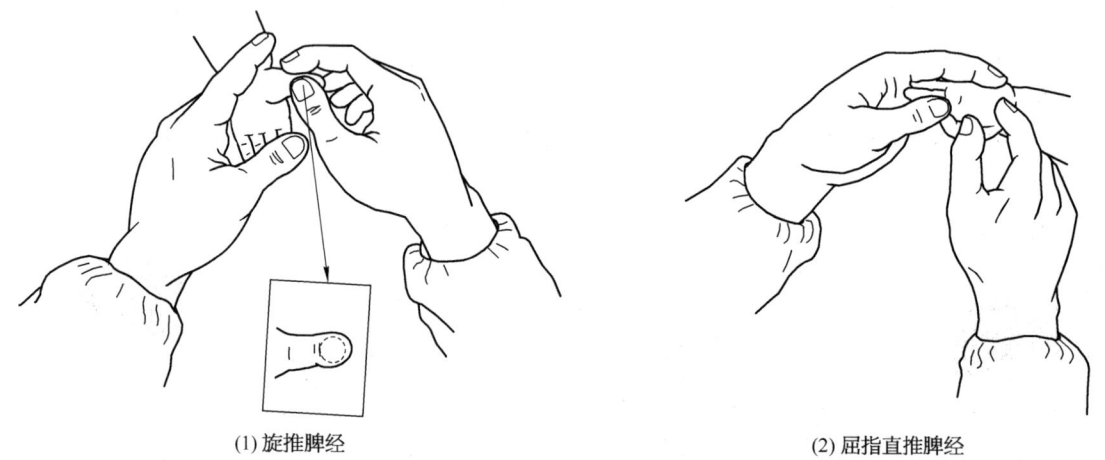

(1) 旋推脾经　　　　　　　(2) 屈指直推脾经

图9-32　补脾经

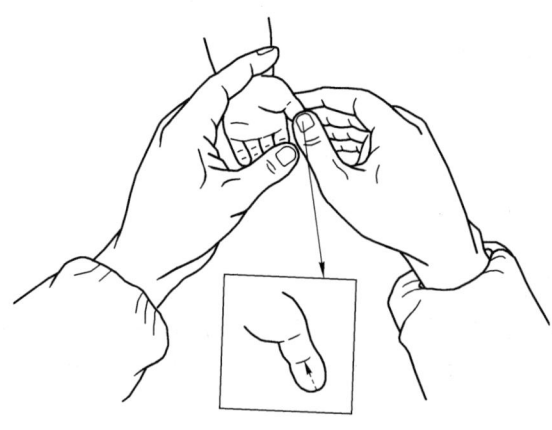

图9-33　清脾经

（2）清脾经能清热利湿，化痰止呕。用于湿热熏蒸、皮肤发黄、恶心呕吐、腹泻痢疾等症。

小儿脾胃薄弱，不宜攻伐太甚，在一般情况下，脾经穴多用补法，体壮邪实者方能用清法。

（3）小儿体虚，正气不足，患斑疹热病时，推补本穴，可使隐疹透出，但手法宜快，用力宜重。

【引文】

《小儿按摩经》："掐脾土：曲指左转为补，直推之为泻，饮食不进，人瘦弱，肚起青筋，面黄，四肢无力用之。"

《推拿仙术》："唇白气血虚，补脾土为主。""补脾土：饮食不消，食后作饱胀满用之。"

《幼科铁镜》："大指面属脾……曲者，旋也。于指正面旋推为补，直推至指甲为泻……"

《小儿推拿学概要》："将小儿拇指屈曲，向里推为补；将小儿拇指伸直，向里向外来回推为平补平泻（又称清法）。"

9.4.2 肝经

位置：食指末节罗纹面。

操作：旋推为补，称补肝经；向指根方向直推为清，称清肝经（图9-34）。补肝经和清肝经统称推肝经。

次数：100~500次。

主治：烦躁不安、惊风、目赤、五心烦热、口苦、咽干等。

临床应用：

（1）清肝经能平肝泻火，息风镇惊，解郁除烦。常用于惊风、抽搐、烦躁不安、五心烦热等症。

（2）肝经宜清不宜补，若肝虚应补时则需补后加清，或以补肾经代之，称为滋肾养肝法。

【引文】

《厘正按摩要术》："推肝木：肝木即食指端，蘸汤，侧推之直入虎口。能和气生血。""食指端肝，三节大肠。"

《按摩疗法》："由根向指梢推之名平肝。"

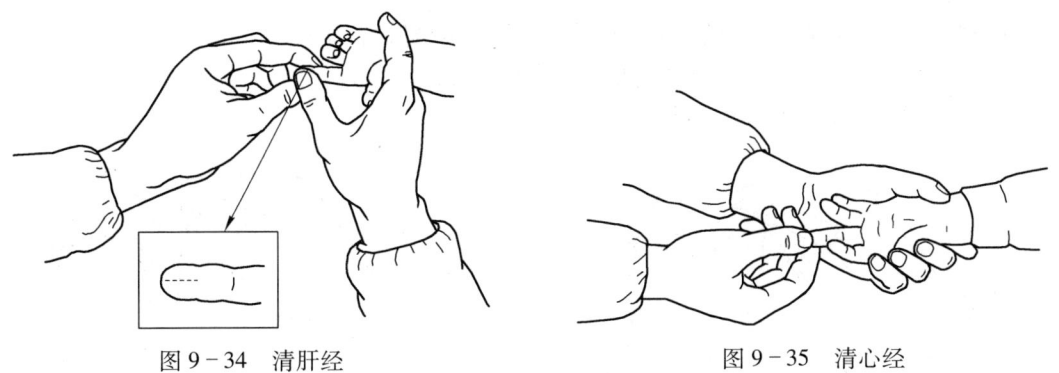

图9-34 清肝经　　　　　图9-35 清心经

9.4.3 心经

位置：中指末节罗纹面。

操作：旋推为补，称补心经；向指根方向直推为清，称清心经（图9-35）。补心经和清心经统称推心经。

次数：100～500次。

主治：高热神昏、五心烦热、口舌生疮、小便赤涩、心血不足、惊惕不安等。

临床应用：

（1）清心经能清热退心火。常用于心火旺盛而引起的高热神昏、面赤口疮、小便短赤等，多与清天河水、清小肠等合用。

（2）本穴宜用清法，不宜用补法，恐动心火之故。若气血不足而见心烦不安、睡卧露睛等症，需用补法时，可补后加清，或以补脾经代之。

【引文】

《小儿按摩经》："掐心经，二掐劳宫，推上三关，发热出汗用之。如汗不来，再将二扇门揉之，掐之，手心微汗出，乃止。"

《保赤推拿法》："推掐心经穴法：心经，即中指尖。向上推至中指尽处小横纹，行气通窍。向下掐之能发汗。""……从中指尖推到横门穴，止小儿吐。""掐中指甲法：将儿中指甲上面轻轻掐之，止儿泻。"

《厘正按摩要术》："中指端心，三节小肠。"

《按摩疗法》："向外推名清心。"

9·4·4 肺经

位置：无名指末节罗纹面。

操作：旋推为补，称补肺经；向指根方向直推为清，称清肺经（图9－36）。补肺经和清肺经统称推肺经。

次数：100～500次。

主治：感冒、发热、咳嗽、胸闷、气喘、虚汗、脱肛等。

临床应用：

（1）补肺经能补益肺气。用于肺气虚损，咳嗽气喘，虚汗怕冷等肺经虚寒证。

（2）清肺经能宣肺清热，疏风解表，化痰止咳。用于感冒发热及咳嗽、气喘、痰鸣等肺经实热证。

【引文】

《推拿仙术》："鼻流清水推肺经为主。""到晚昏迷推肺经为主。"

《小儿推拿广意》："肺金：推之止咳化痰，性主温和。"

《厘正按摩要术》："无名指端肺，三节包络。"

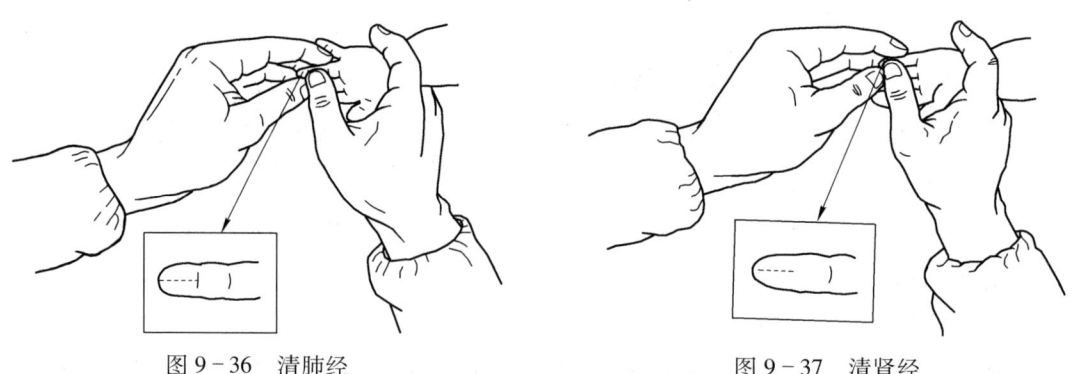

图9-36 清肺经　　　　　　图9-37 清肾经

《小儿推拿疗法简编》:"向上推为清,向下为补。"

9·4·5 肾经

位置:小指末节罗纹面。

操作:由指根向指尖方向直推为补,称补肾经;向指根方向直推为清,称清肾经(图9-37)。补肾经和清肾经统称推肾经。

次数:100~500次。

主治:先天不足、久病体虚、肾虚腹泻、遗尿、虚喘、膀胱蕴热、小便淋沥刺痛等。

临床应用:

(1)补肾经能补肾益脑,温养下元。用于先天不足、久病体虚、肾虚久泻,多尿,遗尿,虚汗喘息等症。

(2)清肾经能清利下焦湿热。用于膀胱蕴热,小便赤涩等症。临床上背经穴一般多用补法,需用清法时,也多以清小肠代之。

【引文】

《小儿按摩经》:"掐肾经,二掐小横纹,退六府,治大便不通,小便赤色涩滞,肚作膨胀,气急,人事昏迷,粪黄者,退凉用之。"

《推拿仙术》:"眼不开,气血虚,推肾水为主。"

《小儿推拿广意》:"肾水:推之退脏腑之热,清小便之赤,如小便短,又宜补之。""小便黄赤,可清之。治宜清肾水,自肾指尖推往根下为清也。"

《按摩疗法》:"在小指正面,向里推能补肾,向外推能利小便,治肾炎。"

【按】 脾、肝、心、肺、肾五经穴,也称五经,《小儿推拿广意》:"五经者,五指尖也,心肝脾肺肾也,如二三节即为六腑……"临床上有用推五经法治疗外感发热的,尤其是对6个月以内的婴儿,效果较好。现将具体操作方法介绍如下:

患儿俯掌五指收拢,医者拇指放在患儿掌背,另四指并拢向指端作推法,称推五经。

9·4·6 大肠

位置:食指桡侧缘,自食指尖至虎口成一直线。

操作:从食指尖直推向虎口为补,称补大肠(图9-38);反之为清,称清大肠。补大肠和清大肠统称推大肠。

次数:100~300次。

主治:腹泻、脱肛、痢疾、便秘。

临床应用:

(1)补大肠能涩肠固脱,温中止泻。用于虚寒腹泻、脱肛等病症。

(2)清大肠能清利肠府,除湿热,导积滞。多用于湿热,积食滞留肠道,身热腹痛,痢下赤白,大便秘结等症。

(3)本穴又称指三关,尚可用于诊断,详见诊断章。

【引文】

《小儿按摩经》:"掐大肠,倒推入虎口,止水泻痢疾,肚膨胀用之。红痢补肾水,白多推三关。"

《小儿推拿友脉活婴秘旨全书》:"大肠侧推到虎口,止泻止痢断根源。"

《幼科推拿秘书》:"大肠筋在食指外边,络联于虎口,直到食指侧巅。""向外正推泄肝

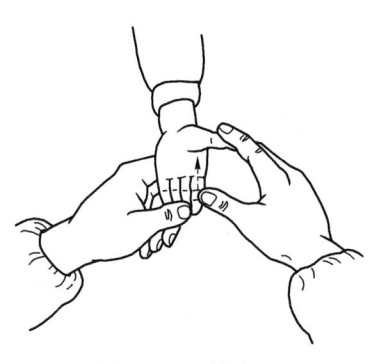
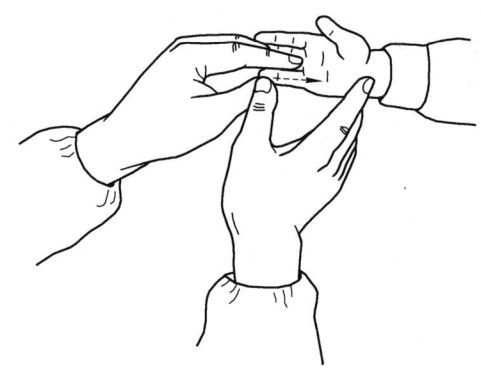

图 9-38 补大肠　　　　图 9-39 补小肠

火,左向里推补大肠。"

9·4·7　小肠

位置：小指尺侧边缘,自指尖到指根成一直线。

操作：从指尖直推向指根为补,称补小肠(图 9-39);反之则为清,称清小肠。补小肠和清小肠统称推小肠。

次数：100～300 次。

主治：小便赤涩、水泻、遗尿、尿闭等。

临床应用：清小肠能清利下焦湿热,泌清别浊,多用于小便短赤不利、尿闭、水泻等症。若心经有热,移热于小肠,以本法配合清天河水,能加强清热利尿的作用。若属下焦虚寒,多尿、遗尿则宜用补小肠。

【引文】

《小儿推拿学概要》:"本穴治小儿泄泻最效,不但能利小便,同时尚能分清降浊。"

9·4·8　肾顶

位置：小指顶端。

操作：以中指或拇指端按揉,称揉肾顶(图 9-40)。

次数：100～500 次。

主治：自汗、盗汗、解颅等。

临床应用：揉肾顶能收敛元气,固表止汗,对自汗、盗汗或大汗淋漓不止等症均有一定的疗效。

【引文】

《小儿推拿学概要》:"功用收敛元气,固表止汗。"

9·4·9　肾纹

位置：手掌面,小指第二指间关节横纹处。

操作：中指或拇指端按揉,称揉肾纹(图 9-41)。

次数：100～500 次。

主治：目赤、鹅口疮、热毒内陷等。

临床应用：揉肾纹能祛风明目,散瘀结。主要用于目赤肿痛或热毒内陷、瘀结不散所致的高热、呼吸气凉、手足逆冷等症。

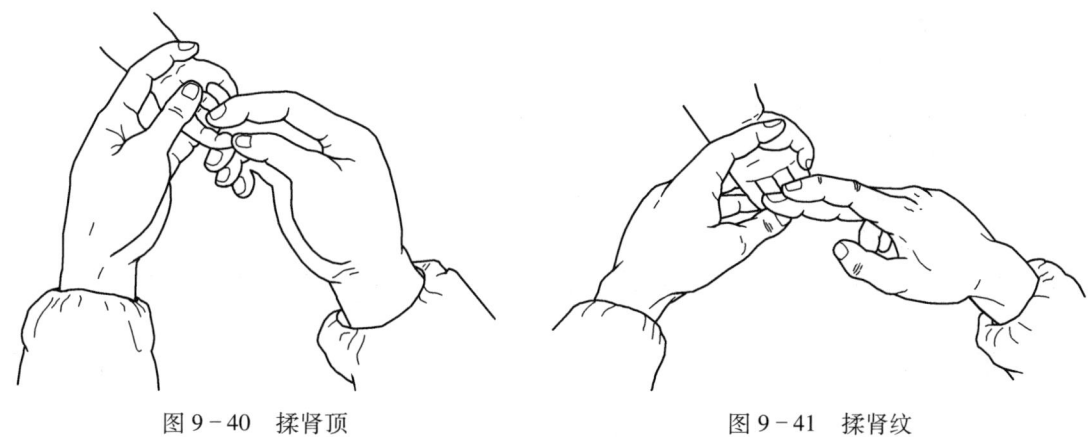

图 9-40 揉肾顶　　　　　图 9-41 揉肾纹

【引文】

《小儿推拿学概要》:"本穴治结膜充血,眼前房出血,以及患儿高热,呼吸气凉,手足逆冷等,用之屡效。"

9·4·10　四横纹

位置:掌面食、中、无名、小指第一指间关节横纹处。

操作:拇指甲掐揉,称掐四横纹;四指并拢从食指横纹处推向小指横纹处,称推四横纹。

次数:掐各 5 次;推 100~300 次。

主治:疳积、腹胀腹痛、气血不和、消化不良、惊风、气喘、口唇破裂。

临床应用:本穴掐之能退热除烦,散瘀结;推之能调中行气,和气血,消胀满。临床上多用于疳积、腹胀、气血不和、消化不良等症。常与补脾经、揉中脘等合用。也可用毫针或三棱针点刺本穴出血以治疗疳积,效果也好。

【引文】

《小儿按摩经》:"推四横纹,和上下之气血,人事瘦弱,奶乳不思,手足常掣,头偏左右,肠胃湿热,眼目翻白者用之。""推四横,以大指往来推四横纹,能和上下之气,气喘腹痛可用。"

《小儿推拿广意》:"四横纹:掐之退脏腑之热,止肚痛,退口眼歪斜。"

9·4·11　小横纹

位置:掌面食、中、无名、小指掌指关节横纹处。

操作:以拇指甲掐,称掐小横纹;拇指侧推,称推小横纹。

次数:掐各 5 次;推 100~300 次。

主治:烦躁、口疮、唇裂、腹胀等。

临床应用:推掐本穴能退热、消胀、散结。主要用于脾胃热结、口唇破烂及腹胀等症。临床上用推小横纹治疗肺部干性啰音,有一定疗效。

【引文】

《小儿推拿广意》:"小横纹:掐之退热除烦,治口唇破烂。"

《厘正按摩要术》:"三节根为小横纹。"

《小儿推拿学概要》:"本穴治口唇破裂及肚胀效果最好,如因脾虚作胀者,兼补脾土穴,疗效更好。"

9·4·12　掌小横纹

位置：掌面小指根下,尺侧掌纹头。

操作：中指或拇指端按揉,称揉掌小横纹(图9-42)。

次数：100~500次。

主治：痰热喘咳,口舌生疮,顿咳流涎等。

临床应用：揉掌小横纹能清热散结,宽胸宣肺,化痰止咳。主要用于喘咳、口舌生疮等,为治疗百日咳、肺炎的要穴。临床上用揉掌小横纹治疗肺部湿性啰音,有一定的疗效。

【引文】

《小儿推拿学概要》："本穴为治喘咳、口舌生疮等症的效穴。肝区疼痛时,揉之亦有效果。"

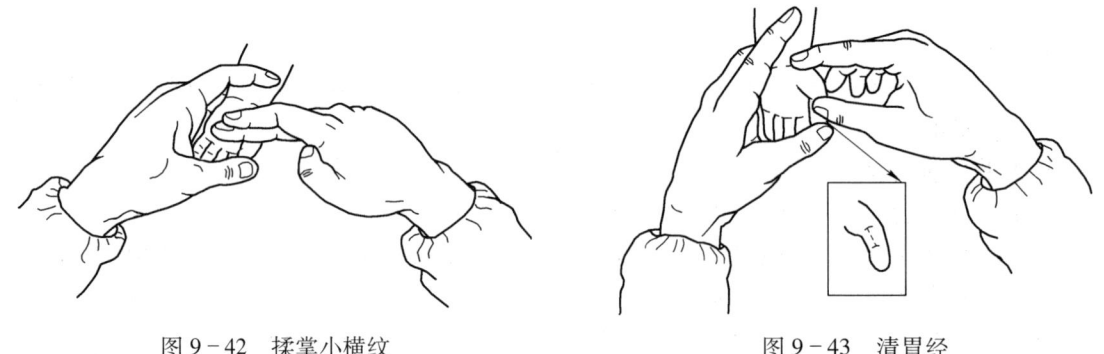

图9-42　揉掌小横纹　　　　　图9-43　清胃经

9·4·13　胃经

位置：拇指掌面近掌端第一节。

操作：旋推为补,称补胃经;向指根方向直推为清,称清胃经(图9-43)。补胃经和清胃经统称推胃经。

次数：100~500次。

主治：呕恶嗳气,烦渴善饥,食欲不振、吐血衄血等。

临床应用：

(1)清胃经能清中焦湿热,和胃降逆,泻胃火,除烦止渴。亦可用于胃火上亢引起的衄血等症。临床上多与清脾经、推天柱骨、横纹推向板门等合用,治疗脾胃湿热,或胃气不和所引起的上逆呕恶等症;若胃肠实热、脘腹胀满、发热烦渴、便秘纳呆,多与清大肠、退六腑、揉天枢、推下七节骨等合用。

(2)补胃经能健脾胃,助运化,临床上常与补脾经、揉中脘、摩腹、按揉足三里等合用,治疗脾胃虚弱、消化不良、纳呆腹胀等症。

【引文】

《厘正按摩要术》："大指端脾,二节胃。"

9·4·14　板门

位置：手掌大鱼际平面。

操作：指端揉,称揉板门或运板门(图9-44);用推法自指根推向腕横纹,称板门推向横纹(图9-45),反之称横纹推向板门。

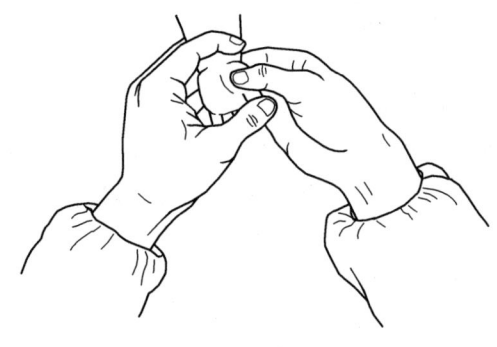

图 9-44 揉板门

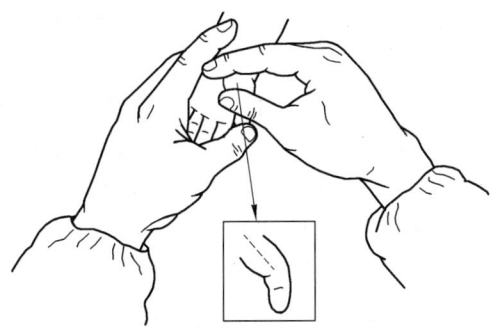

图 9-45 板门推向横纹

次数：100~300 次。

主治：食积、腹胀、食欲不振、呕吐、腹泻、气喘、嗳气等。还可用于"割治"，以治疗疳积。

临床应用：

（1）揉板门能健脾和胃、消食化滞，运达上下之气。多用于乳食停积，食欲不振或嗳气、腹胀、腹泻、呕吐等症。

（2）板门推向横纹能止泻，横纹推向板门能止呕吐。

【引文】

《小儿按摩经》："揉板门，除气促气攻，气吼气痛，呕胀用之。"

《小儿推拿方脉活婴秘旨全书》："板门：在大指节下五分，治气促、气攻。板门推向横文，主吐；横文推向板门，主泻。"

9·4·15　内劳宫

位置：掌心中，屈指时中指、无名指之间中点。

操作：中指端揉，称揉内劳宫；自小指根掐运起，经掌小横纹、小天心至内劳宫，称运内劳宫（水底捞明月）。

次数：揉 100~300 次；运 10~30 次。

主治：发热、烦渴、口疮、齿龈糜烂、虚烦内热等。

临床应用：

（1）揉内劳能清热除烦，用于心经有热而致口舌生疮、发热、烦渴等症。

（2）运内劳为运掌小横纹、揉小天心、运内劳宫的复合手法；能清虚热，对心、肾两经虚热最为适宜。

【引文】

《小儿按摩经》："揉劳宫，动心中之火热，发汗用之，不可轻动。""丹凤摇尾：以一手掐劳宫，以一手掐心经摇之，治惊。"

9·4·16　内八卦

位置：手掌面，以掌心为圆心，从圆心至中指根横纹约 2/3 处为半径所作圆周。

操作：用运法，顺时针方向掐运，称运内八卦或运八卦。

次数：100~300 次。

主治：咳嗽痰喘、胸闷纳呆、腹胀呕吐等。

临床应用：运内八卦能宽胸利膈，理气化痰，行滞消食。主要用于痰结喘嗽，乳食内伤，胸闷、腹胀、呕吐及纳呆等症,多与推脾经、推肺经、揉板门、揉中脘等合用。

【引文】

《小儿按摩经》:"运八卦,除胸肚膨闷,呕逆气吼噎,饮食不进用之。"

《保赤推拿法》:"运内八卦法:从坎到艮左旋推,治热,亦止吐。从艮到坎右旋推,治凉,亦止泻。掌中:离南、坎北、震东、兑西、乾西北、艮东北、巽东南、坤西南。男女皆推左手。"

【按】 内八卦,是指八个方位而言。其各部方位、名称详见"引文"中《保赤推拿法》所述。临床应用中除全运外,尚有一种分运方法,简要介绍如下:

(1) 自乾经坎、艮至震或自巽经离、坤至兑,掐运七次,有镇静、安神作用。

(2) 自离经坤、兑至乾,掐运七次有止咳作用。

(3) 自坤经兑、乾至坎,掐运七次有清热作用。

(4) 自坎经艮、震至巽,掐运七次有止泻作用。

(5) 自巽经震、艮至坎,掐运七次有止呕作用。

(6) 自艮经震、巽至离,掐运七次有发汗作用。

(7) 单揉"艮"有清健脾消食作用。

9·4·17 小天心

位置:大小鱼际交接处凹陷中。

操作:中指端揉,称揉小天心(图 9-46);拇指甲掐,称掐小天心;以中指尖或屈曲的指间关节捣,称捣小天心。

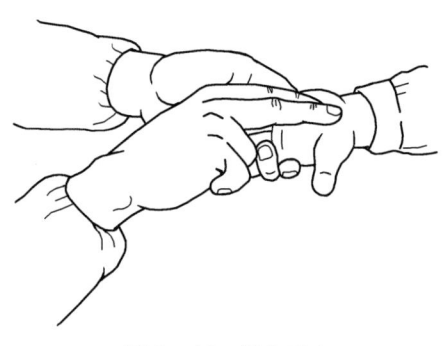

图 9-46 揉小天心

次数:揉 100~300 次;掐、捣 5~20 次。

主治:惊风、抽搐、烦躁不安、夜啼、小便赤涩、斜视、目赤痛、疹痘欲出不透。

临床应用:

(1) 揉小天心能清热、镇惊、利尿、明目,主要用于心经有热而致目赤肿痛、口舌生疮、惊惕不安或心经有热,移热于小肠而见小便短赤等症。此外,对新生儿硬皮症、黄疸、遗尿、水肿、疮疖、痘疹欲出不透亦有效。

(2) 掐、捣小天心能镇惊安神,主要用于惊风抽搐,夜啼,惊惕不安等症。若见惊风眼翻、斜视,可配合掐老龙、掐人中、清肝经等合用。眼上翻者则向下掐、捣;右斜视者则向左掐、捣;左斜视者则向右掐、捣。

【引文】

《小儿按摩经》:"掐小天心,天吊惊风,眼翻白偏左右,及肾水不通用之。"

《幼科铁镜》:"儿眼翻上者,将大指甲在小天心向掌心下掐即平。儿眼翻下者,将大指甲在小天心向总筋上掐即平。"

《保赤推拿法》:"小天心穴,在儿手掌尽处。"

9·4·18 运水入土、运土入水

位置:手掌面,大指根至小指根,沿手掌边缘一条弧形曲线。

操作:自拇指根沿手掌边缘,经小天心推运至小指根,称运土入水;反之,称运水入土。

次数:100~300 次。

主治：小便赤涩、腹胀、痢疾、吐泻、便秘、食欲不振等。

临床应用：

（1）运土入水能清脾胃湿热，利尿止泻。常用于新病、实证，如因湿热内蕴而见少腹胀满、小便赤涩、泄泻痢疾等症。

（2）运水入土能健脾助运，润燥通便。多用于因脾胃虚弱而见完谷不化，腹泻痢疾，疳积，便秘等症。

【引文】

《小儿推拿广意》："运水入土，身弱肚起青筋，为水盛土枯，推以润之。""运土入水，丹田作胀、眼眵，为土盛水枯，推以滋之。"

《保赤推拿法》："运水入土，从小儿指梢肾经推去……至大指梢脾经按之，补脾土虚弱。""运土入水，从儿大指梢脾经推去……至小指梢肾经按之，治小便赤涩。"

9·4·19　总筋

位置：掌后腕横纹中点。

操作：按揉本穴称揉总筋；用拇指甲掐称掐总筋（图9-47）。

次数：揉100~300次；掐3~5次。

主治：惊风、抽搐、夜啼、口舌生疮、潮热、牙痛等。

临床应用：揉总筋能清心经热，散结止痉，通调周身气机。临床上多与清天河水、清心经配合，治疗口舌生疮、潮热、夜啼等实热证。操作时手法宜快，并稍用力。治疗惊风抽搐多用掐法。

【引文】

《小儿按摩经》："掐总筋，过天河水，能清心经，口内生疮，遍身潮热，夜间啼哭，四肢常掣，去三焦六腑五心潮热病。""诸惊风，总筋可治。"

《幼科推拿秘书》："总筋穴，在大横纹下，指之脉络皆总于此，中四指脉皆总于此。"

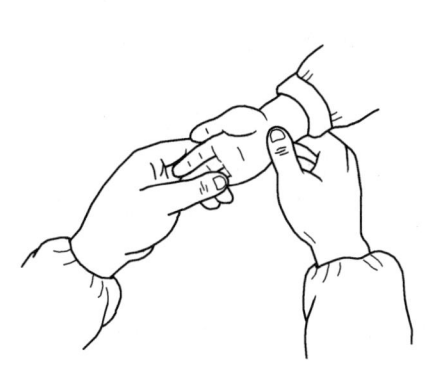

图9-47　掐总筋

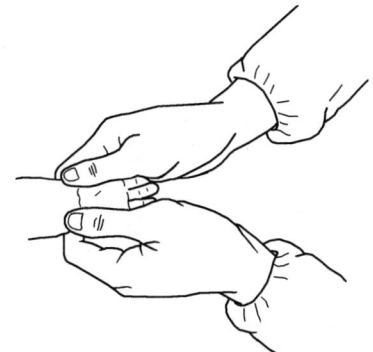

图9-48　分推大横纹

9·4·20　大横纹

位置：仰掌，掌后横纹。近拇指端称阳池，近小指端称阴池。

操作：两拇指自掌后横纹中（总筋）向两旁分推，称分推大横纹，又称分阴阳（图9-48）；自两旁（阴池、阳池）向总筋合推，称合阴阳。

次数：30~50次。

主治：寒热往来、腹泻、腹胀、痢疾、呕吐、食积、烦躁不安、痰涎壅盛。

临床应用：

（1）分阴阳功能平衡阴阳，调和气血，行滞消食。多用于阴阳不调、气血不和而致寒热往来、烦躁不安，以及乳食停滞、腹胀、腹泻、呕吐等症，亦有用治痢疾，有一定效果。但在操作时，如实热证阴池宜重分，虚寒证阳池宜重分。

（2）合阴阳能行痰散结，多用于痰结喘嗽、胸闷等症，若本法配揉肾纹、清天河水能加强行痰散结的作用。

【引文】

《小儿推拿方脉活婴秘旨全书》："横纹两傍，乃阴阳二穴。就横纹上，以两大指中分，望两傍抹，为分阴阳；肚胀、腹膨胀、泄泻、二便不通、脏腑虚，并治。"

《保赤推拿法》："……就横纹上两指中向两边抹，为分阴阳。治寒热往来，膨胀，泄泻，呕逆，脏腑结。"

9·4·21　十宣（十王）

位置：十指尖指甲内赤白肉际处。

操作：用掐法，称掐十宣。

次数：各掐5次，或醒后即止。

主治：惊风、高热、昏厥。

临床应用：掐十宣主要用于急救，有清热、醒神、开窍的作用，多与掐老龙、掐人中、掐小天心等合用。

【引文】

《小儿推拿广意》："五指甲伦为十王穴。""十王穴：掐之则能退热。"

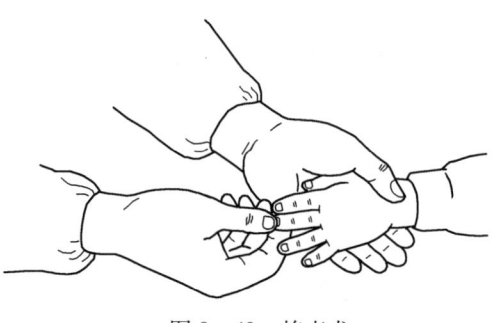

图9-49　掐老龙

9·4·22　老龙

位置：中指甲后一分处。

操作：用掐法，称掐老龙（图9-49）。

次数：掐5次，或醒后即止。

主治：急惊风。

临床应用：掐老龙主要用于急救，有醒神开窍的作用。若小儿急惊暴死，或高热抽搐，掐之知痛有声者，较易治，不知痛而无声者，一般难治。

【引文】

《保赤推拿法》："掐老龙穴法：此穴在中指背靠指甲处，相离如韭叶许，若儿急惊暴死，对拿精灵威灵二穴。不醒，即于此穴掐之，不知疼痛难救。"

9·4·23　端正

位置：中指甲根两侧赤白肉处，桡侧称左端正，尺侧称右端正。

操作：用拇指甲掐或拇指罗纹面揉，称掐、揉端正。

次数：掐5次；揉50次。

主治：鼻衄、惊风、呕吐、泄泻、痢疾。

临床应用：

（1）揉右端正能降逆止呕，主要用于胃气上逆而引起的恶心呕吐等症；揉左端正功能升提，主要用于水泻、痢疾等症。

（2）掐端正多用于治疗小儿惊风，常与掐老龙、清肝经等配合。同时本穴对鼻衄有效，方法用细绳由中指第三节横纹起扎至指端（不可太紧），扎好后患儿静卧即可。

【引文】

《小儿推拿广意》："眼左视，掐右端正穴。右视，掐左端正穴。中指中节外边是。"

《厘正按摩要术》："中指左右为两端正。"

9·4·24 五指节

位置：掌背五指第一指间关节。

操作：拇指甲掐，称掐五指节；用拇、食指揉搓，称揉五指节。

次数：各掐 3~5 次；揉搓 30~50 次。

主治：惊风、吐涎、惊惕不安、咳嗽风痰等。

临床应用：掐、揉五指节能安神镇惊，祛风痰，通关窍。掐五指节主要用于惊惕不安，惊风等症，多与清肝经、掐老龙等合用；揉五指节主要用于胸闷、痰喘、咳嗽等症，多与运内八卦、推揉膻中等合用。

【引文】

《小儿推拿广意》："五指节：掐之去风化痰，苏醒人事，通关膈闭塞。"

《推拿仙术》："四肢乱舞，掐五指节，清心经为主。"

《厘正按摩要术》："掐五指节：五指在手背指节窝纹处……后以揉法继之，治口眼歪斜，咳嗽风痰。""五指中节有横纹为五指节。"

9·4·25 二扇门

位置：掌背中指根本节两侧凹陷处。

操作：拇指甲掐，称掐二扇门；拇指偏峰按揉，称揉二扇门（图 9-50）。

次数：掐 5 次；揉 100~500 次。

主治：惊风抽搐，身热无汗。

临床应用：掐、揉二扇门能发汗透表，退热平喘，是发汗效法。揉时要稍用力，速度宜快，多用于风寒外感。本法与揉肾顶、补脾经、补肾经等配合应用，适宜于平素体虚外感者。

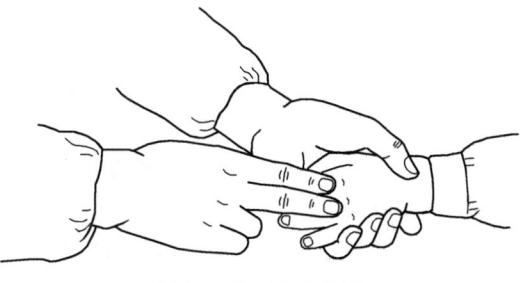

图 9-50 揉二扇门

【引文】

《小儿按摩经》："掐两扇门，发脏腑之汗，两手掐揉，平中指为界，壮热汗多者，揉之即止。又治急惊，口眼歪斜，左向右重，右向左重。"

《推拿仙术》："揉掐二扇门发汗用之。""二扇门手法用两大指甲钻掐中指骨两边空处。"

《小儿推拿学概要》："二扇门为发汗效穴，如高烧无汗，操作 1~2 分钟，即可立见汗出；如操作时间稍长（3~4 分钟）多致大汗淋漓。如体虚患儿须用本穴时，必须先固表，而后再用汗法（固表以补脾、肾，揉肾顶为主，时间各穴 1~2 分钟即可），揉本穴宜稍用力，速度宜快。"

9·4·26 上马

位置：手背无名及小指掌指关节后陷中。

操作：拇指端揉或拇指甲掐称揉上马或掐上马。

次数：掐3~5次；揉100~500次。

主治：虚热喘咳、小便赤涩淋沥、腹痛、牙痛、睡时磨牙等。

临床应用：临床上用揉法为多，揉上马能滋阴补肾，顺气散结，利水通淋，为补肾滋阴的要法。主要用于阴虚阳亢，潮热烦躁，牙痛，小便赤涩淋沥等症。本法对体质虚弱，肺部感染有干性啰音，久不消失者配揉小横纹；湿性啰音配揉掌小横纹，多揉有一定疗效。

【引文】

《推拿仙术》："揉掐二人上马，清补肾水用之，并治眼吊。""二人上马用大指钻掐（无）名小指界空处。"

《小儿推拿学概要》："本穴治小便闭塞，疗效明显。对肺部有干性啰音久不消失者，用之最效。"

9·4·27 外劳宫

位置：掌背中，与内劳宫相对处。

操作：用揉法，称揉外劳（图9-51）；用掐法，称掐外劳。

次数：掐5次；揉100~300次。

主治：风寒感冒、腹痛腹胀、肠鸣腹泻、痢疾、脱肛、遗尿、疝气。

临床应用：本穴性温，为温阳散寒、升阳举陷佳穴，兼能发汗解表。临床上用揉法为多，揉外劳主要用于一切寒证，不论外感风寒，鼻塞流涕以及脏腑积寒，完谷不化，肠鸣腹泻，寒痢腹痛，疝气等症皆宜，且能升阳举陷，故临床上也多配合补脾经、补肾经、推三关、揉丹田等治疗脱肛、遗尿等症。

【引文】

《小儿按摩经》："掐外劳宫，和脏腑之热气，遍身潮热，肚起青筋揉之效。"

《小儿推拿方脉活婴秘旨全书》："外劳宫止泻用之，拿此又可止头疼。"

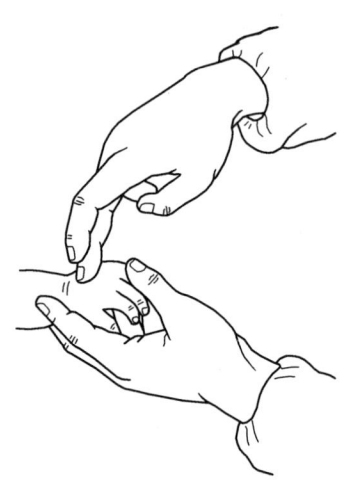

图9-51 揉外劳

《保赤推拿法》："掐外劳宫穴法……脏腑积有寒风热气，皆能和解，又治遍身潮热，肚起青筋，粪白不变，五谷不消，肚腹膨胀。"

9·4·28 威灵

位置：手背二、三掌骨歧缝间。

操作：用掐法，称掐威灵（图9-52）。

次数：掐5次，或醒后即止。

主治：惊风。

临床应用：掐威灵有开窍醒神的作用。主要用于急惊暴死，昏迷不醒时的急救。

【引文】

《小儿按摩经》："掐威灵穴，治急惊暴死。"

《小儿推拿方脉活婴秘旨全书》："威灵穴在虎口下，两傍歧，有圆骨处。遇卒死症，摇掐即醒。"

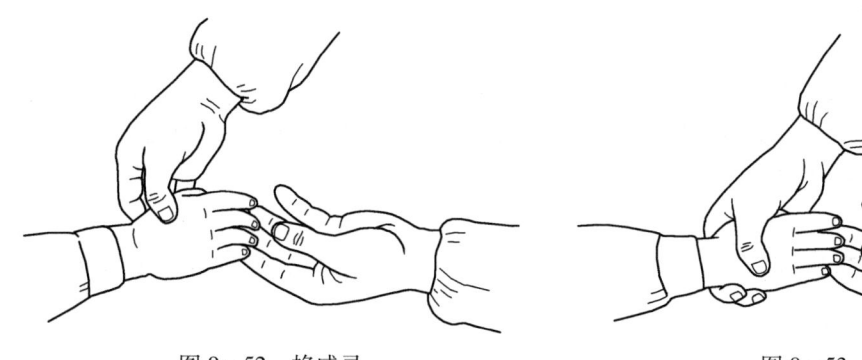

图 9-52　掐威灵　　　　　　　　　图 9-53　掐精宁

9·4·29　精宁

位置：手背第四、第五掌骨歧缝间。

操作：用掐法，称掐精宁（图 9-53）。

次数：5~10 次。

主治：痰喘气吼、干呕、疳积、眼内胬肉等。

临床应用：掐精宁能行气、破结、化痰。多用于痰食积聚，气吼痰喘，干呕，疳积等症。本法于体虚者宜慎用，如必须应用时则多与补脾经、推三关、捏脊等同用，以免克削太甚，元气受损。

用于急惊昏厥时，本法多与掐威灵配合，能加强开窍醒神的作用。

【引文】

《小儿按摩经》："掐精宁穴，气吼痰喘，干呕痞积用之。"

《小儿推拿广意》："掐精宁，治气喘，口歪眼偏，哭不出声，口渴。"

9·4·30　外八卦

位置：掌背外劳宫周围，与内八卦相对处。

操作：拇指作顺时针方向掐运，称运外八卦。

次数：100~300 次。

主治：胸闷、腹胀、便结等。

临床应用：运外八卦能宽胸理气，通滞散结。临床上多与摩腹、推揉膻中等合用，治疗胸闷、腹胀、便结等症。

【引文】

《保赤推拿法》："运外八卦穴法，此穴在手背，对手心内八卦处，运之能通一身之气血，开五脏六腑之闭结。"

《小儿推拿学概要》"顺运本穴，能促进肠蠕动，消除腹胀。"

9·4·31　一窝风

位置：手背腕横纹正中凹陷处。

操作：指端揉，称揉一窝风（图 9-54）。

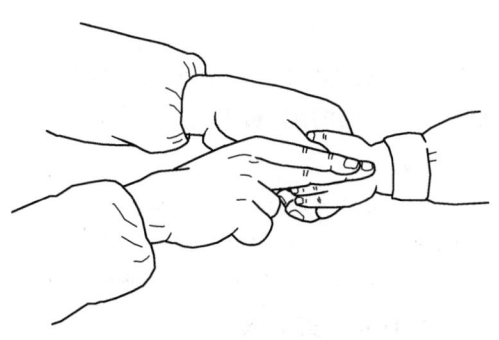

图 9-54　揉一窝风

次数：100～300次。

主治：腹痛、肠鸣、关节痹痛、伤风感冒。

临床应用：揉一窝风能温中行气，止痹痛，利关节。常用于受寒、食积等原因引起的腹痛等症，多与拿肚角、推三关、揉中脘等合用。本法亦能发散风寒，宣通表里，对寒滞经络引起的痹痛或感冒风寒等症也有效。

【引文】

《小儿推拿方脉活婴秘旨全书》："一窝风：在掌根尽处腕中，治肚痛极效。急慢惊风。又一窝风掐住中指尖，主泻。"

9·4·32　膊阳池

位置：在手背一窝风后3寸处。

操作：拇指甲掐或指端揉，称掐膊阳池或揉膊阳池。

次数：掐3～5次；揉100～300次。

主治：便秘、溲赤、头痛。

临床应用：掐、揉膊阳池能止头痛，通大便，利小便，特别对大便秘结，多揉之有显效，但大便滑泻者禁用；用于感冒头痛，或小便赤涩短少多与其他解表、利尿法同用。

【引文】

《小儿推拿方脉活婴秘旨全书》："阳池穴，在掌根下三寸是。治风痰，头痛。"

9·4·33　三关

位置：前臂桡侧，阳池至曲池成一直线。

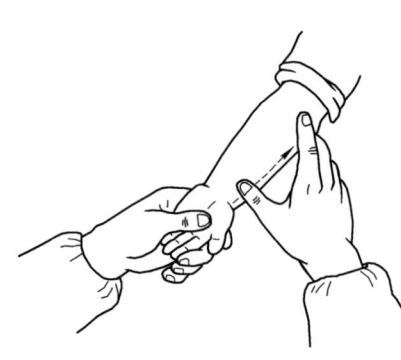

图9-55　推三关

操作：用拇指桡侧面或食、中指面自腕推向肘，称推三关（图9-55）；屈患儿拇指，自拇指外侧端推向肘，称大推三关。

次数：100～300次。

主治：气血虚弱，病后体弱，阳虚肢冷、腹痛、腹泻、斑疹白痦，疹出不透以及感冒风寒等一切虚、寒病证。

临床应用：

（1）推三关性温热，能补气行气，温阳散寒，发汗解表，主治一切虚寒病证，对非虚寒病证宜慎用。临床上治疗气血虚弱、命门火衰、下元虚冷、阳气不足引起的四肢厥冷、面色无华、食欲不振、疳积、吐泻等症。多与补脾经、补肾经、揉丹田、捏脊、摩腹等合用。

（2）对感冒风寒，怕冷无汗或疹出不透等症，多与清肺经、推攒竹、掐揉二扇门等合用。此外，对疹毒内陷、黄疸、阴疸等症亦有疗效。

【引文】

《小儿推拿广意》："三关：男左三关推发汗，退下六腑谓之凉，女右六腑推上凉，退下三关谓之热。"

《幼科铁镜》："男左手直骨背面为三关，属气分，推上气行阳动故为热为补。"

9·4·34　天河水

位置：前臂正中，总筋至洪池（曲泽）成一直线。

操作：用食、中二指面自腕推向肘，称清（推）天河水（图9-56）；用食、中二指沾水自总筋处，一起一落弹打如弹琴状，直至洪池，同时一面用口吹气随之，称打马过天河。

次数：100~300次。

主治：外感发热、潮热、内热、烦躁不安、口渴、弄舌、重舌、惊风等一切热证。

临床应用：

（1）清天河水性微凉，较平和，能清热解表，泻火除烦，主要用于治疗热性病证，清热而不伤阴分。多用于五心烦热，口燥咽干，唇舌生疮，夜啼等症；对于感冒发热，头痛，恶风，汗微出，咽痛等外感风热者，也常与推攒竹、推坎宫、揉太阳等合用。

（2）打马过天河清热之力大于清天河水，多用于实热、高热等症。

【引文】

《幼科推拿秘书》："清天河：天河穴在膀膊中，从坎宫小天心处一直到手弯曲池……取凉退热，并治淋疴昏睡。""打马过天河：此能活麻木，通关节脉窍之法也……其法以我食将二指，自小儿上马处打起，摆至天河。去四回三，至曲池内一弹……此法退凉去热。"

《万育仙书》："天河水在总筋下中心。明目。去五心潮热。除口中疳疮。"

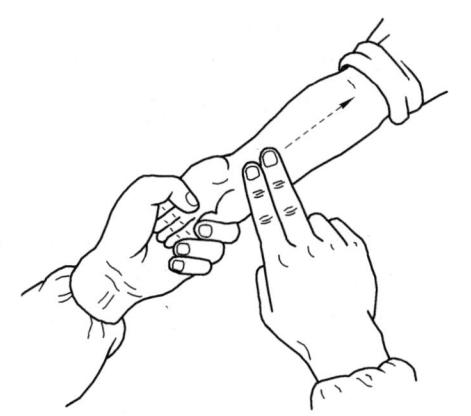
图9-56 清天河水

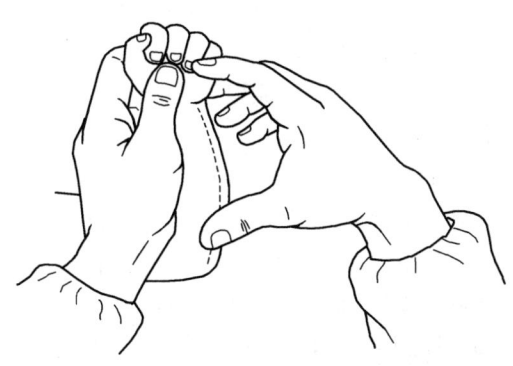
图9-57 退六腑

9·4·35 六腑

位置：前臂尺侧，阴池至肘成一直线。

操作：用拇指面或食、中二指面自肘推向腕，称退六腑或推六腑（图9-57）。

次数：100~300次。

主治：一切实热病证。高热、烦渴、惊风、鹅口疮、木舌、重舌、咽痛、腮腺炎和大便秘结干燥等。

临床应用：退六腑性寒凉，能清热、凉血、解毒。对温病邪入营血，脏腑郁热积滞，壮热烦渴，腮腺炎及肿毒等实热证均可应用。本穴与补脾经合用，有止汗的效果。若患儿平素大便溏薄，脾虚腹泻者，本法慎用。

本法与推三关为大凉大热之法，可单用，亦可合用。若患儿气虚体弱，畏寒怕冷，可单用推三关，如高热烦渴、发斑等可单用退六腑。而两穴合用能平衡阴阳，防止大凉大热，伤其正气。如寒热夹杂,以热为主,则可以退六腑三数,推三关一数之比推之;若以寒为重,则可以推三关三数,退六腑一数之比推之。

【引文】

《小儿按摩经》:"六腑凡做此法,先掐心经,点劳宫。男退下六腑,退热加凉,属凉,女反此,推上为凉也。"

《幼科铁镜》:"男左手直骨正面为六腑,属血分,退下则血行阴动,故为寒为凉……"

《保赤推拿法》:"推下六腑法:六腑在肱正面,男向下推之为加凉,女向下推之反为加热。"

小结

(1) 脾经、肝经、心经、肺经、肾经、胃经、大肠和小肠诸穴主要用于本腑的病症,用补法能补其不足,用清法能泻其有余。但其中肝经、心经两穴宜清不宜补,若补时,须补后加清;脾经、肾经两穴以用补法为多,清法宜少用。

(2) 掐揉二扇门、清河水、揉外劳、掐揉一窝风和推三关五法均能解肌发表,治疗外感病。但掐揉二扇门发汗力强,宜用于邪实体壮者,清河水主要用于外感风热,后三法兼能温阳散寒,主要用于风寒外感。而推三关又能补益气血;揉外劳兼散脏腑积寒和升阳举陷;掐揉一窝风亦治腹痛。

(3) 清天河水、打马过天河、退六腑、揉小天心、揉内劳宫、运内劳宫、揉上马和分阴阳均能清热。而清河水主清卫分气分之热,退六腑、弹打河水主清营分血分之热,运内劳宫、揉上马主清虚烦内热,揉内劳宫、揉小天心主清心经有热,而后者兼有利尿、镇惊的作用,用于心经有热,或移热于小肠,惊惕不安、小便短赤者,最为适宜。分阴阳能调和气血,主要用于寒热往来,气血不和。

(4) 推板门、揉板门、揉端正、运水入土、运土入水、运外八卦和运内八卦均能健脾和中,助运消滞。但揉板门主要能消食化滞;板门推向横纹、揉左端正主治腹泻;横纹推向板门、揉右端正主治呕吐;运水入土多用于久病、虚证,运土入水多用于新病、实证;运外八卦、运内八卦兼能宽胸理气,而后者又能止咳化痰。

(5) 揉四横纹、推小横纹、揉掌小横纹、掐揉总筋均能清热散结。而揉四横纹主和气血,消食积,治疳症积滞;推小横纹主清脾胃热结,调中消胀,治腹胀、口唇破裂;揉掌小横纹主清心、肺之热结,治口舌生疮、痰热喘咳;掐揉总筋兼通调周身气机,清心止痉。

9·5 下肢部穴位

9·5·1 箕门

位置:大腿内侧,膝盖上缘至腹股沟成一直线。

操作:用食、中二指自膝盖内上缘至腹股沟部作直推法,称推箕门。

次数:100~300次。

主治:小便赤涩不利、尿闭、水泻等。

临床应用:推箕门性平和,有较好的利尿作用。用于尿潴留多与揉丹田、按揉三阴交等合用,用于小便赤涩不利多与清小肠等合用。

9·5·2 百虫

位置:膝上内侧肌肉丰厚处。

操作：或按或拿，称按百虫或拿百虫（图9-58）。

次数：5次。

主治：四肢抽搐，下肢痿痹。

临床应用：按、拿百虫能通经络，止抽搐，多用于下肢瘫痪及痹痛等症，常与拿委中、按揉足三里等合用。若用于惊风、抽搐，手法刺激宜重。

【引文】

《推拿仙术》："拿百虫穴：属四肢，能止惊。"

《幼科推拿秘书》："百虫穴：在大腿之上。"

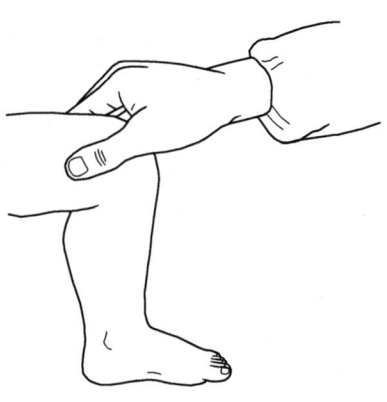

图9-58 拿百虫

9.5.3 膝眼

位置：见第五章。

操作：用按法，称按膝眼。

次数：5次。

主治：下肢痿软、惊风抽搐。

【引文】

《小儿推拿方脉活婴秘旨全书》："膝眼穴：小儿脸上惊来，急在此掐之。"

《保赤推拿法》："掐膝眼穴法：此穴在膝盖里旁，一名鬼眼穴，小儿脸上惊来，急在此掐之，若儿身后仰，即止。"

9.5.4 足三里

位置：见第五章。

操作：用拇指端作按揉法，称按揉三里。

次数：50~100次。

主治：腹胀、腹痛、泄泻呕吐、下肢痿软乏力。

临床应用：本穴属足阳明经，能健脾和胃，调中理气，导滞通络。多用于消化系统疾病，常与推天柱骨、分腹阴阳配合治疗呕吐，与推上七节骨、补大肠治脾虚腹泻，且常与捏脊、摩腹等配合应用，作为小儿保健。

【引文】

《小儿推拿广意》："三里：揉之治麻木顽痹。""三里属胃，久揉止肚痛，大人胃气痛者通用。"

9.5.5 前承山

位置：前腿胫骨旁，与后承山相对处。

操作：掐或揉本穴，称掐前承山或揉前承山。

次数：掐5次；揉30次。

主治：惊风下肢抽搐。

临床应用：掐揉本穴主治抽搐。常与拿委中、按百虫、掐解溪等合用治疗角弓反张、肢抽搐。

【引文】

《小儿推拿方脉活婴秘旨全书》："前承山穴：小儿望后跌，将此穴久掐，久揉，有效。"

9.5.6 三阴交

位置：内踝上三寸。

操作：用拇指或食指端按揉，称按揉三阴交(图9-59)。

次数：100~200次。

主治：遗尿、癃闭、小便频数涩痛不利、下肢痹痛、惊风、消化不良等。

临床应用：按揉三阴交能通血脉、活经络、疏下焦、利湿热、通调水道，亦能健脾胃，助运化。主要用于泌尿系统疾病，如遗尿、癃闭等，常与揉丹田、推箕门等合用，亦常用于下肢痹痛、瘫痪等。

【引文】

《厘正按摩要术》："按三阴交：三阴交在内踝踝尖上三寸，以右手大指按之，能通血脉，治惊风。"

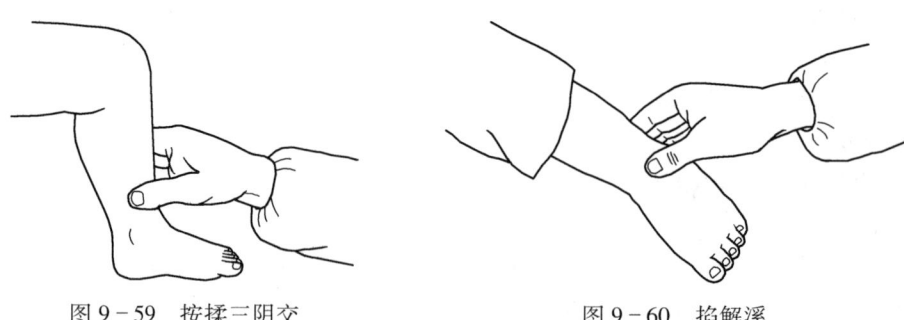

图9-59 按揉三阴交　　图9-60 掐解溪

9·5·7 解溪

位置：踝关节前横纹中，两筋间凹陷中。

操作：拇指甲掐或拇指端揉，称掐解溪或揉解溪(图9-60)。

次数：掐3~5次；揉50~100次。

主治：惊风、吐泻不止、踝关节屈伸不利。

【引文】

《小儿推拿方脉活婴秘旨全书》："解溪穴：又惊、又吐、又泻，掐此即止。"

《保赤推拿法》："掐解溪穴法：此穴在足上腿下之弯，结鞋带处，儿惊风吐泻，往后仰，在此穴掐之。"

9·5·8 大敦

位置：足大趾外侧爪甲根与趾关节之间。

操作：拇指甲掐称掐大敦。

次数：5次。

主治：惊风。

【引文】

《小儿按摩经》："大敦穴：治鹰爪惊，本穴掐之就揉。"

《保赤推拿法》："掐大敦穴法：此穴在足大指与足背交界处。"

9·5·9 丰隆

位置：外踝上8寸，胫骨前缘外侧1寸半，胫腓骨之间。

操作：拇指或中指端揉，称揉丰隆。

次数：50~100次。

主治：咳嗽、痰鸣、气喘。

临床应用：揉丰隆能和胃气，化痰湿。主要用于痰涎壅盛，咳嗽气喘等症，常与揉膻中、运内八卦等合用。

9·5·10 委中

位置：腘窝中央，两大筋中间。

操作：用拇、食二指端提拿钩拨腘窝中筋腱，称拿委中（图9-61）。

次数：5次。

主治：惊风抽搐、下肢痿软。

【引文】

《小儿推拿广意》："小儿望前扑者，委中掐之。亦能止大人腰背痛。"

《幼科铁镜》："惊时若身往前扑，即将委中穴向下掐住，身便直。若身后仰，即将膝上鬼眼穴向下掐住，身便即正。"

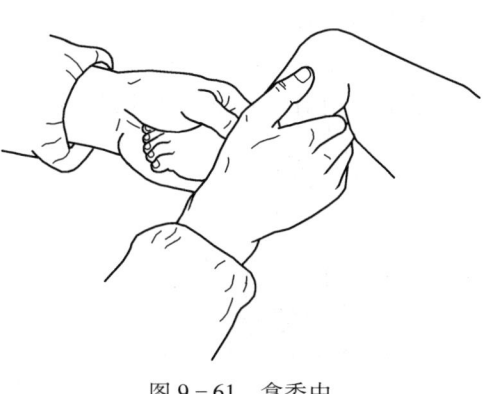

图9-61 拿委中

9·5·11 后承山

位置：腓肠肌腹下陷中。

操作：用拿法，称拿承山。

次数：5次。

主治：腿痛转筋，下肢痿软。

临床应用：拿后承山能止抽搐、通经络，常与拿委中等配合治疗惊风抽搐，下肢痿软，腿痛转筋等。

【引文】

《小儿推拿方脉活婴秘旨全书》："后承山穴：小儿手足掣跳，惊风紧急，快将口咬之，要久，令大哭，方止。"

《幼科推拿秘书》："后承山穴：一名后水穴，如鱼肚一般，名鱼肚穴。"

《小儿推拿广意》："便秘……推下承山……若泄泻亦要逆推，使气升而泄泻可止。"

图9-62 掐仆参

9·5·12 仆参

位置：足跟外踝下凹陷中。

操作：用拿法，称拿仆参；或用掐法，称掐仆参（图9-62）。

次数：5次。

主治：昏厥、惊风。

【引文】

《小儿按摩经》："仆参穴：治脚掣跳，口咬，左转揉之补吐，右转补泻。又惊又泻又吐，掐此穴及脚中指效。"

《小儿推拿方脉活婴秘旨全书》："仆参穴：治小儿吼喘，将此上推下掐，必然苏醒。如小儿急死，将口咬之，则回生，名曰老虎吞食。"

9·5·13 昆仑

位置：外踝后缘和跟腱内侧的中间凹陷中。

操作：掐此穴称掐昆仑。
次数：5次。
主治：惊风。
【引文】
《小儿推拿广意》："昆仑：灸之治急慢惊风危急等症。"

9·5·14 涌泉

位置：屈趾，足掌心前正中凹陷中。

操作：用拇指面向足趾推，称推涌泉；或用指端揉，称揉涌泉（图9-63）。

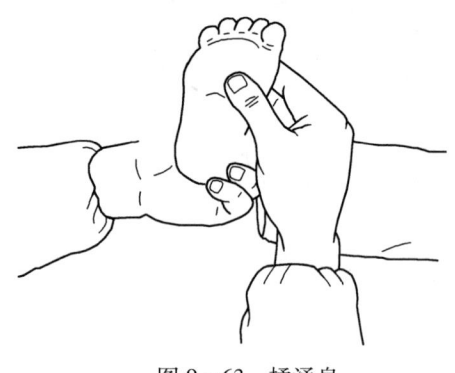

图9-63 揉涌泉

次数：推、揉均50~100次。

主治：发热、呕吐、腹泻、五心烦热。

临床应用：

（1）推涌泉能引火归原，退虚热。主要用于五心烦热，烦躁不安等症，常与揉上马、运内劳宫等配合应用。配合退六腑、清天河水亦能退实热。

（2）揉涌泉能治吐泻，左揉止吐、右揉止泻。

【引文】
《推拿仙术》："涌泉穴两足俱推，不分男女，但旋转不同。"

《小儿推拿广意》："掐涌泉，治痰壅上，重则灸之。"

《幼科推拿秘书》："揉涌泉：久揉亦能治眼病……左揉止吐。右揉止泻。"

《保赤推拿法》："揉涌泉穴法：此穴在足心，男左转揉之。"

10 常见病症治疗

10·1 婴儿腹泻

婴儿腹泻亦名消化不良,是以腹泻为主要症状的一种常见病。本病四季皆可发生,而尤以夏、秋两季为多。如治疗不及时,迁延日久可影响小儿的营养、生长和发育。重症患儿还可产生脱水、酸中毒等一系列严重症状,甚至危及生命。故临诊时必须十分注意。

【病因病机】

(1) 感受外邪　腹泻的发生与气候有密切关系。寒、湿、暑、热之邪皆能引起腹泻,而尤以湿邪引起的为多。脾恶湿喜燥,湿困脾阳,使运化不健,对饮食水谷的消化、吸收发生障碍而致腹泻。

(2) 内伤乳食　由于喂养不当,饥饱无度,或突然改变食物性质,或恣食油腻、生冷;或饮食不洁,导致脾胃损伤,运化失职,不能腐熟水谷而致腹泻。

(3) 脾胃虚弱　小儿脏腑娇嫩,脾常不足,且小儿生机蓬勃,脾胃负担相对较重,一旦遇到外来因素的影响就能导致脾胃受损,使水谷不得运化,则水反而为湿,谷反而为滞,水湿滞留,下注肠道而为腹泻。

现代医学认为婴儿腹泻除与饮食、气候等因素有关外,尚与致病性大肠杆菌、病毒及其他感染有关。

【临床表现】

(1) 寒湿泻　大便清稀多沫,色淡不臭,肠鸣腹痛,面色淡白,口不渴,小便清长,苔白腻,脉濡,指纹色红。

(2) 湿热泻　腹痛即泻,急迫暴注,色黄褐热臭,身有微热,口渴,尿少色黄,苔黄腻,脉滑数,指纹色紫。

(3) 伤食泻　腹痛胀满,泻前哭闹,泻后痛减,大便量多酸臭,口臭纳呆,或伴呕吐酸馊,苔厚或垢腻,脉滑。

(4) 脾虚泻　久泻不愈,或经常反复发作,面色苍白,食欲不振,便稀夹有奶块及食物残渣,或每于食后即泻,舌淡苔薄,脉濡。若腹泻日久不愈,进而可损及肾阳,症见面色㿠白,大便水样,次数频多,四肢厥冷,舌淡苔白,脉软弱无力。甚者出现腹泻不止,完谷不化,四肢逆冷,脉微欲绝,昏不识人等津竭阳脱之症。

现代医学根据腹泻之轻重将其分为轻型(单纯性消化不良)和重型(中毒性消化不良)。重型者临床症状皆较重,并伴有显著的全身症状,可由轻型转变而来,亦可急性发病,腹泻一般每天10次以上,便中含大量水分,患儿食欲低下、并常并发呕吐、发热等,体重很快下降,若不及时治疗,可逐渐出现脱水和酸中毒的症状,甚至可危及生命,故在临床上必须严密观察病情变化。

【治疗】

(1) 寒湿泻

① 治则:温中散寒,化湿止泻。

② 处方：补脾经、推三关、补大肠、揉外劳、揉脐、推上七节骨、揉龟尾、按揉足三里。

③ 方义：推三关、揉外劳温阳散寒，配补脾经、揉脐与按揉足三里能健脾化湿，温中散寒；补大肠、推上七节骨、揉龟尾温中止泻。

腹痛、肠鸣重者加揉一窝风、拿肚角；体虚加捏脊；惊惕不安加清肝经、掐揉五指节。

(2) 湿热泻

① 治则：清热利湿，调中止泻。

② 处方：清脾胃、清大肠、清小肠、退六腑、揉天枢、揉龟尾。

③ 方义：清脾胃清中焦湿热；清大肠、揉天枢清利肠府湿热积滞；退六腑、清小肠清热利尿除湿；配揉龟尾以理肠止泻。

(3) 伤食泻

① 治则：消食导滞，和中助运。

② 处方：补脾经、清大肠、揉板门、运内八卦、揉中脘、摩腹、揉天枢、揉龟尾。

③ 方义：补脾经、揉中脘、运内八卦、揉板门、摩腹健脾和胃，行滞消食；清大肠、揉天枢疏调肠府积滞；配揉龟尾以理肠止泻。

(4) 脾虚泻

① 治则：健脾益气，温阳止泻。

② 处方：补脾经、补大肠、推三关、摩腹、揉脐、推上七节骨、揉龟尾、捏脊。

③ 方义：补脾经、补大肠健脾益气，固肠实便；推三关、摩腹、揉脐、捏脊温阳补中；配推上七节骨、揉龟尾以温阳止泻。

肾阳虚者加补肾经、揉外劳；腹胀加运内八卦；久泻不止者加按揉百会。

如小儿出现面色苍白，小便极少或无尿，眼眶凹陷，呕吐频繁，饮食难进，精神萎靡等症时，宜抓紧时机，配合中西药物治疗。

【附】 痢疾

痢疾是以腹痛、腹泻，里急后重，便下赤白为主要症状。系感受暑湿热邪或寒湿之邪所致，多见于夏秋季节。由痢疾杆菌所引起，称之为杆菌痢疾，或简称菌痢。是小儿较为常见的一种肠道传染病。

【病因病机】

(1) 感受湿热　夏秋季节，恣食生冷不洁食物，损伤胃肠，外受暑湿热邪之侵袭，入于肠胃之间，蕴结于内，与气血相搏，阻滞气机，伤及肠壁、脉络，肠道功能失调而致。热重者便下赤多白少；湿重者便下白多赤少。

(2) 感受寒湿　胃肠素弱，复感风冷寒湿之邪，凝结肠胃，以致气机不畅，肠道传化失司，而成本病。

【临床表现】

(1) 湿热痢　腹痛剧烈，便下赤白，里急后重，便时哭闹不安，肛门灼热，壮热烦渴，舌赤唇干，甚则惊厥，小便短赤，苔薄黄腻，指纹深紫。

(2) 寒湿痢　腹痛隐隐，便下白色粘冻，白多红少，食少神疲，畏寒腹胀，苔白腻，指纹色红。

【治疗】

(1) 湿热痢

① 治则：清热化湿，理气通滞。

② 处方：清胃经、清大肠、清小肠、退六腑、清天河水、推下七节骨、分阴阳、运内八卦、清肺经、揉天枢。

③ 方义：清胃经、清大肠、揉天枢配合清天河水、退六腑清理肠胃湿热，通滞调中；清天河水配清小肠利小便除湿热；分阴阳、运内八卦理气引滞；推下七节骨清泻肠道湿热，通便导滞取通因通用之意；退六腑配清

肺经善治里急后重。

腹痛甚者加拿肚角。

(2) 寒湿痢

① 治则：温中祛寒、健脾化湿。

② 处方：补脾经、补大肠、揉外劳、推三关、分阴阳、摩腹、按揉足三里。

③ 方义：补脾经、补大肠健脾理中，温运除湿，配揉外劳、推三关加强温中祛寒作用；分阴阳以阳池穴为主以治其寒；摩腹、按揉足三里健脾开胃、增进食欲。

对于因急性发作治疗不及时或治疗不彻底而致迁移不愈，时发时止，食欲不振，人体消瘦，粪便带有大量黏液，此乃久病伤及脾肾，应采取综合治疗，才能获得较好效果；暴发性中毒型菌痢可以致命，必须及时抢救。

10·2 呕吐

呕吐是由于胃气上逆，胃或肠道呈逆行蠕动所致。是临床上小儿常见的症状，可见于多种疾病中。另外，小儿胃脏娇嫩，贲门松弛，如果喂养不当，吸入过多空气，或喂乳过多，出现乳后有少量乳汁倒流口腔，从口角溢出，此称为溢乳，不属于病态。

【病因病机】

胃为水谷之海，以降为和。小儿脾胃薄弱，凡外感六淫，侵扰及胃；或饮食过多，饥饱不节，或恣食生冷油腻食物，以致停滞不化，损伤脾胃，运化失司，胃失和降，气逆于上而为呕吐。

【临床表现】

(1) 寒吐　饮食稍多即吐，时作时止，吐物酸臭不甚，面色苍白，四肢欠温，腹痛喜暖，大便溏薄，舌淡苔薄白，指纹色红。

(2) 热吐　食入即吐，呕吐物酸臭，身热口渴，烦躁不安，大便臭秽或秘结，小便黄赤，唇舌红而干，苔黄腻，指纹色紫。

(3) 伤食吐　呕吐酸馊频繁，口气臭秽，胸闷厌食，肚腹胀痛，大便酸臭，或溏或秘，苔厚腻，脉滑实。

【治疗】

(1) 寒吐

① 治则：温中散寒，和胃降逆。

② 处方：补脾经、横纹推向板门、揉外劳、推三关、推天柱骨、揉中脘。

③ 方义：推天柱骨和胃降逆，祛寒止呕，配横纹推向板门善止一切呕吐；补脾经、揉中脘健脾和胃，温中散寒，降逆止呕；推三关、揉外劳温阳散寒以加强温中作用。

(2) 热吐

① 治则：清热和胃，降逆止呕。

② 处方：清脾胃、清大肠、退六腑、运内八卦、横纹推向板门、推天柱骨、推下七节骨。

③ 方义：清脾胃配推天柱骨清中焦积热，和胃降逆以止呕吐，退六腑加强以上清热作用；运内八卦、横纹推向板门宽胸理气，和胃止呕；清大肠、推下七节骨泄热通便，使胃气得以通降下行。

(3) 伤食吐

① 治则：消食导滞，和中降逆。

② 处方：补脾经、揉板门、横纹推向板门、运内八卦、揉中脘、分腹阴阳、按揉足三里。

③ 方义：补脾经、揉中脘、按揉足三里健脾和胃以助运化；揉板门、运内八卦宽胸理气，消食导滞；分腹阴阳、横纹推向板门以降逆止吐。

呕吐严重者可使患儿呈呼吸暂停的窒息状态，如护理不当，呕吐物吸入，尚可继发吸入性肺炎等呼吸道病变，反复呕吐又可导致脱水、酸中毒等，此时应配合中西医疗法进行综合治疗。

10·3 腹痛

腹痛是临床上小儿常见的一个症状，可见于多种疾病中。腹痛情况十分复杂，这里主要指的是由于腹部中寒、乳食积滞所引起的腹部绞痛而言。

【病因病机】

(1) 感受外邪　由于护理不当，或气候突然变化，小儿腹部为风寒冷气所侵。寒主收引，性凝不散，搏结肠间，以致气机阻滞，不通则痛。

(2) 乳食积滞　由于乳食不节，暴饮暴食，或恣食生冷食物，停滞中焦，气机受阻，而致腹痛。

(3) 虫积　由于感染蛔虫，扰动肠中，或窜行胆道，或虫多而扭结成团，阻止气机而致气滞作痛。

(4) 脾胃虚寒　由于平素脾胃虚弱，或久病脾虚，致脾阳不振，运化失司，寒湿滞留，气血不足以温养而致腹痛。

【临床表现】

(1) 寒痛　腹痛急暴，哭叫不安，常在受凉或饮食生冷后发生，遇冷更剧，得热较舒，面色青白，或兼不便清稀，舌淡苔白滑，指纹色红。

(2) 伤食痛　腹部胀满疼痛，拒按，厌食，嗳腐吞酸，恶心呕吐，矢气频作，腹泻或便秘，苔厚腻，脉滑。

(3) 虫痛　腹痛突然发作，以脐周为甚，时发时止，有时可在腹部摸到蠕动之块状物，时隐时现，有便虫病史，小儿消瘦，食欲不佳，或嗜食异物；如蛔虫窜行胆道则痛如钻顶，时发时止，伴见呕吐。

(4) 虚寒腹痛　腹痛隐隐，喜温喜按，面色萎黄，形体消瘦，食欲不振，易发腹泻，舌淡苔薄，指纹色淡。

【治疗】

(1) 寒痛

① 治则：温中散寒，理气止痛。

② 处方：补脾经、揉外劳、推三关、摩腹、掐揉一窝风、拿肚角。

③ 方义：补脾经、摩腹温中健脾，配推三关、揉外劳以助阳除寒；掐揉一窝风、拿肚角散寒理气止痛。

(2) 伤食痛

① 治则：消食导滞，和中止痛。

② 处方：补脾经、清大肠、揉板门、运内八卦、揉中脘、揉天枢、分腹阴阳、拿肚角。

③ 方义：补脾经、揉板门、揉中脘、分腹阴阳健脾和胃，消食导滞，理气止痛；清大肠、揉

天枢疏调肠府积滞;运内八卦宽胸理气,调和气血;拿肚角止痛。

呕吐者加推天柱骨、横纹推向板门;发热者加退六腑、清天河水。

(3) 虫痛

① 治则:温中行气,安蛔止痛。

② 处方:揉一窝风、揉外劳、推三关、摩腹、揉脐。

③ 方义:摩腹、揉脐健脾和胃,行气止痛。配揉一窝风、揉外劳、推三关以温中安蛔。

腹痛甚者,加按揉脾俞或背俞部压痛点。

(4) 虚寒腹痛

① 治则:温补脾肾,益气止痛。

② 处方:补脾经、补肾经、推三关、揉外劳、揉中脘、揉脐、按揉足三里。

③ 方义:补脾经、补肾经、推三关、揉外劳温补脾肾,益气止痛;揉中脘、揉脐、按揉足三里健脾和胃,温中散寒,增进食欲。

10·4 疳积

疳积是疳证和积滞的总称,积滞与疳证有轻重程度的不同。积滞是指小儿伤于乳食,损伤脾胃,而致脾胃运化失司,积聚留滞于中。疳证是指气液干涸,身体赢瘦,往往是积滞的进一步发展,所以古人有"无积不成疳"的说法。小儿感染诸虫,也可转为疳证。

现代医学所说的"小儿营养不良"与疳证的临床表现相似,小儿营养不良是摄食不足或摄入食物不能充分利用的结果。

【病因病机】

(1) 乳食不节、伤及脾胃　脾主运化,胃主受纳,小儿乳食不节,过食肥甘生冷,伤及脾胃,脾胃失司,受纳运化失职,升降不调,乃成积滞。积滞日久,脾胃更伤,转化为疳。

(2) 脾胃虚寒薄弱　脾胃虚寒薄弱,则乳食难于腐熟,而使乳食停积,壅聚中州,阻碍气机,时日渐久,致使营养失调,患儿赢瘦,气血虚衰,发育障碍。

乳食积滞与脾胃虚弱互为因果,积滞可伤及脾胃,脾胃虚弱又能产生积滞,故临床上多互相兼杂为患。此外感染虫症和某些慢性疾病也常为本病的原因。

【临床表现】

(1) 积滞伤脾　形体消瘦,体重不增腹部胀满,纳食不香,精神不振,夜眠不安,大便不调常有恶臭,舌苔厚腻。

(2) 气血两亏　面色萎黄或㿠白,毛发枯黄稀疏,骨瘦如柴,精神萎靡或烦躁,睡卧不宁,啼声低小,四肢不温,发育障碍,腹部凹陷,大便溏泄,舌淡苔薄,指纹色淡。

【治疗】

(1) 积滞伤脾

① 治则:消积导滞,调理脾胃。

② 处方:补脾经、揉板门、推四横纹、运内八卦、揉中脘、分腹阴阳、揉天枢、按揉足三里。

③ 方义:揉板门、揉中脘、分腹阴阳、揉天枢消食导滞,疏调肠胃积滞;推四横纹、运内八卦加强以上作用,并能理气调中;补脾经、按揉足三里以健脾开胃,消食和中。

(2) 气血两亏

① 治则:温中健脾,补益气血。

②处方：补脾经、推三关、揉外劳、运内八卦、掐揉四横纹、按揉足三里、揉中脘、捏脊。

③方义：补脾经、推三关、揉中脘、捏脊温中健脾，补益气血，增进饮食；运内八卦、揉外劳温阳助运，理气和血，并加强前四法的作用；掐揉四横纹主治疳积，配按揉足三里调和气血，消导积滞。

若五心烦热，盗汗，舌红光剥，阴液不足者，宜去推三关、揉外劳，加清肝经、补肾经、揉上马、运内劳宫；烦躁不安加掐揉五指节、清肝经；口舌生疮加掐揉小横纹；目赤多眵泪，隐涩难睁者，加清肝经、揉肾纹；若兼见咳嗽痰喘，加推肺经、推揉膻中、肺俞；便溏加补大肠；便秘加清大肠、推下七节骨。

本病单用捏脊配合针刺四横纹治疗，隔日一次或每周两次，效果亦好。

10·5 便秘

便秘是大便秘结不通，排便时间延长，或欲大便而坚涩不畅的一种病症。

【病因病机】

（1）饮食不节，过食辛热厚味，以致肠胃积热，气滞不行，或于热病后耗伤津液，导致肠道燥热，津液失于输布而不能下润，于是大便秘结，难于排出。

（2）先天不足，身体虚弱；或病后体虚，气血亏损。气虚则大肠传送无力，血虚则津少不能滋润大肠，以致大便排出困难。

【临床表现】

（1）实秘　大便干结，面赤身热，口臭唇赤，小便短赤，胸胁痞满，纳食减少，腹部胀痛，苔黄燥，指纹色紫。

（2）虚秘　面色㿠白无华，形瘦乏力，神疲气怯，大便努挣难下，舌淡苔薄，指纹色淡。

【治疗】

（1）实秘

①治则：顺气行滞，清热通便。

②处方：清大肠、退六腑、运内八卦、按揉膊阳池、摩腹、按揉足三里、推下七节骨、搓摩胁肋、揉天枢。

③方义：清大肠、揉天枢荡涤肠府邪热积滞；摩腹、按揉足三里健脾和胃，行滞消食；搓摩胁肋、运内八卦疏肝理气，顺气行滞；推下七节骨、按揉膊阳池配退六腑以通便清热。

（2）虚秘

①治则：益气养血，滋阴润燥。

②处方：补脾经、清大肠、推三关、揉上马、按揉膊阳池、揉肾俞、捏脊、按揉足三里。

③方义：补脾经、推三关、捏脊、按揉足三里补养气血，健脾调中，强壮身体；清大肠、按揉膊阳池配揉上马、揉脐、揉肾俞滋阴润燥，理肠通便。

10·6 脱肛

脱肛是指肛门直肠脱垂的一种症状，为儿童常见病症之一。

【病因病机】

小儿先天不足，病后体弱或因泻痢日久，耗伤正气，气虚下陷，升摄无权，导致本病。亦有因大肠积热，湿热下注，大便干结，迫肛外脱。

【临床表现】

(1) 气虚　肛门直肠脱出不收,肿痛不甚,兼有面色㿠白或萎黄,形体消瘦,精神萎靡,舌淡苔薄,指纹色淡。

(2) 实热　肛门直肠脱出,红肿刺痛瘙痒,兼有口干苔黄,大便干结,小便短赤,指纹色紫。

【治疗】

(1) 气虚

① 治则:补中益气,升提固脱。

② 处方:补脾经、补肺经、补大肠、推三关、按揉百会、揉龟尾、推上七节骨、捏脊。

③ 方义:补脾经、补肺经、推三关、捏脊补中益气;补大肠、推上七节骨涩肠固脱;按揉百会以升阳提气;揉龟尾理肠提肛。

(2) 实热

① 治则:清热利湿通便。

② 处方:清脾经、清大肠、清小肠、退六腑、按揉膊阳池、揉天枢、推下七节骨、揉龟尾。

③ 方义:清大肠、揉天枢配退六腑以清理肠府积热;清脾经、清小肠清利湿热;按揉膊阳池、推下七节骨清热通便;揉龟尾以理肠提肛。

【护理】

小儿患脱肛后应该注意护理,每次大便后应用温开水洗净并轻轻地将脱出之直肠揉托上去。平时注意营养调理和饮食卫生,防止腹泻或便秘。

10·7　肠套迭

一段肠管套入与其连续的相邻近的肠管腔内而造成的肠腔梗阻称为肠套迭,为婴幼儿常见疾病。在《灵枢·四时气》中有"饮食不下,膈塞不通,邪在胃脘"的记载;后世医书所述的"关格"和"肠结"的证候与本病亦颇为相似。

【病因病机】

肠为"传化之府",有传送、消化、转输饮食营养之功能。肠的生理特点为"泻而不藏""动而不静""降而不升""实而不能满",以通降下行为顺,滞塞上逆为病,不论气、血、寒、热、湿、食、虫等任何病因而造成的通降功能失常,使肠道气血瘀结,滞塞上逆即可发病。

本病以"痛而闭"为主要病象,临床上有痛、呕、胀、闭四大症状的表现。

肠套迭多见于幼儿、一般在断奶后常由食物性质改变或其他因素造成肠蠕动紊乱所致。

【临床表现】

有阵发性腹痛,在脐周或右下腹突然剧烈作痛,婴幼儿则表现为突发的大哭、面色苍白、出汗、下肢蜷缩,呕吐以初时为甚;腹胀且在右腹部或升横结肠处有肿块;大便不通。

病情进一步发展,可见脱水、电解质紊乱、休克等现象。

【治疗】

(1) 治则　调理肠道,通滞启闭。

(2) 处方　摩腹、揉脐、揉中脘、分腹阴阳。

(3) 方义　本方主要在腹部运用轻柔的手法,按摩的方向以患者易于接受为原则,为调理肠道,通滞启闭。

疼痛剧烈时,可加按压相应的背俞穴,如脾俞、胃俞、大肠俞以及足三里等穴。

【其他疗法】

治疗本病除用推拿手法外,还可配合生油疗法、灌肠疗法。

① 生油疗法:发病早期(6小时以内),全身情况较佳者,可用胃管抽空胃液后,经胃管注入 100~150 ml 生油,经 2~3 小时后可再次注入生油。

② 灌肠疗法:在 X 线透视下作钡剂灌肠(注入压力不超过 130 厘米水柱),将套入之肠管挤出鞘部,使套迭复位。

10·8 发热

发热即体温异常升高,是小儿常见的一种病症。临床上一般可分为外感发热、肺胃实热、阴虚内热三种。外感发热,一般是指感冒而言,但急性传染病初起时也可见到,对于年幼体弱小儿,由于得病以后容易出现兼症,应予注意。

【病因病机】

(1) 外感发热　由于小儿体质偏弱,抗邪能力不足,加之冷热不知调节,家长护理不周,易为风寒外邪所侵,邪气侵袭体表,卫外之阳被郁而致发热。

(2) 阴虚内热　小儿体质素弱,先天不足或后天营养失调或久病伤阴而致肺肾不足,阴液亏损引起发热。

(3) 肺胃实热　多由于外感误治或乳食内伤,造成肺胃壅实,郁而化热。

【临床表现】

(1) 外感发热　发热,头痛,怕冷,无汗,鼻塞,流涕,苔薄白,指纹鲜红,为风寒;发热,微汗出,口干,咽痛,鼻流黄涕,苔薄黄,指纹红紫,为风热。

(2) 阴虚发热　午后发热,手足心热,形瘦,盗汗,食欲减退,脉细数,舌红苔剥,指纹淡紫。

(3) 肺胃实热　高热,面红,气促,不思饮食,便秘烦躁,渴而引饮,舌红苔燥,指纹深紫。

【治疗】

(1) 外感发热

① 治则:清热解表,发散外邪。

② 处方:推攒竹、推坎宫、揉太阳、清肺经、清天河水。风寒者加推三关,掐揉二扇门、拿风池;风热者加推脊。

③ 方义:清肺经、清天河水宣肺清热;推攒竹、推坎宫、揉太阳疏风解表,发散外邪;风寒者加推三关,掐揉二扇门、拿风池发汗解表,祛散风寒;风热者加推脊、多清天河水以清热解表。

若兼咳嗽,痰鸣气急者加推揉膻中、揉肺俞、揉丰隆、运内八卦;兼见脘腹胀满,不思乳食,嗳酸呕吐者加揉中脘、推揉板门、分腹阴阳、推天柱骨;兼见烦躁不安,睡卧不宁,惊惕不安者加清肝经、掐揉小天心、掐揉五指节。

(2) 阴虚内热

① 治则:滋阴清热。

② 处方:补脾经、补肺经、揉上马、清天河水、推涌泉、按揉足三里、运内劳宫。

③ 方义：补肺经、揉上马滋肾养肺，滋补阴液，配清天河水、运内劳宫以清虚热；补脾经、按揉足三里健脾和胃，增进饮食；推涌泉引热下行以退虚热。

烦躁不眠加清肝经、清心经、按揉百会；自汗盗汗加揉肾顶、补肾经。

（3）肺胃实热

① 治则：清泻里热，理气消食。

② 处方：清肺经、清胃经、清大肠、揉板门、运内八卦、清天河水、退六腑、揉天枢。

③ 方义：清肺经、清胃经清肺、胃两经实热，配清大肠、揉天枢疏调肠府结滞以通便泻火；清天河水、退六腑清热除烦；揉板门、运内八卦理气消食。

10·9 咳嗽

咳嗽是肺脏疾病的主要症候之一，多种疾病如感冒、肺炎等都可引起咳嗽。本文述及的仅是指以咳嗽为主证的急、慢性支气管炎而言。

【病因病机】

（1）外感咳嗽　肺为娇脏，职司呼吸，开窍于鼻，外合皮毛，主一身之表，居脏腑之上，外感邪气，首当犯肺。当风寒或风热外侵，邪束肌表，肺气不宣，清肃失职，痰液滋生；或感受燥气，气道干燥，咽喉不利，肺津受灼，痰涎黏结，均可引起咳嗽。

（2）内伤咳嗽　多因平素体虚，或肺阴虚损，肺气上逆，或脾胃虚寒，健运失职，痰湿内生，上扰肺络，都可引起咳嗽。

【临床表现】

（1）外感咳嗽　咳嗽有痰，鼻塞，流涕，恶寒，头痛，苔薄，脉浮。若为风寒者兼见痰、涕清稀色白，恶寒重而无汗，苔薄白；若为风热者兼见痰、涕黄稠，稍怕冷而微汗出，口渴，咽痛，发热，苔薄黄，脉浮数。

（2）内伤咳嗽　久咳，身微热或干咳少痰，或咳嗽痰多，食欲不振，神疲乏力，形体消瘦。

【治疗】

（1）外感咳嗽

① 治则：疏风解表，宣肺止咳。

② 处方：推攒竹、推坎宫、揉太阳、清肺经、运内八卦、推揉膻中、揉乳旁、揉乳根、揉肺俞、分推肩胛骨。

③ 方义：推攒竹、推坎宫、揉太阳疏风解表；推揉膻中、运内八卦宽胸理气，化痰止咳；清肺经、揉乳旁、揉乳根、揉肺俞、分推肩胛骨宣肺止咳化痰。

若风寒者加推三关、掐揉二扇门；风热者加清天河水；痰多喘咳，有干、湿性啰音加推小横纹，揉掌小横纹。

（2）内伤咳嗽

① 治则：健脾养肺，止咳化痰。

② 处方：补脾经、补肺经、运内八卦、推揉膻中、揉乳旁、揉乳根、揉中脘、揉肺俞、按揉足三里。

③ 方义：补脾经、补肺经健脾养肺；推揉膻中、运内八卦宽胸理气、化痰止咳；揉乳旁、揉乳根、揉肺俞宣肺止咳；揉中脘、按揉足三里健脾胃，助运化。

久咳体虚喘促加补肾经、推三关、捏脊；阴虚咳嗽加揉上马；痰吐不利加揉丰隆、揉天突。

10·10 哮喘

哮喘,一般指呼吸急促,喘鸣有声,严重时张口抬肩,难以平卧而言,有广义和狭义两种。广义的哮喘包括心、肺多种疾病;狭义的哮喘是指支气管哮喘。本篇仅指后者而言。

支气管哮喘是一种常见的慢性疾病,每易因某些过敏因素或气候变化而反复发作。多数患儿经过积极的治疗,随生长发育到成熟期后,能逐渐康复。

【病因病机】

哮喘主要原因是肺系一向有痰湿停聚,当体质虚弱,感受邪气,引起气动痰升、阻塞肺络,而致肺失肃降,呈现痰鸣、喘逆,呼吸困难。也有因感受风寒,肺虚卫外不固,风寒外邪易于侵入,痰浊阻于气道而致。其他如接触过敏、过度疲劳、情绪冲动等也常为本病的诱发因素。

现代医学认为本病的发生,主要由于机体过敏状态所致,由于过敏原(如花粉、曲漆、鱼虾、煤气、细菌等)致使细小支气管平滑肌发生痉挛,而产生一系列症状。

【临床表现】

哮喘发作前,有些患者可感到打喷嚏和全身不适等前驱症状,但也有的突然发作,胸闷,呼吸急促,被迫坐起,伴有哮鸣音。哮喘的发作,一般每次持续几分钟,甚至几小时,严重时可达几天;同时可出现紫绀、出汗、颈静脉怒张,称为"哮喘持续状态",哮喘发作缓解时,先咯出大量泡沫性黏稠痰液,然后停止。本病反复发作,迁移日久,也可出现肺气肿,或肺源性心脏病等一系列的症状。

【治疗】

(1) 治则　降气化痰。平喘。

(2) 处方　清肺经、推揉膻中、揉天突、搓摩胁肋、揉肺俞、运内八卦。

(3) 方义　揉天突、搓摩胁肋降气引痰;推揉膻中、运内八卦、揉肺俞、清肺经宽胸宣肺,降气平喘化痰。

发热加清天河水;畏寒加推三关、揉外劳;久病体虚、肾不纳气者加推三关、补脾经、补肾经、揉丹田,清肺经改为补肺经。

10·11 百日咳

百日咳又称顿咳,是小儿常见的一种呼吸道传染病。病程较长,可迁延到六周以上,甚至更长。本病以 2~5 岁的小儿为多见,好发于冬春二季,患病后可获得终身免疫力。

【病因病机】

本病因外感时行风邪,袭于肺卫,束于肺部,则肺失清肃,痰浊阻于气道,肺气不宣,致上逆频咳。如病久损伤肺脾,肺气不纳,脾气虚亏。婴幼儿脏腑娇嫩,神气怯弱,若为痰热内蕴蒙蔽心窍,可见动风惊厥。

现代医学认为本病因病原体(百日咳嗜血杆菌)侵入所致。

【临床表现】

初期似感冒,出现发热,咳嗽,流涕,偶有喷嚏,1~2 天后,上述症状逐渐减退,但咳嗽却日渐加重。一般日轻夜重,此期传染性最强。

咳嗽呈阵发痉挛性时,便是痉咳期开始。咳声短促,连续十数声而无吸气的间隙,继之咳嗽暂停,伴以深长吸气,同时发出一种特殊的极似鸡啼的吼啸声。紧接着又是一连串的咳嗽,如此反复多次,直到排出大量呼吸道分泌物和胃内容物,而阵咳暂时停止。痉咳期约为三周,是最严重的阶段,以后阵发性的咳嗽逐渐减轻,吼啸声亦逐渐消失。病程可延长至2~3个月,发病第二周后白细胞总数及淋巴细胞明显增高。

【治疗】

(1) 治则　清肺降气、镇咳化痰。

(2) 处方　清肺经、清天河水、揉掌小横纹、掐揉小天心、运内八卦、清胃经、推揉膻中、推天柱骨。

(3) 方义　清肺经、运内八卦、揉掌小横纹清肺降气祛痰利膈;推揉膻中、推天柱骨宽胸理气,降逆止呕;清胃经、清天河水、掐揉小天心清热除烦。

若发病初期见发热、发汗、流涕等症,加掐揉二扇门、推攒竹、推坎宫;体虚面色㿠白、多汗者,加补脾经、补肾经、揉肾顶。

百日咳在推拿治疗同时,一般可配合中西药物治疗,这样效果更好。

【预防】

(1) 发现有百日咳患者,应予立即隔离,隔离时间一般为40天。隔离室要空气流通,日光充足。

(2) 对易感儿童注意营养和健康,在流行季节不去公共场所,注意佩戴口罩。

10·12　麻疹

麻疹是小儿最常见的发疹性传染病,多流行于冬春季节,传染性强,病愈后,免疫力强,一般终身不再感染。明代《痘疹世医心法》中有"至于疹子则与痘疱相似,彼此传染,但发过即不再发"之说。本病常见于半岁以上婴幼儿,为儿科麻、痘、惊、疳四大证之一。

【病因病机】

麻疹发病原因为外感麻疹时邪病毒而致。《麻疹拾遗》中说:"麻疹之发,多为天行厉气传染,沿门间巷遍地相传。"《痘疹会通》也说:"麻非胎毒,皆带时行,气候暄热,传染而成。"麻疹时邪,由口鼻而入,主要侵犯肺、脾两经。肺主皮毛,脾主肌肉,故疹点隐隐于皮肤之下,磊磊于肌肉之间。

现代医学认为本病病原为麻疹病毒,由飞沫传染而成。

【临床表现】

本病在临床上分为疹前期、出疹期、恢复期。且有顺逆之辨:疹前期可见发热,眼泪汪汪,鼻流清涕等症。发热三天左右可见遍体出现红色疹点,稍见隆起,扪之碍手,状如麻粒,口腔内可见黏膜斑。出疹自耳后发际始,继则面部,延及颈部,再及躯干,最后至四肢直到手足心底,退疹程序与出疹相同,先出先回,后出后回,出疹宜快,一般三天左右出齐,回疹较慢,在鼻尖和面颊部疹子较多,此为顺症,预后良好。逆症则见疹点透发不爽,或隐而不现或稀疏不齐,疹色紫黯,或见疹点骤然消退,且伴有并发症,并发症以肺炎为多,症见体温升高,咳嗽气急,寒战胸痛,痰声漉漉,甚至面色苍白,唇甲青紫等。

【治疗】

对麻疹的治疗可以根据其分期的表现不同而有所侧重。

(1) 疹前期

① 治则：解肌透表。

② 处方：推攒竹、推坎宫、揉太阳、清肺经、揉肺俞、揉风门、推三关。

③ 方义：推攒竹、推坎宫、揉太阳配推三关解表透疹；清肺经、揉肺俞、揉风门宣肺解表，疏风泄邪，透疹外出。

(2) 出疹期

① 治则：清热解毒，透疹达邪。

② 处方：清天河水、掐揉小天心、揉一窝风、掐揉二扇门、清胃经、清肺经、揉肺俞、推脊。

③ 方义：清天河水、推脊、清胃经、掐揉小天心清热解毒，透表达邪；揉一窝风、掐揉二扇门发汗解表，透疹外出；清肺经、揉肺俞宣肺清热，透疹达邪。

若疹出不畅，身热无汗，疹色淡红而暗者，为风寒外束，宜加推三关，多揉二扇门，去推脊以发散风寒，透邪外出；若见疹色紫赤，稠密成片，身热烦渴者是热毒炽盛，宜加退六腑，多清天河水以清解热毒。

此期易并发肺炎，若热毒攻肺当加退六腑、推揉膻中、分推肩胛骨、多清天河水、清肺经、揉肺俞以加强宣肺解表，清热解毒作用。若高热抽搐者加掐人中、掐老龙以醒神开窍、止抽搐。

(3) 恢复期

① 治则：养阴补虚。

② 处方：补脾经、补肺经、补肾经、揉上马、揉板门、揉中脘、按揉足三里、捏脊、清天河水。

③ 方义：补脾经、补肺经、补肾经、揉上马健脾补虚，滋养阴液；揉板门、揉中脘、按揉足三里健脾和胃，增进饮食，配捏脊扶正补虚、强健身体；清天河水以清化余热。

【其他疗法】

(1) 用西河柳、葛根各三钱至五钱，煎汤内服，以促进透疹。

(2) 疹出后用红皮白萝卜或鲜芦根一两或荸荠半斤煎汤代茶，清其余毒。

【预防】

(1) 注射麻疹减毒活疫苗，进行免疫。

(2) 室内空气要流通，随气候变化而勤换衣服，免受风寒。

(3) 避免接触麻疹患者，防止传染。

(4) 患儿要卧床休息，避免直接吹风，保持口腔及眼鼻清洁。

10·13 惊风

惊风也称惊厥，以肢体抽搐，两目上视和意识不清为其特征，是小儿常见的病症之一。临床上分为急惊和慢惊二种，急惊来势凶急，处理不当可使脑组织和局部机体缺氧，遗留后遗症状，严重的可引起窒息，发生呼吸和循环衰竭，因此治疗要及时、果断，必要时要组织抢救。现代医学认为惊风是中枢神经系统功能紊乱的一种表现，引起原因很多，本篇仅就小儿时期最为常见的因高热和中枢神经系统感染引起的惊风作一介绍。

【病因病机】

《厘正按摩要术》说:"惊风者,惊生于心,风生于肝。小儿热盛生风。风盛生痰,痰盛生惊。"风、热、痰、火之邪或突受惊吓及食滞等,是惊风最常见的原因。小儿由于体属纯阳,感受六淫外邪,化热极速,热盛生风,风热相煽,煎熬津液,凝结为痰,痰热壅闭。或因乳食不节,积滞痰热内壅,气机逆乱,清窍蔽塞,发为惊风。同时,津液亏损,阴血不足,筋脉失其濡养,而致肢体拘急、搐搦、角弓反张发作。

慢惊风多因急惊失治或突受惊吓,或久痢久泻、大病后正气亏损,津血耗伤,筋脉失于滋养而致。

现代医学认为小儿中枢神经系统发育不完善,每当高热或炎症刺激时,容易发生惊风。

【临床表现】

急惊风者,高热往往在39℃以上,面红唇赤,气急鼻扇,烦躁不安,啼无涕泪,继后出现神志昏迷,两目上视,牙关紧闭,脊背强直,四肢抽搐,颤动等症状。

因食物积滞而引起惊风者,可兼见脘腹胀满,便秘,苔厚腻。

因痰湿内阻者,可兼有喉中痰声漉漉,咳吐不利,呼吸急促,苔白腻等症。

慢惊风者,呈现面色苍白,嗜睡无神,两手握拳,抽搐无力,时作时止;有的在沉睡之中突发痉挛,四肢厥冷。

【治疗】

(1) 急惊风

① 治则:急则治其标,先以开窍镇惊,然后分别予以清热,或导痰,或消食以治其本。

② 处方及方义:

开窍:掐人中、拿合谷、掐端正、掐老龙、掐十宣、掐威灵、拿肩井、拿仆参(以上穴位可选择应用)。

止抽搐:拿合谷、拿曲池、拿肩井、拿百虫、拿承山、拿委中。

角弓反张:拿风池、肩井,推天柱骨,推脊,按阳陵,拿承山。

导痰化痰:清肺经、推揉膻中、揉天突、揉中脘、搓摩胁肋、揉肺俞、揉丰隆。

消食导滞:补脾经、清大肠、揉板门、揉中脘、揉天枢、摩腹、按揉足三里、推下七节骨。

清热:清肝经、清心经、清肺经、退六腑、清天河水、推脊。

(2) 慢惊风(急性发作时可按急惊风处理)

① 治则:培补元气、息风止搐。

② 处方:补脾经、清肝经、补肾经、按揉百会、推三关、拿曲池、揉中脘、摩腹、按揉足三里、捏脊、拿委中。

③ 方义:补脾经、补肾经、推三关、揉中脘、摩腹、按揉足三里、捏脊健脾和胃、培补元气;清肝经、按揉百会、拿曲池、拿委中平肝熄风、止抽搐。

10·14 遗尿

遗尿是指3岁以上的小儿在睡眠中不知不觉地将小便尿在床上,又称"尿床"。3岁以下的儿童,由于脑髓未充,智力未健,或正常的排尿习惯尚未养成,而产生尿床者不属病理现象。

遗尿症必须及早治疗,如病延日久,就会妨碍儿童的身心健康,影响发育。

【病因病机】

儿童遗尿,多为先天肾气不足,下元虚冷所致。《诸病源候论》曰:"遗尿者,此由膀胱虚寒,不能约水故也。"肾主闭藏,开窍于二阴,职司二便,与膀胱互为表里;如肾与膀胱之气俱虚,不能制约水道,因而发生遗尿。

另外,由于各种疾病引起的脾肺虚损,气虚下陷,也可以出现遗尿症。尤在泾说:"脾肺气虚,不能约束水道而病为不禁者,《金匮》所谓上虚不能制下者也。"饮食入胃,经脾的运化散精,上归于肺,然后,通调水道,下输膀胱,保持正常的排尿功能。肺为水之上源,属上焦,脾为中焦。脾肺气虚,则水道约制无权,因而发生遗尿。

【临床表现】

睡眠中不自主排尿,如白天疲劳,天气阴雨时更易发生,轻则数夜遗尿一次,重则每夜遗尿一至二次,甚或更多。遗尿病久可见患儿面色萎黄,智力减退,精神不振,头晕腰痠,四肢不温等症。年龄较大儿童有怕羞或精神紧张。

【治疗】

(1) 治则:温补脾肾,固涩下元。

(2) 处方:补脾经、补肺经、补肾经、推三关、揉外劳、按揉百会、揉丹田、按揉肾俞、擦腰骶部、按揉三阴交。

(3) 方义:揉丹田、补肾经、按揉肾俞、擦腰骶部温补肾气,壮命门之火,固涩下元;补脾经、补肺经、推三关健脾益气,补肺脾气虚;按揉百会、揉外劳温阳升提;按揉三阴交以通调水道。

【预防】

(1) 使儿童养成按时排尿的卫生习惯及安排合理的生活制度,不使其过度疲劳。

(2) 已经发生遗尿者,要给予积极的治疗和适当的营养,并注意休息;临睡前二小时最好不要饮水;少吃或不吃流质一类食品。

(3) 夜间入睡后,家长应定时叫其起床排尿。

【附】 尿潴留

尿潴留,祖国医学称癃闭,是指膀胱蓄有大量尿液,而小便闭塞不通的一种病症。

【病因病机】

本病多由湿热下注,水道闭阻,或肾阳不足,命门火衰,使膀胱气化不利而致。现代医学认为本病常见于支配膀胱的神经功能失调,致使膀胱松弛,排尿困难,膀胱括约肌相对紧张而致。严重的尿道梗阻,过多的使用冬眠药物或阿托品亦可导致尿潴留。

【临床表现】

小腹胀满疼痛,有强烈尿意,而小便不得排出,或伴有大便不畅,口渴不欲饮,舌苔根部黄腻。

【治疗】

(1) 治则 清利下焦湿热以助膀胱气化,开通闭塞。

(2) 处方 按揉丹田、清小肠、推箕门、按揉三阴交、揉小天心。

(3) 方义 清小汤、揉小天心利小便、清湿热,配按揉丹田以助膀胱气化;推箕门、按揉三阴交通调水道,开通闭塞。

若见小便不通、面色㿠白、腰膝乏力、怕冷、肾阳不足者,宜去清小肠、揉小天心、加推三关、补肾经、擦腰骶部。大便秘结者加清大肠。

10·15 小儿肌性斜颈

小儿肌性斜颈是指以头向患侧斜、前倾,颜面旋向健侧为其特点。临床上,斜颈除极个别为脊柱畸形引起的骨性斜颈,视力障碍的代偿姿势性斜颈和颈部肌麻痹导致的神经性者外,一般系指一侧胸锁乳突肌挛缩造成的肌性斜颈。

【病因病机】

肌性斜颈的病理主要是患侧胸锁乳突肌发生纤维性挛缩,起初可见纤维细胞增生和肌纤维变性,最终全部为结缔组织所代替。其病因尚未完全肯定,目前有许多说法:

(1) 多数认为与损伤有关。分娩时一侧胸锁乳突肌因受产道或产钳挤压受伤出血,血肿机化形成挛缩。

(2) 认为分娩时胎儿头位不正,阻碍一侧胸锁乳突肌血运供给,引起该肌缺血性改变所致。

(3) 认为由于胎儿在子宫内头部向一侧偏斜所致,而与生产过程无关。

【临床表现】

在出生后,颈部一侧可发现有梭形肿物(有的经半年后,肿物可自行消退),以后患侧的胸锁乳突肌逐渐挛缩紧张,突出如条索状,患儿头部向患侧倾斜而颜面部旋向健侧(图10-1)。少数患儿仅见患侧胸锁乳突肌在锁骨的附着点周围有骨疣样改变的硬块物。

若不及时治疗,患侧的颜面部的发育会受影响,健侧一半的颜面部也会发生适应性的改变,使颜面部不对称。在晚期病例,一般伴有代偿性的胸椎侧凸。

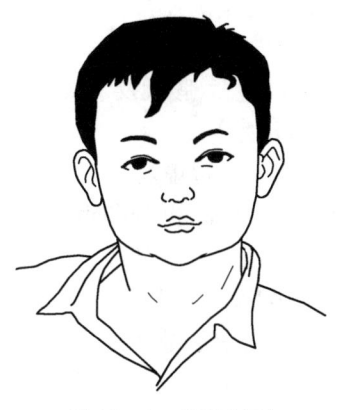

图 10-1 肌性斜颈

【治疗】

(1) 治则　舒筋活血,软坚消肿。局部为主。

(2) 处方及操作

① 患儿取仰卧位,医者在患侧的胸锁乳突肌施用推揉法。

② 拿患侧胸锁乳突肌。

③ 医者一手扶住患侧肩部,另一手扶住患儿头顶,使患儿头部渐渐向健侧肩部倾斜,逐渐拉长患侧胸锁乳突肌。反复进行数次。

④ 再在患侧胸锁乳突肌施用推揉法。

(3) 方义　推揉及拿捏患侧胸锁乳突肌,能舒筋活血,改善局部血运供给,缓解肌肉痉挛,促使肿物消散;伸展扳拉患侧胸锁乳突肌,能改善和恢复颈部活动功能。

【护理】

家属可经常在患侧胸锁乳突肌作被动牵拉伸展,或在日常生活中采用与头面畸形相反方向的动作加以矫正,如喂奶、睡眠的枕垫或用玩具吸引患儿的注意力等,都可用于纠正姿势。

10·16 佝偻病

佝偻病是婴儿时期一种慢性营养缺乏症。本病在古代文献中早有记载,如有关五迟

(立、行、发、齿、语皆迟)、五软(头、手、足、口、肌肉均痿软)、解颅、鸡胸、龟背等论述。临床上多见于三岁以下的小儿,尤以6~12个月乳幼儿发病率较高。

【病因病机】

本症的发病原因与孕妇的健康情况有密切关系。《幼幼集成》曰:"乃胎元怯弱,禀受先天阳气不足。"《格致余论》指出:"儿之在胎,与母同体……母之饮食起居,尤当慎密。"《诸病源候论》也曾阐明:"若常藏在帏帐之内,重衣温暖,譬如阳地之草木,不见风日,软脆不任风密。"可见本病的原因为胎中失养,先天不足,起居卫生,调护不当,营养失宜,脾肾亏损。

肾主骨髓,脾主运化。脾气不足,则运化失司,气血虚亏。肾气不足,则生长发育迟缓,骨骼软弱。

【临床表现】

脾胃虚弱:虚胖懒动,头颅骨软,囟门宽大,久不闭合,发稀色黄,面色无华,神情呆滞,肌肉松弛,四肢懈怠,不能挺立,虚弱多汗,夜眠不安,易受惊惕,大便多稀,舌苔薄白,脉缓,指纹红淡。

肾气不足:形体瘦弱,头颅方大,面色无华,表情呆钝,数岁不语或言语不清,齿发生迟,或有鸡胸、龟背,腹大及下肢弯曲,发育迟缓,骨骼明显畸形等,苔少质淡,脉迟无力,指纹淡。

【治疗】

(1) 脾胃虚弱

① 治则:健脾和胃。

② 处方:补脾经、补胃经、运水入土、运内八卦、推三关、摩腹、揉中脘、捏脊、揉脾俞、揉胃俞、按揉足三里。

③ 方义:补脾经、补胃经、运水入土、运内八卦、摩腹、揉中脘、揉脾俞、揉胃俞、按揉足三里以健脾和胃;推三关以温通阳气;捏脊则可调阴阳、理气血、和脏腑、通经络、培元气。

(2) 肾气不足

① 治则:补肾益气。

② 处方:补肺经、补肾经、补脾经、推三关、摩腹、揉百会。

③ 方义:补肺经以补益肺气;补脾经、摩腹以健脾和胃;补肾经以补肾益髓;推三关以补气行气;揉百会以升提阳气。

10·17 夜啼

夜啼是指小儿经常在夜间啼哭不眠,甚至通宵达旦。白天如常,入夜则啼哭,或每夜定时啼哭者称"夜啼"。民间俗称"哭夜郎"。有的阵阵啼哭,哭后仍能入睡,患此症后,持续时间少则数日,多则经月,本病多见于半岁以内的婴幼儿。

【病因病机】

小儿夜啼以脾寒、心热、惊骇、食积等为发病原因。

婴儿素禀虚弱,脾常不足,至夜阴盛,脾为阴中之阴,若护理略有失意,寒邪内侵,寒邪凝滞,气机不通,故入夜腹痛而啼。

乳母平日恣食辛辣肥甘,或焦躁灸煿动火之食物,或贪服性热之药,火伏热郁,积热上炎。心主火属阳,阳为人生之正气,至夜则阴盛而阳衰,阳衰则无力与邪热相搏,正不胜邪,则邪热乘心,心属火恶热而致夜间烦躁啼哭。

小儿神气不足,心气怯弱,如有目触异物,耳闻异声,使心神不宁,神志不安,常在梦中哭而作惊,故在夜间惊啼不寐。

婴儿乳食不节,内伤脾胃,"胃不和则卧不安",因脾胃运化失司,乳食积滞,入夜而啼。

【临床表现】

(1) 脾脏虚寒　睡喜伏卧,曲腰而啼,四肢欠温,食少便溏,面色青白,唇舌淡白,舌苔薄白,脉象沉细,指纹青红。

(2) 心经积热　睡喜仰卧,见灯火则啼哭愈甚,烦躁不安,小便短赤,或大便秘结,面赤唇红,舌尖红,舌苔白,脉数有力,指纹青紫。

(3) 惊骇恐惧　睡中时作惊惕,唇与面色乍青乍白,紧偎母怀,脉、舌多无异常变化,或夜间脉来弦数。

(4) 乳食积滞　夜间阵发啼哭,脘腹胀满,呕吐乳块,大便酸臭,舌苔厚,指纹紫。

【治疗】

(1) 脾脏虚寒

① 治则:温中健脾。

② 处方:补脾经、推三关、摩腹、揉中脘。

③ 方义:补脾经、摩腹、揉中脘以健脾温中;推三关以温通周身阳气。

(2) 心经积热

① 治则:清心导赤。

② 处方:清心经、清小肠、清天河水、揉总筋、揉内劳宫。

③ 方义:清心经、清天河水以清热退心火;清小肠以导赤而泻心火;揉总筋、揉内劳宫以清心经热。

(3) 惊骇恐惧

① 治则:镇惊安神。

② 处方:推攒竹、清肝经、揉小天心、揉五指节。

③ 方义:推攒竹、清肝经、揉小天心以镇惊除烦;揉五指节以安神。

(4) 乳食积滞

① 治则:消食导滞。

② 处方:清补脾经(先清后补)、清大汤、摩腹、揉中脘、揉天枢、揉脐、推下七节骨。

③ 方义:清补脾经以健脾利湿;清大肠、推下七节骨以清利肠府,泻热通便;摩腹、揉中脘、揉天枢、揉脐以健脾和胃,消食导滞。

10·18　小儿麻痹后遗症

小儿麻痹后遗症属于祖国医学"痿证"范畴,以肢体瘫痪,不能站立行走,失去自主活动能力为主症。大多发生于1~5岁小儿,以夏秋季节发病为多。

【病因病机】

小儿麻痹症是一种急性传染病,为感染病毒所引起。病变主要发生在脊髓(也可累及延脑、桥脑、中脑及小脑),累及脊髓前角的运动神经细胞,故临床表现为相应肌组的弛缓性麻痹。

【临床表现】

小儿麻痹症的临床表现可分为三个阶段：

(1) 急性发作期或前驱期　在出现肢体瘫痪前,先有发热,食欲减退,或伴有呕吐、腹泻、咳嗽、咽红、全身不适等呼吸系和消化系症状,2~3天后常可热退,诸症消失。

(2) 瘫痪前期或瘫痪期　在热退以后1~6天,常可再度发热,并出现烦躁不安,易出汗,肢体疼痛等症状,几天以后逐渐出现部分肢体瘫痪。随着热度的减退,其他症状逐渐消失,瘫痪也不再发展。瘫痪的特点呈弛缓型,分布不规则,不对称,常见于四肢,以下肢瘫痪最多。如果颈、胸部脊髓神经受损,可出现膈肌、肋间肌麻痹。延髓受损时可发生咽部肌群麻痹,出现呼吸障碍等危重症状。

(3) 恢复期或后遗期　瘫痪有自动恢复的趋势,热退以后1~2周,开始逐渐恢复。恢复的快慢常与神经受损程度有关,一般在1~6个月内如不能完全恢复,常遗留残余症状,称为后遗症。这时肌肉明显萎缩,肢体常出现各种畸形,如口眼㖞斜,头向左右倾倒,脊柱侧凸,肩关节如脱臼状,膝后凸或外展,足内翻、外翻、马蹄形、仰趾足等畸形。

【诊断与鉴别诊断】

本症需与大脑性瘫痪及产瘫相鉴别：

(1) 小儿麻痹症瘫痪多呈弛缓型,分布不规则,不对称,一般无意识障碍。

(2) 大脑性瘫痪多呈痉挛型,以一侧上下肢为多见,常有意识障碍。

(3) 产瘫以一侧上肢为多见,瘫痪在出生后即发生,无发热等瘫痪前期症状。

【治疗】

(1) 治则　通经活血,荣筋养肌、矫正畸形。

(2) 处方与操作　用成人推拿手法,主要在瘫痪部位治疗。

① 面部：坐位。用推揉法自攒竹斜向瞳子髎、颊车、地仓穴,往返操作5~6次。

② 颈及上肢部：坐位。用推法自天柱至大椎、肩井等处往返数次,再用推揉法施于肩关节周围,然后用推拿法从三角肌部经肱三头肌、肱二头肌部至肘关节,向下沿前臂到腕部,往返数次。

③ 腰及下肢部：俯卧位。用推法或㨰法从腰部起,向下到尾骶部、臀部,循大腿后侧往下至足跟,往返数次,配合按肾俞、腰阳关,拿委中。接着取仰卧位,用推揉法或㨰法,从腹股沟向下经股四头肌至小腿前外侧,往返数次,配合按伏兔、足三里、阳陵泉、绝骨、解溪等穴。如踝关节有畸形者加摇法,并在畸形部位作重点治疗。

注：由于其他疾病引起的肢体瘫痪,亦可参照上述方法治疗。

(3) 方义　推、揉、㨰、拿患侧局部及有关经穴,能疏通经络,活利气血,改善局部血运供给,使经脉肌肉得其濡养,助长肌肉恢复,缓解筋脉的挛缩,配合摇法等被动活动,能改善关节活动功能,矫正畸形。

【附】　小儿保健

小儿推拿保健方法简单易行,朝夕可作,又无痛苦,易为小儿所接受,它能健脾和胃,增进食欲,强壮身体,预防疾病,使小儿健康地发育成长。

具体操作方法如下：补脾经200~500次；

摩腹2~5分钟；

按揉足三里50~100次；捏脊3~5次。

注意事项:

(1) 一般宜在清晨或饭前进行,每天操作 1 次,每 7 次为一疗程,休息 3 天后,可继续进行第二个疗程。

(2) 患急性传染病期间可暂停,待愈后再恢复进行。

附篇

11　自我推拿

运用简单的手法,通过自己的双手在体表某些部位进行推拿,达到强身保健和减轻某些疾病症状及治疗目的,称为"自我推拿"。下面的方法可以根据个人的具体情况选择应用。

11·1　眼保健

眼为人体的视觉器官,眼病的引起一般与卫生、职业和学习环境有着密切的关系。保护眼的正常功能是十分重要的,必须避免眼的过度疲劳,适当的注意眼的休息和卫生,提倡眼保健。

11·1·1　揉攒竹

以左右手拇指罗纹面,分别按左右眉内侧的陷凹处,轻揉攒竹。用力不宜过重,痠胀为宜(图附-1)。

11·1·2　按睛明

以左手或右手的拇、食二指罗纹面,按在目内眦角上方1分陷凹中,先向下按,然后向上挤,一挤一按,重复进行,酸胀为宜(图附-2)。

11·1·3　按揉四白

以左右手食指罗纹面,分别按在目下1寸处,持续按揉,痠胀为宜(图附-3)。

11·1·4　刮眼眶

以左右手食指屈成弓状。以第二指节的内侧面紧贴上眼眶,自内而外,先上后下刮眼眶,重复进行,痠胀为宜(图附-4)。

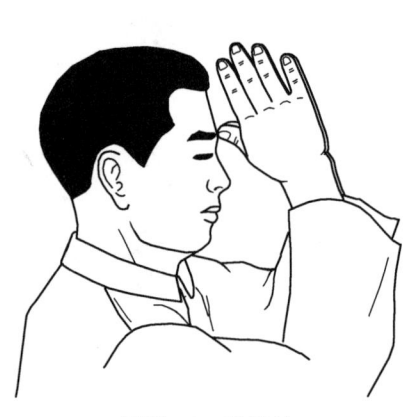

图附-1　揉攒竹

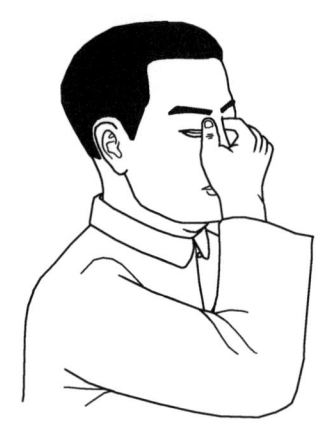

图附-2　按睛明

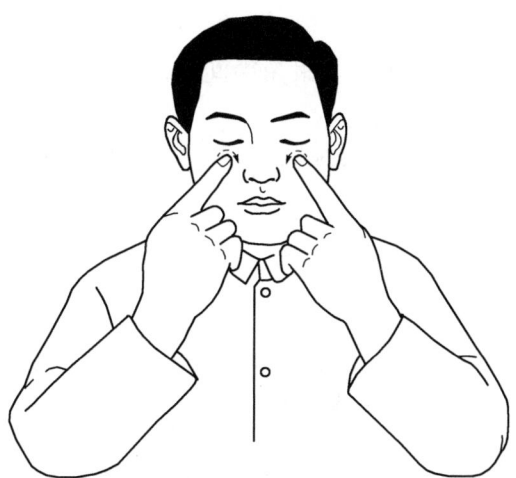

图附-3 按揉四白

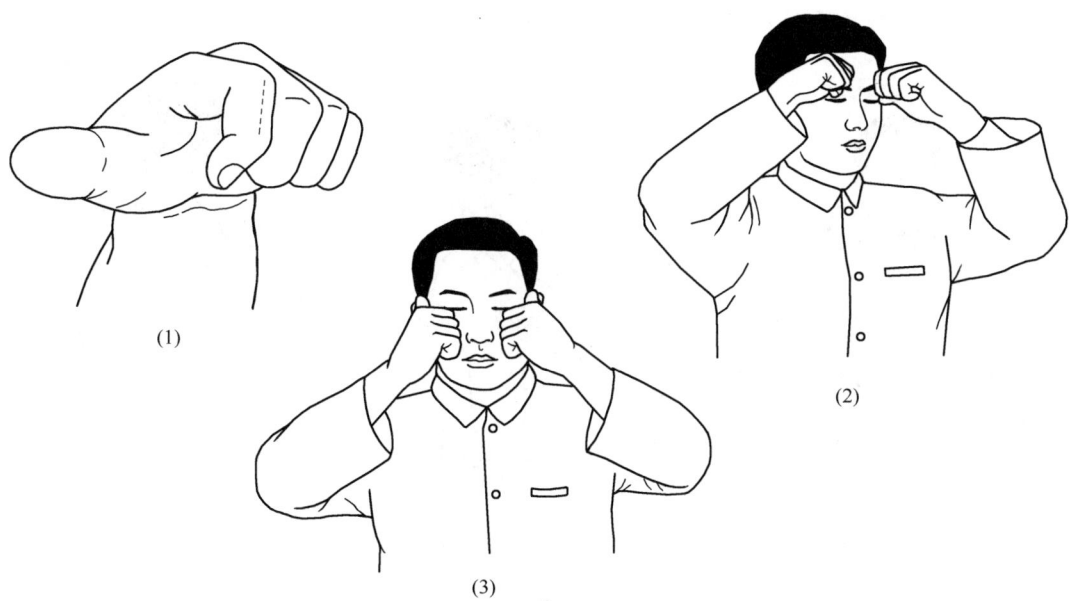

图附-4 刮眼眶

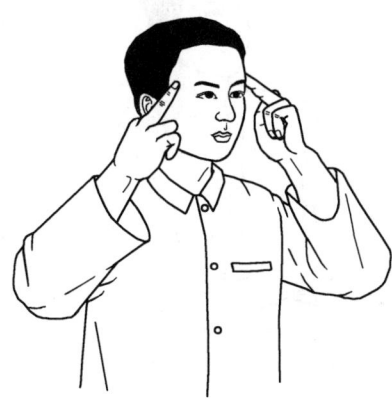

图附-5 揉太阳

11·1·5 揉太阳

以左右手中指罗纹面,紧贴眉梢与外眼角中间向后约一寸凹陷处,按揉太阳,痠胀为宜(图附-5)。

以上方法,每天早晚各做一次,也可在视物过久(如连续看书等),眼睛疲劳,视物不清,或视力减退以及老人目花等时运用。

11·2 上肢保健

【肩部】

(1) 按揉肩内俞 以拇指罗纹面,紧贴三角肌前侧缘,持续按揉,痠胀为宜(图附-6)。

(2) 按肩髃 以一手中指罗纹面,紧贴肩端前面的陷凹处,用力持续按揉,痠胀为宜(图附-7)。

(3) 按肩井 以一手中指罗纹面,持续用力按揉肩井穴,同时活动肩关节,痠胀为宜(图附-8)。

(4) 擦肩 一手掌心紧贴肩部体表,上下擦动,以热为宜(图附-9)。

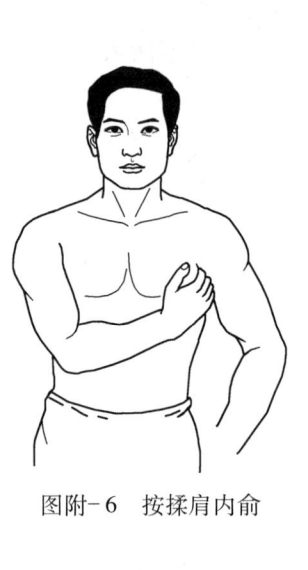
图附-6 按揉肩内俞

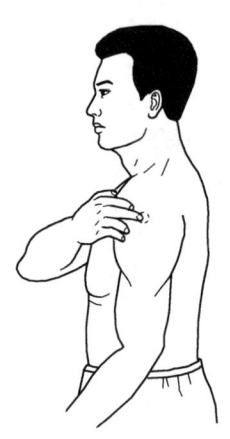
图附-7 按肩髃

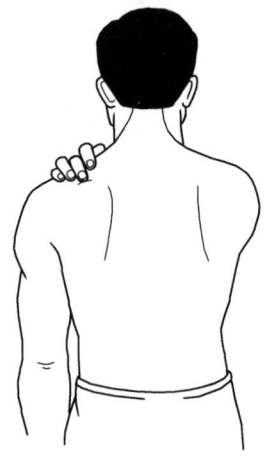
图附-8 按肩井

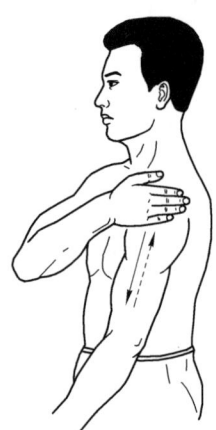
图附-9 擦肩

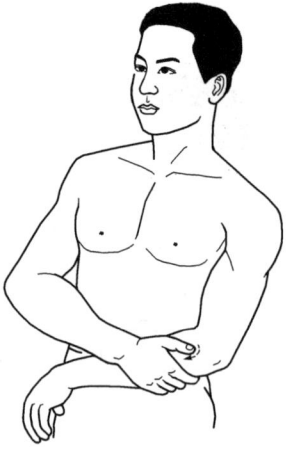
图附-10 按揉肘关节周围

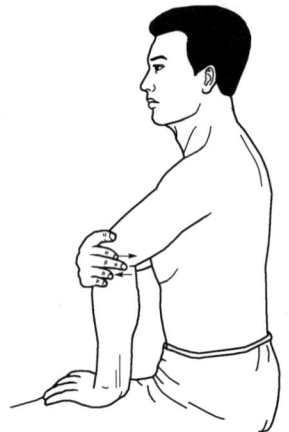
图附-11 弹拨少海小海

【肘部】

（1）按揉肘关节周围　以一手拇指罗纹面，在曲池、手三里、尺泽、曲泽等穴分别交替按揉，痠胀为宜（图附-10）。

（2）弹拨少海小海　以一手中指罗纹面，在少海穴和小海穴持续弹拨，以痠胀麻放射至手指为宜（图附-11）。

（3）擦肘　一手掌心紧贴肘关节，上下周围擦热为宜（图附-12）。

【手部】

（1）捻指　以一手拇、食二指，捏另一手指，捻动指节，自上而下，轮换交替进行（图附-13）。

（2）搓手掌　以两手手掌相对用力搓动，由慢而快，搓热为止（图附-14）。

（3）擦手背　两手手掌和手背互相用力，由慢而快，擦热为止（图附-15）。

（4）双手抓空　两足分开，距离约肩宽，身体直立，两臂由身前抬起，沉肩，垂肘，腕略背屈，五指如握球状，十指同时作幅度较小的屈伸运动。

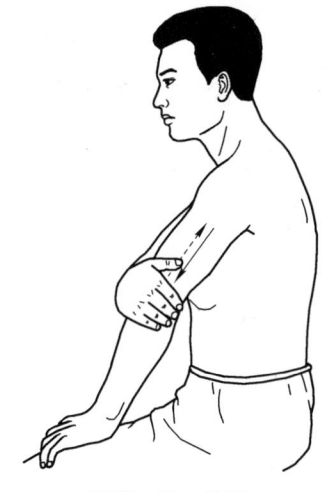

图附-12　擦肘

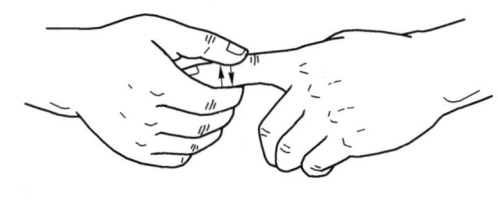

图附-13　捻指

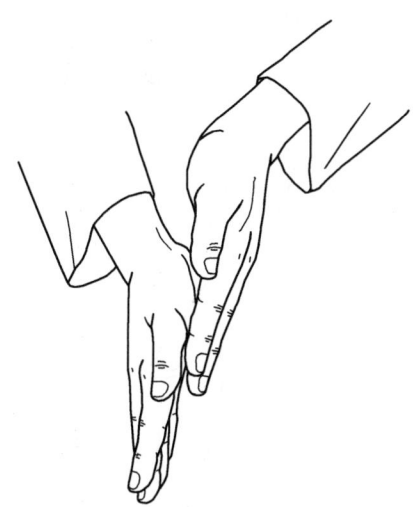

图附-14　搓手掌

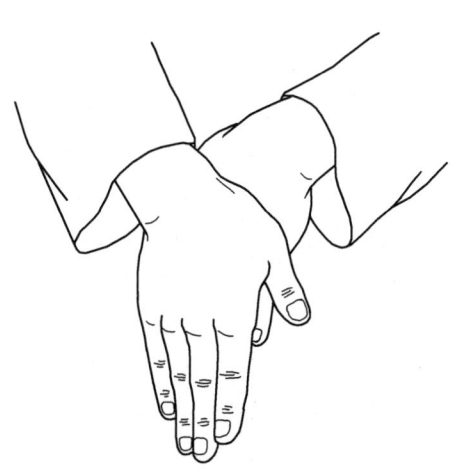

图附-15　擦手背

以上方法,对上肢酸痛,手指麻木,肩关节活动受限,肩部怕冷等症均可选择和连贯起来应用。

11·3 下肢保健

11·3·1 按揉大腿
以两手掌根紧贴大腿,自上而下,用力按揉,酸胀为宜(图附-16)。

11·3·2 按揉髌骨
下肢放松。以一手拇指罗纹面及食指屈成弓状,拿捏或按揉髌骨(图附-17)。

11·3·3 拿小腿
以一手拇、食、中指指端,提拿腓肠肌,自上而下,用力柔和,酸胀为宜(图附-18)。

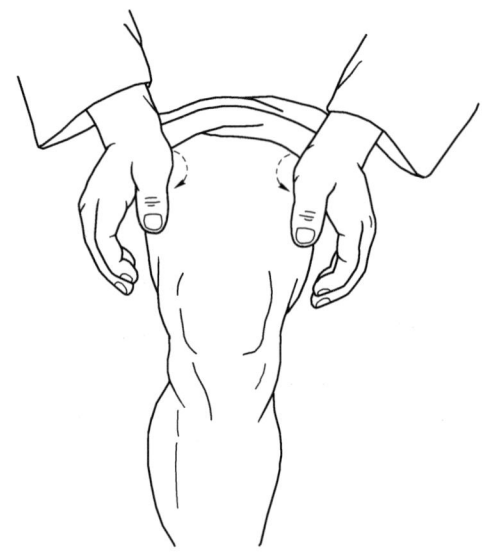

图附-16 按揉大腿

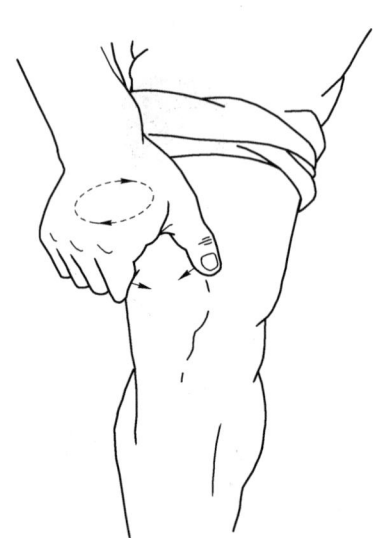

图附-17 按揉髌骨

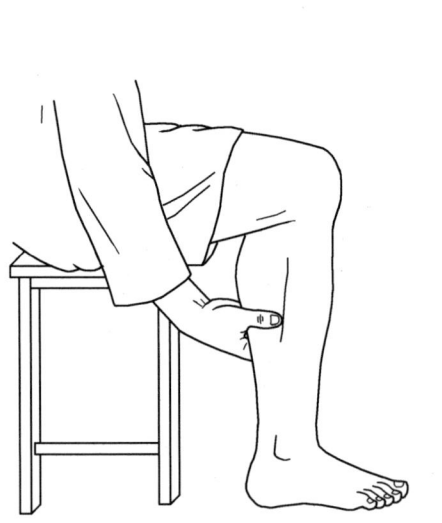

图附-18 拿小腿

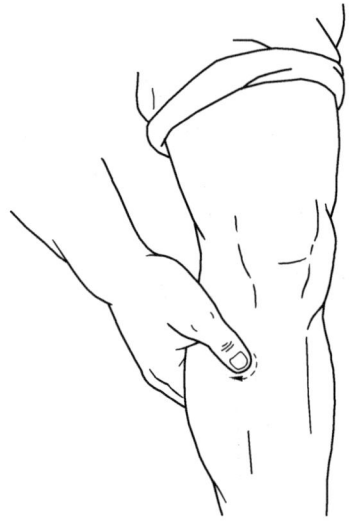

图附-19 按揉足三里

11.3.4 按揉足三里
以一手拇指罗纹面,紧贴足三里穴,用力按揉,痠胀为宜(图附-19)。

11.3.5 弹拨阳陵
以一手拇指罗纹面,紧按腓骨头下缘,用力推按弹拨阳陵泉,以痠麻放射足趾为宜(图附-20)。

11.3.6 拍击下肢
以两手掌心或掌根,紧贴下肢,相对用力,由上而下拍击,约20次左右(图附-21)。

11.3.7 擦涌泉
用一手小鱼际紧贴足心,快速用力擦,发热为止,两足交替进行(图附-22)。

11.3.8 摇踝关节
正坐搁腿,一手抓踝上,另一手抓脚,作旋转动作,约20次左右(图附-23)。

11.3.9 搁腿弯腰
取正立位,一脚搁物,双手按膝,弯腰伸腿。两下肢交替进行(图附-24)。

以上方法,对劳动后疲乏、下肢痠痛、腓肠肌痉挛等症,根据各人具体情况均可选用。

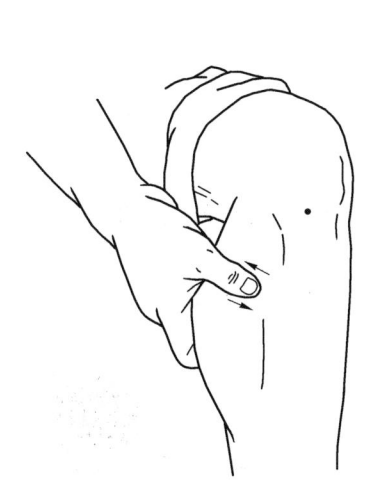

图附-20 弹拨阳陵

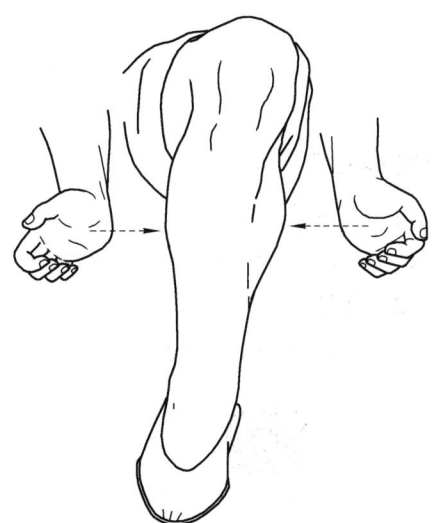

图附-21 拍击下肢

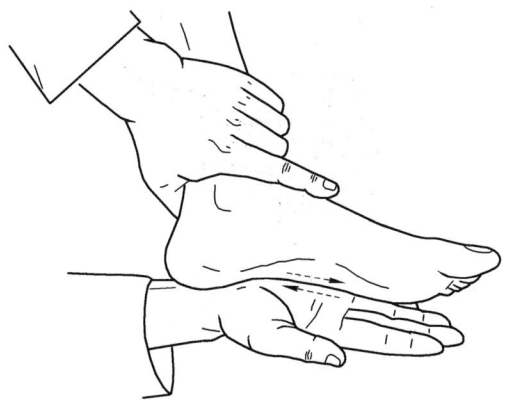

图附-22 擦涌泉

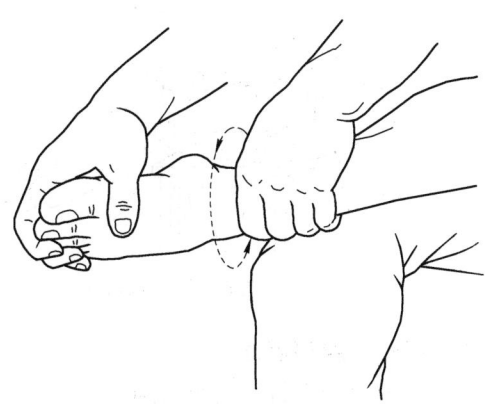

图附-23 摇踝关节

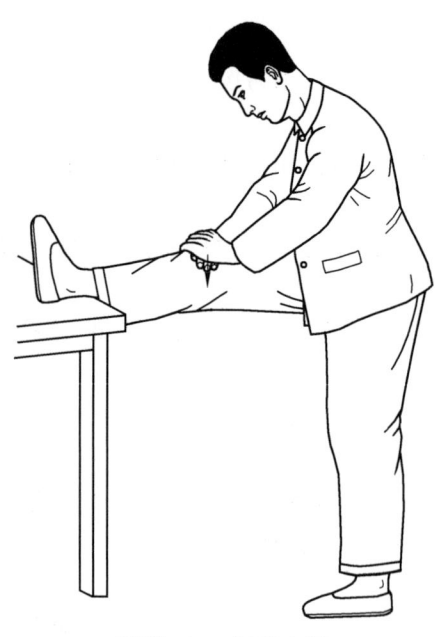

图附-24 搁腿弯腰

11·4 腰部保健

11·4·1 揉腰眼
两手握拳,用拇指指掌关节,紧按腰眼,作旋转用力按揉,以酸胀为宜(图附-25)。

11·4·2 擦腰
两手掌根紧按腰部,用力上下擦动,动作要快速有劲,发热为止(图附-26)。

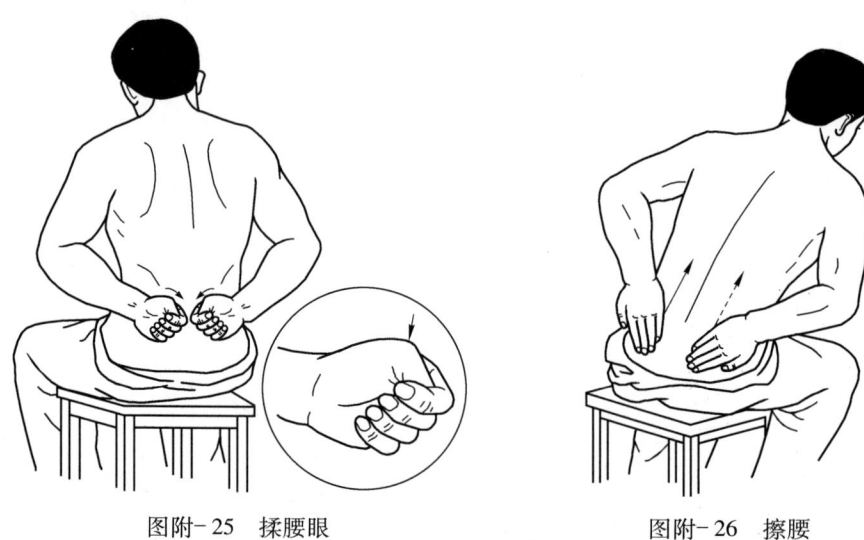

图附-25 揉腰眼　　　　　图附-26 擦腰

11·4·3 腰部活动
可以做前俯后仰及旋转动作。
以上方法对腰部酸痛均可选用。

11·5 宽胸理气法

11·5·1 按揉胸部

以一手中指罗纹面,沿锁骨下,肋骨间隙,由内向外,顺序由上而下,适当用力按揉,痠胀为宜(图附-27)。

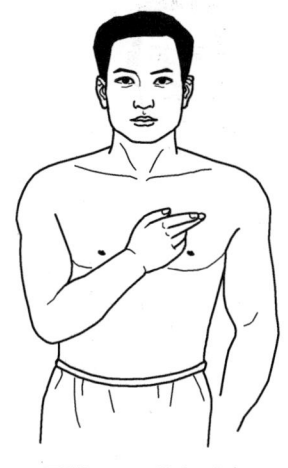

图附-27 按揉胸部

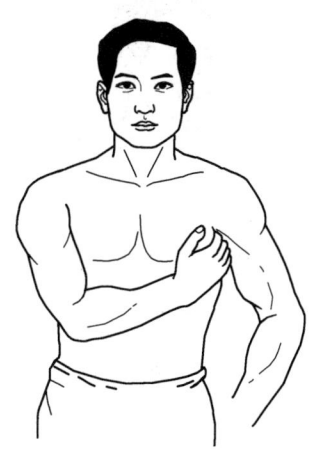

图附-28 拿胸肌

11·5·2 拿胸肌

一手拇指紧贴胸前,食、中二指紧贴腋下相对用力提拿,一呼一吸,一提一拿,慢慢由里向外松之,约5次(图附-28)。

11·5·3 拍胸

以一手虚掌,五指张开,用掌拍击胸部(在拍击时切勿屏气),约10次(图附-29)。

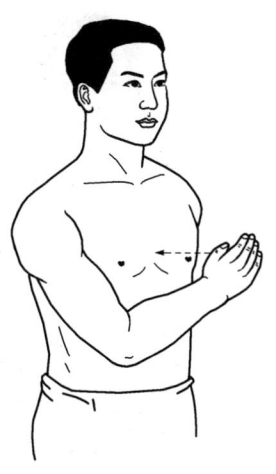

图附-29 拍胸

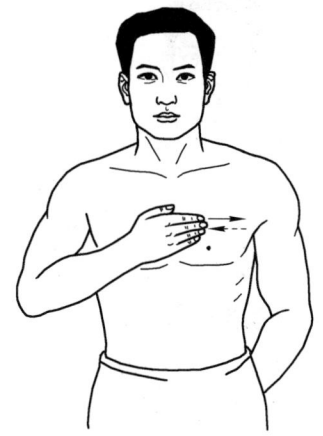

图附-30 擦胸

11·5·4 擦胸

一手大鱼际紧贴胸部体表,往返用力擦,防止破皮,发热为止(图附-30)。
以上方法,对岔气胸痛、胸闷、气机不畅、咳嗽、气喘等症均可选用应用。

11·6 健胃法

11·6·1 揉中脘
一手大鱼际紧贴中脘穴,用力要柔和,顺时针方向旋转揉动,约2~5分钟(图附-31)。

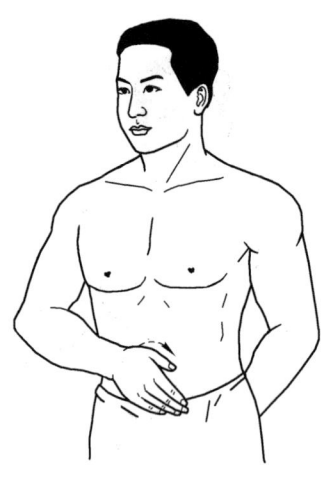
图附-31 揉中脘

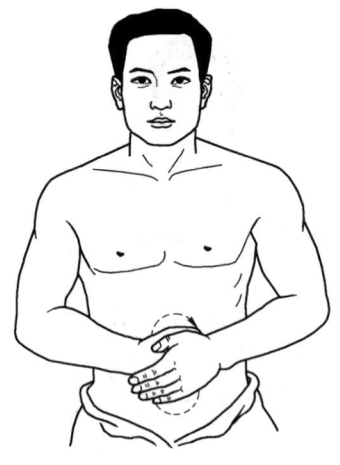
图附-32 揉腹

11·6·2 揉腹
一手掌心贴脐部,另一手按手背,动作较快,用力要柔和,顺时针方向旋转揉动,约2~5分钟(图附-32)。

11·6·3 擦少腹
以两手小鱼际紧贴肚旁(天枢穴上下),作上下往返擦动,发热为止(图附-33)。

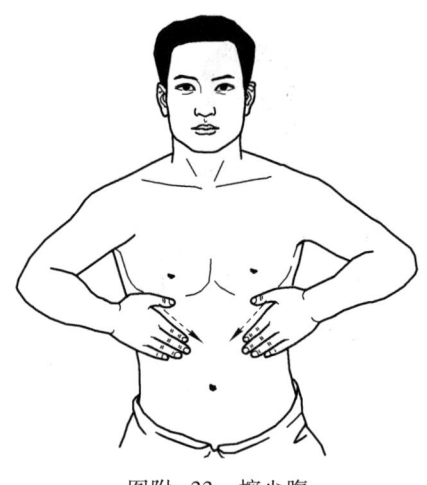
图附-33 擦少腹

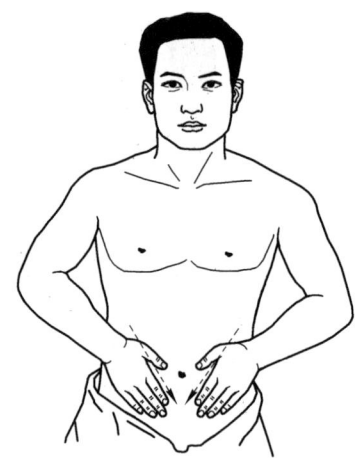
图附-34 擦胁

11·6·4 擦胁
以两手少鱼际紧贴两侧胁部,作前后往返擦动,快速有劲,擦热为止(图附-34)。

以上方法,对于胃脘不适、消化不良、大便秘结、腹痛、腹泻、气机不利等症均可选用。

11·7 安神法

11·7·1 抹额

以两手食指屈成弓状,第二指节的内侧面,紧贴印堂,由眉间向前额两侧抹,40次左右(图附-35)。

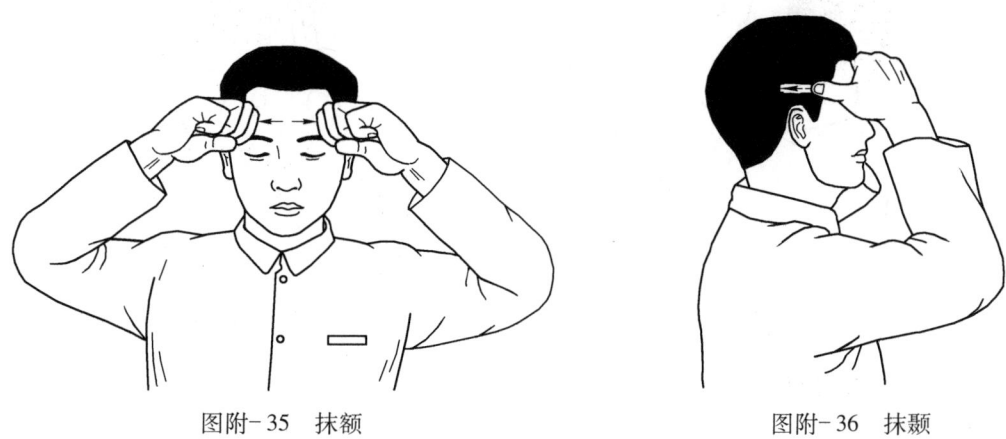

图附-35 抹额　　　　　　图附-36 抹颞

11·7·2 抹颞

以两手拇指罗纹面,紧按两侧鬓发处,由前向后往返用力抹,30次左右,痠胀为宜(图附-36)。

11·7·3 按揉脑后

以两手拇指罗纹面,紧按风池,用力作旋转按揉,随后按揉脑空(足少阳胆经),30次左右,痠胀为宜(图附-37)。

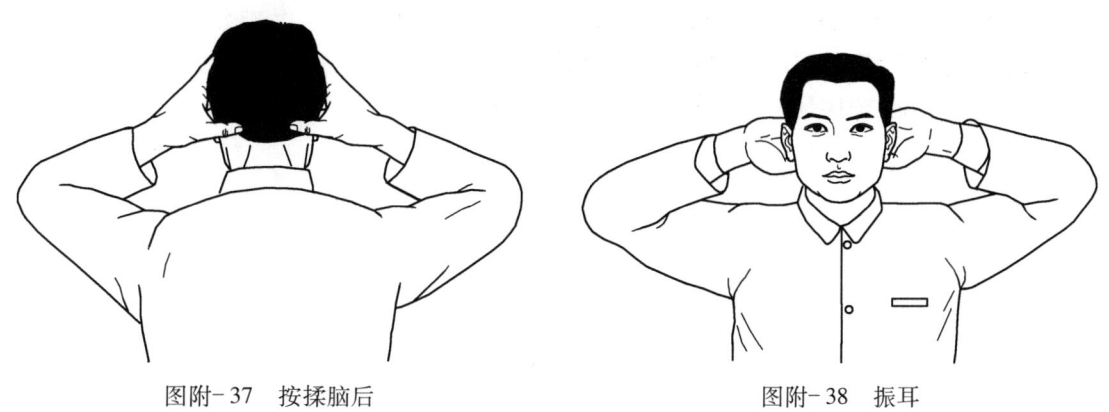

图附-37 按揉脑后　　　　　　图附-38 振耳

11·7·4 振耳

两手掌心紧按两耳,然后作快速有节律地鼓动,30次左右(图附-38)。

11·7·5 拍击头顶

人正坐,眼睛睁开前视,牙齿咬紧,用手掌心在囟门处作有节律的拍击动作,10次左右(图附-39)。

11·7·6　搓手浴面

先将两手搓热,随后掌心紧贴前额,用力向下擦到下颌,连续 10 次左右(图附-40)。

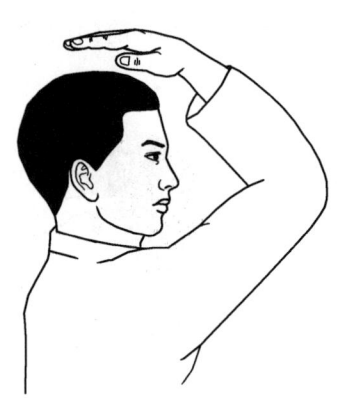

图附-39　拍击头顶

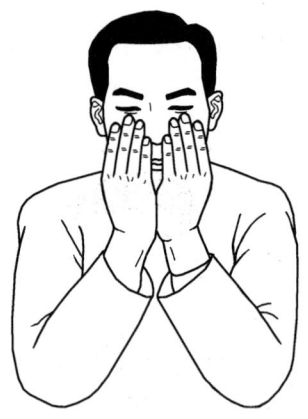

图附-40　搓手浴面

11·7·7　头顶热敷

失眠者可选用。

以上方法,对头晕、耳鸣、神经衰弱、失眠头痛等症均可选用。

11·8　举例

【呃逆】

呃逆是由于胃气上冲,喉中不断发出短而频的响声,使自己不能控制的一种症状。

治疗:揉中脘,按揉足三里,按揉太阳,拍击头顶。

【腓肠肌痉挛】

腓肠肌痉挛又称"转筋",俗称"吊脚筋"。常在夜间和早晨发作为多。游泳时亦可发生。主要表现为小腿腓肠肌突然发生强烈抽搐痉挛,以致剧烈疼痛,使下肢跷屈难伸。

治疗:拿小腿,按揉足三里,弹拨阳陵泉,拍击下肢。

12 推拿麻醉

12·1 推拿麻醉的意义和特点

推拿麻醉简称推麻。就是根据推拿手法刺激能够镇痛和调节人体生理功能的原理,在患者的体表某些穴位上推拿,从而使患者在清醒的状态下接受手术的一种麻醉方法。推拿麻醉在目前还存在着镇痛不全、牵拉反应和肌肉松弛不够满意的情况。根据各地报道,推拿麻醉的应用范围的实践中已不断扩大。我们坚信,只要继续敢于实践,并不断运用唯物辩证法,认真总结经验,不断提高,努力克服推拿麻醉中的不稳定性,不断加深对推拿麻醉的规律的认识,坚持走中西医结合的道路,推麻这项新的医疗技术一定会更加完善起来。

12·2 手术前的准备

手术前要充分做好思想上和物质上的各项准备,使各方面都尽可能处于对手术最有利的情况之下。为了保证手术顺利进行,推麻操作者、外科操作者和护理人员应该相互间密切配合。手术前,参加手术的全体医务人员应该就患者的病情、病史、思想情况等,进行分析讨论,认真确定麻醉和手术方案,必要时可请患者参加讨论,以统一思想,统一认识。在讨论和确定推麻手术方案时,要充分估计手术中可能出现的困难和特殊情况,并准备相应的措施。为便于总结经验,还应将患者的情况和讨论意见进行归纳填写术前记录单。

为了在手术中使患者更好的配合,手术前可以在患者身上试推,让患者消除顾虑。通过试推,并可以了解该患者的"得气"(即推拿时患者的酸、胀、重、麻等感觉)情况和对手法刺激的耐受力。同时,进一步宣传推麻的意义、特点、方法、过程和效果,做好患者的思想工作,调动患者的主观能动性。

12·3 穴位选择

根据手术的不同部位和具体要求,循经取穴。先选取有关经脉,再在这些经脉上选取若

手术名称	主 穴	配 穴
拔牙	下牙取颊车,上牙取下关	
甲状腺切除	合谷(双)	内关
耳后淋巴结切除	合谷	
输卵管结扎	三阴交(双)	足三里(双)
胃大部切除	足三里(双)太阳(双)颊车(双)	百会 合谷(双)
剖腹产	三阴交(双)太阳(双)颊车(双)	
卵巢囊肿切除	三阴交(双)	
阑尾切除	三阴交(双)足三里(双)上巨虚(双)	
疝修补	三阴交(双)阳陵泉(双)	

干穴位配成推麻穴位处方。如拔牙术及颈部手术，可选用手阳明大肠经，因为这条经脉循行锁骨上窝时发出支脉上至颈部，经过面颊进入下齿龈，再绕唇至对侧鼻翼旁。又如结扎输卵管手术一般多选用足太阴脾经，足厥阴肝经、足少阴肾经的会穴三阴交及足阳明胃经足三里等。

12·4 推拿麻醉手法

在推麻中手法分两类，抑制性手法（推、揉）和强制性手法（按）。

12·4·1 一指推法

主要用于手术前的诱导期（动作参照手法一章）。

12·4·2 揉法

主要用于手术前的诱导期，在手术中创伤性刺激较轻时也常采用（一般在穴位上采用指揉较多，并可采用鱼际揉和掌根揉，有时和按法组成按揉的复合手法，动作可参照手法一章）。

12·4·3 按法（包括压、点二法）

主要以指按为主，是用于麻醉过程中的常用手法，根据手术创伤的情况和病人的耐受力，可以适当用力（动作可参照"手法"一章）。

上述手法操作要柔和、有力、深透和持久，使患者保持有痠、麻、重、胀"得气"感觉。严防操作部位破皮。

现以选用三阴交施行结扎输卵管为例，介绍推拿麻醉手法如下：在术前，推拿医生采用推、揉抑制性手法在患者双侧三阴交进行 15~20 分钟的诱导推拿。同时，肌肉注射杜冷丁 50 mg，非那根 25 mg。在此期间由于诱导的药物加推拿轻揉手法，往往使病人处于半睡眠或睡眠状态。当手术医生准备切开皮肤时，推麻手法则由抑制性逐渐改为强制性手法。当进行输卵管探查时，手术创伤性刺激较重，也须采用强制性手法。当进行输卵管吻合术时，因手术创伤刺激较轻，可改用抑制性手法推揉三阴交，使患者感到舒适，有镇静、催眠的作用。当手术进行到关闭腹腔时，因创伤性刺激较重，手法逐渐由抑制性改为强制性按揉三阴交。手术即将完毕，可改为抑制性轻柔推、揉手法，使其感到轻快、舒适，以达到镇静的目的。

12·5 辅助用药

为了保持患者呼吸、循环的正常功能，使患者处于对麻醉和手术最安全、有利条件下，并且也为了提高麻醉效果，使手术得以顺利进行，推麻的辅助用药包括术前辅助用药和术中辅助用药。

12·5·1 手术前的辅助用药

杜冷丁：成人一次剂量多为 50~100 mg，小儿一次剂量多为 0.5 mg/kg。肌肉注射或静脉注射。1 岁以下小孩一般不用。

非那根：成人一次剂量多为 25 mg，小儿一次剂量多为 0.5 mg/kg。肌肉注射，作静脉滴注时应稀释后缓慢滴入。肝、肾功能减退者慎用。有口干、恶心、思睡等副作用。

12·5·2 手术中的辅助用药

根据手术当时的具体情况，适当用药。主要应用局部麻醉药，一般使用盐酸普鲁卡因作局部浸润或封闭，在某些手术步骤之前，例如切、缝腹膜，强烈牵拉内脏等适量使用。

12·6　推拿麻醉下的外科手术

由于推麻是在患者清醒和除痛觉以外的其他感觉都存在的情况下进行手术的,同时,推麻目前还存在镇痛不全、肌肉紧张和内脏牵拉反应等问题,因而对外科医生提出了更高的要求:

一般应避免用有齿镊子钳夹皮肤,切皮时应选择锋利的刀片快速切开,对肌肉层应尽量避免钝性分离,对内脏器官组织不要作过多的牵拉。此外,还应该根据手术当时的具体情况,机动灵活地改变操作步骤,改进操作方法,减少对敏感部位的刺激。

外科医生进行每一项操作,都要考虑到有利于减轻患者的痛苦,有利于加速患者恢复健康。

在推麻下进行手术,强调外科医生、推麻医生和患者都要充分发挥主观能动作用,互相密切配合。

12·7　手术后工作

推麻虽然没有明显的麻醉后遗症,手术后并发症很少,患者恢复快,护理也因此较为简便,但绝不能放松手术后的医疗护理工作。要继续为患者解决术后的困难,并具体指导患者怎样进行休养,争取迅速恢复健康。

及时进行手术后讨论,认真总结该次手术的经验教训,评定推麻效果,并及时填写和整理各种记录表格,核对术中记录。

13　指拨推拿

"以痛为腧,不痛用力"的手指平推扣拨法(简称"指拨法")。这种疗法简便易学,对于比较常见的扭伤、落枕、漏肩风、手麻、胸胁挫伤、肩背部局限性痛点和腰腿痛等软组织损伤疾患,有着不同程度的疗效。由于施术时病人痛苦少,因此,为病员所乐于接受。特附录于下,供临床参考。

13·1　指拨法的基本原则——"以痛为腧,不痛用力"

13·1·1　"以痛为腧"

人们由于外力损伤,用力时体位不当,局部肢体过度疲劳,感受寒湿等因素,使身体某些部位产生疼痛、麻木等感觉,以致运动受到一定程度的限制。其中疼痛往往是主要的症状。它的发病原理,祖国医学认为是由于经络循行受阻,气血瘀滞,"不通则痛"。现代医学一般认为是由于损伤性炎症;肌肉、韧带纤维的痉挛,肌腱错位;保护膜(即纤维膜)的形成、牵拉、压迫等所致。由此可见,疼痛点即是经络气血不通之处。"以痛为腧"就是抓住了疾病的关键,在疼痛点施行推拿、针灸等治疗方法,以达到消除炎症,解除痉挛,破坏保护膜,疏通经络的目的,化"不通"为"通",变"痛"为"不痛"。实践证明:"以痛为腧"的治疗原则是行之有效的。至今仍有许多疾病的治疗继续遵循着"痛点用力(或针)"的原则,发挥着独特作用,治疗范围和疗效也在不断的扩大和提高。

但是"痛点用力(或针)"的治疗方法,还存在着一些问题。主要是施术时有的患者感到疼痛剧烈,甚至不能忍受,尤其是一些年老体弱及痛觉过敏者,往往因此而不得不中止治疗。因此,在不痛或少痛的情况下,摸索解除患者病痛的疗法,不仅是患者的迫切要求,也是医学发展的需要。"以痛为腧,不痛用力"的推拿方法——指拨法,正是弥补上述不足的新疗法。

13·1·2　"不痛用力"

"不痛用力"的指拨法是在"以痛为腧"的基础上进行的。首先,在患处找到某一体位时最疼痛的一点,医者即以拇指罗纹面按住这点不放。随后,转动患部肢体,在运动过程中,找到并保持在指面下的痛点由痛变为不痛的新体位,以轻柔、均匀的指力,在已转化为不痛的原痛点上,作平推或扣拨,以达到减轻或消除疼痛、麻木等不适的效果。

软组织损伤的患者,患部的肢体往往保持着一种被动的体位,以避免疼痛的产生和加剧;病灶周围的各种正常组织如肌肉、韧带等,也往往保持着一定的被动状态,以防止病灶的再次受到刺激,产生疼痛。因此,在"以痛为腧"原则的指导下,坚持在"痛点"疼痛时"用力(或针)",就不仅要克服解除痉挛、破坏保护膜所产生的阻力,还必须克服病灶外起着保护作用的各种阻力。这样,不但增加了患者的痛苦,也增加了医者所需用于治疗的能量。

指拨法由于在"以痛为腧"的原则指导下,坚持"不痛用力",从而在由"痛点"转化为"不痛"的运动过程中,使机体的这些病灶外阻力减小了,甚至成了非阻力,为施术创造了有利条件,有利于各种治疗手法的运用,可以充分发挥患者与医者的两个积极性。因此,指拨法坚持"以痛为腧,不痛用力"的原则,正是抓住了由"痛点"转为"不痛"的良好体位和有利时机所暴露出来的薄弱环节,予以突破,因此能对某些疾病的治疗,取得花力小,痛苦少,而收效快的满意结果。

13·2 指拨法的基本手法

指拨法是由拇指平推法和扣拨法所组成,现分别讲述于下。

13·2·1 拇指平推法

是指拨法的主要手法。以拇指指纹紧按已转化为"不痛点"的原"痛点",用轻揉、均匀指力,作向外、向下方向为主的平行推动法。主要适用于因痉挛为主的疼痛。

13·2·2 扣拨法

以拇指或食指在一定部位,用轻柔、均匀指力,按一定方向作扣枪机状之扣拨。

(1) 以食指在颈部"颈臂穴"作向外、向下方向之扣拨,以治疗"手麻"。

(2) 以拇指用稍重指力作"十"字状滑动扣拨,以治疗某些以保护膜形成为主和位置较深的腰腿痛病例。

13·3 治疗举例

【落枕】

操作步骤:

(1) 患者正坐,医者站于其背后。

(2) 嘱患者缓慢转动头颈,至疼痛明显,则保持此体位。

医者以拇指按于患者颈部之"最痛点",在原位将患者头部作后仰或前俯,使"痛点"转化为"不痛点"后,作向外、向下方向的拇指平推法。

(3) 平推数下后,嘱患者头转回原处,再嘱患者重复上法缓慢转动头颈,找出移动之"新痛点",以同法作拇指平推法。如此反复,至颈部活动基本恢复正常,痛点明显消失为止。

术后嘱患者减少颈部活动;原疼痛部位可用一小块橡皮膏固定,忌用外力随意按捺患侧颈部。

【漏肩风】

操作步骤:

(1) 患者取立位,医者站于其患侧面。

(2) 嘱患者作上举、后弯、外展或外旋等动作,使产生明显痛点后,即维持此体位。

(3) 医者以拇指按住其"痛点",于此体位将其患肢作适当转动。如上举作痛者,即于上举作痛之体位,将患肢作内旋或外旋;外旋作痛者,于痛时体位作内旋;后弯作痛者,即于作痛之体位将患肢旋转,务必使"痛点"转化为"不痛点"后,作向外、向下方向的拇指平推法。

(4) 嘱患者回复原状,重复上述动作,找出移动之"新痛点"按上法予以治疗。直至疼痛大为减轻或消失为止。

(5) 嘱患者减少肩部动作;忌用外力随意按捺原痛处。

【腕踝关节扭伤】

操作步骤:

(1) 腕关节扭伤患者取坐位或立位,医者站于其对面。踝关节扭伤者取坐位,医者坐于其对面。

(2) 嘱患者作腕或踝关节活动,至最痛时,则保持此体位。

(3) 医者以一手的拇指按压住腕、踝关节的"痛点",另一手则捏住患者的手指或手掌、脚趾或脚掌作顺势拔伸,若"痛点"已转化为"不痛点",即可作向外、向下方向的拇指平推法。若顺势拔伸后,"痛点"的疼痛虽减而未除,则可再辅以轻度腕或踝关节的内旋或外旋,使"痛点"转化为"不痛点"后,作向外、向下方向的拇指平推法。

(4) 平推数下后,嘱患者再作腕、踝关节活动,找出移动之"新痛点",按上法治疗。

(5) 若疼痛消失,则在顺势拔伸后,以橡皮膏固定原痛处;忌以外力随意按捺原痛处。

【腰痛】

操作步骤:

(1) 患者取立位,医者站于其背后。

(2) 嘱患者作腰部动作,如前俯、后仰、侧弯等,使产生疼痛后,即维持此体位。

(3) 医者以拇指按住其痛点,并嘱患者于此体位作相反方向的运动,或缓慢的旋转。例如,前俯有"痛点"者,可按住"痛点"后,嘱略向后仰或更加腰部侧弯或斜旋;若后仰有"痛点"者,可按住"痛点"后;嘱略向前俯或更加腰部侧弯或斜旋;若腰部向右侧弯有"痛点"者,可按住"痛点"后,嘱作腰部向左侧弯或斜旋等。总之,务必使"痛点"转化为"不痛点"为止。

(4) 在"痛点"转化为"不痛点"后,根据不同部位予以指拨。

① 若痛点位于足太阳膀胱经第一、第二侧线外侧者,常可作向外、向下方向的拇指平推法进行治疗。

② 若痛点位于华佗夹脊一线,相当于骶棘肌、骶髂韧带处有压痛者,常可先作向内、向下方向的拇指平推法,减轻或解除疼痛后,再作向外、向下方向的拇指平推法。

③ 若痛点固定于骶髂关节处,位置较深者,常须用稍重指力,向深部作拇指或食指扣拨法。若疼痛依然如故时,则可进一步配合抬腿踏步动作,在运动过程中,向关节深部作拇指"十"字状扣拨滑动,反复多次,以减轻或解除疼痛后为止。

④ 慢性外伤性腰痛,及有近骨处固定痛点患者的指拨,尤要耐心,反复进行,往往在指下获得"撕帛感"后,腰痛得以减轻,甚至完全消除。

⑤ 术后嘱患者减少腰部活动;忌随意用外力按捺原痛处;可加用膏药外贴固定。

其他病症,如腱鞘炎、颞颌关节粘连、疲劳后痠痛,弹响指等常见病种,均可参照上述精神予以治疗。

13·4 "指拨法"应用中的几个问题

13·4·1 为什么"痛点"会转化为"不痛点"?为什么在转化为"不痛"的原痛点用力,会达到解除病痛的效果?

在软组织损伤疾患的病人身上,存在着痛与不痛的矛盾。疼痛就是痛的因素与不痛的因素进行斗争的表现,并且反映了痛的因素占优势。在疼痛的情况下,不痛的因素仍然存在,不过退居于次要的地位罢了。所以痛中必然有不痛的因素,痛处必然存在着不痛点。例如,在由于肌肉、韧带纤维的痉挛引起的疼痛中,当肢体运动到某一体位时,痉挛最甚处就表现为最痛点,当维持这一特殊体位,用医者的拇指罗纹面按住这个剧烈的"最痛点"时,病人感到最痛,无法忍受。如果医者在按住这一特殊体位的"最痛点"的同时,用另一手对患肢拨伸、或旋转、抬腿、弯腰等,只要微小的被动运动,即可引起患部纤维和肌腱的方向和位置改变,当达到适当的程度时,痉挛、错位和交叉的情况就会改变,痛就暂时地变成了不痛。当然,这种状态下的不痛的因素,还是弱小的、不稳固的,在多数的情况下,原有的纤维还是痉挛,肌腱还是错位、交叉,疼痛的因素往往仍然占据着主要的地位。因此,"不痛用力"的指拨法,首先要求医者善于在患者的痛点,采用对痛点以外部分肢体的拔伸、旋转、弯腰和抬腿踏步等等方法,在运动中发现不痛的因素,并采用恰当的平推扣拨手法,逐步帮助不痛的因素,由小变大,由弱变强,由不稳固变成稳固,逐步上升为支配地位,促进并实现由痛向不痛的转化,最后完全克服致痛因素的一方,以达到解除病痛的效果。

在操作时,"不痛用力"的方向、强弱,以及平推、扣拨的手法,必须符合人体的经络、肌肉、韧带纤维、肌腱等的生理特点,有利于经络气血的畅通,有利于生理组织的正常状态的恢复,才能收到预期的效果。

13·4·2 指拨过程中,为什么会产生痛点转移现象?

疼痛是经络循行受阻,气血瘀滞,正邪相争的尖锐表现。疼痛程度决定于经络气血瘀滞的程度。痛点转移现象,是指拨法运用中的正常现象,随着痛点的转移,疼痛也往往随之减轻,随着痛点的消失,疼痛也随之消失。

痛点转移现象在以痉挛为主的疾患中,表现最为突出。这是因为在各种因素的作用下,肌肉、韧带在不同部位的痉挛程度不同,造成经络气血瘀滞的程度及疼痛程度也就不同。当"最痛点"经指拨解除后,原来痉挛程度稍次的痛点,就成为最痛点,于是,痛点就产生了"移动"现象,病人就产生了"疼痛逃来逃去,越逃痛越轻"的感觉。随着痛点的移动和消失,疼痛也就得到了解除。在以保护膜形成为主的疾患中,随着痛点的保护膜的破坏,有时也会产生"痛点转动"现象。这种移动主要是由于病灶外组织长期保持一定的被动体位,产生的"保护性"痉挛所引起的。

由上可见,痛点转移现象是指拨法重要的观察指标。指拨法的整个过程中,必须认真抓住转移的痛点,在运动中,因势利导,进行治疗。在某些疼痛范围较小的病灶,为了准确掌握痛点移动的现象,可及时在移动的痛点划上记号后,再行指拨,以提高疗效。

13·4·3 为什么指拨后要适当固定,忌用外力随意按捺原痛处?

指拨后进行适当固定,嘱患者减少局部活动,并忌用外力随意按捺原痛处,主要是针对以痉挛为主的软组织损伤疾患。对于以保护膜形成为主者,不仅不予固定,往往还鼓励患者作必要、适量的活动,以加速保护膜的进一步破坏。医疗实践告诉我们,在痉挛为主疾患的指拨后,若不进行必要的固定,甚至随意按捺、活动原痛处,已消失的疼痛常易复发。这可能是经指拨解除后的软组织痉挛,活动按捺后再度回复部分痉挛产生疼痛。

因此,指拨法与推拿、针灸等治疗过程中,或治疗后,往往伴以患者的局部活动,而要保持相对的静止,以保证解除了的痉挛不再回复。同样的道理,在运用指拨法治疗过程中,坚持不增加局部活动,不按捺局部病灶的原则,而不在局部加用其他疗法,以免影响疗效。

指拨法对于某些以痉挛或保护膜形成的软组织损伤疾患,有着一定的疗效。但是,指拨法还存在着许多缺点和局限性,有待于今后进一步摸索和解决。

14 体位、递质与热敷

14·1 体位

在推拿治病过程中，常要根据患者的病情和医生运用的手法，需要随时改变体位或姿势。体位与姿势是否恰当，对治疗效果有密切关系。在选择体位时，应考虑以下两个方面：即既有利于患者肌肉放松并能保持较长时间，又要有利于医生运用手法的方便。

就患者来说，所采取的体位一般有卧位和坐位，立位则较少用。在卧位和坐位中，又可以分别分成几种：

（1）仰卧　患者头下垫枕，仰面而卧，下肢平伸，上肢自然置于躯干两旁，肌肉放松，呼吸自然。在颜面、胸腹及四肢前侧方等部位施以手法时，常采取此体位。

（2）俯卧　背面而卧，或头转向一侧或向下，下垫枕头，上肢自然置于躯干两旁，或屈肘置于头部两侧，肌肉放松，呼吸自然。在肩背、腰臀及下肢后侧方等部位施以手法时，常采用此体位。

（3）侧卧　侧卧位时可根据治疗需要，将两下肢均屈曲或一腿屈曲，另一腿伸直。在臀部及下肢外侧施以手法时常采用此体位；在作腰部斜扳法时亦采用此体位。

（4）端坐　端正而坐，肌肉放松，呼吸自然。患者所坐凳子的高度最好与膝至足跟的距离相等。在拿肩筋、摇肩关节及扳摇颈项时常采用此体位。

（5）俯坐　上身前俯，屈肘，前臂支撑于膝上或桌上，肩背肌肉放松，呼吸自然。在背部运用擦法、拍法、肘压法、一指禅推法或用热敷时，常采用此体位。

医生在手法操作过程中要全神贯注，不要左顾右盼，心不在焉；要含胸拔背，不要挺胸凸肚；要意到手到，身体相应移动，不要只是手移动而身体不动；站位时两足成丁八步，这样可使身体进退自如，转侧灵活。保持操作过程中身体各部动作协调一致，也是推拿医生的一项基本功。应在训练时就注意这方面的基本功，临证时才不会顾此失彼，手忙脚乱。俗话说"内行一出手，便知有没有"，就是这个道理。

14·2 递质

推拿时应用递质，在我国有悠久的历史。古代应用各种药物制成的膏作为推拿时的递质，称为膏摩。如《圣济总录·卷四》："若疗伤寒以白膏摩体，手当千遍，药力乃行，则摩之用药，又不可不知也。"也有麻油作为递质的，如《景岳全书·卷四十五》："治发热便见腰痛者，以热麻油按痛处揉之可止。"

现在，推拿临床治疗中在运用某些手法时也常应用各种递质，如葱姜水、滑石粉、麻油、冬青膏等都是较为常用的。应用递质不但可以加强手法作用，提高治疗效果，而且还可起到润滑和保护皮肤的作用。

（1）葱姜水　用葱白和生姜捣碎取汁（或将葱姜用酒精浸泡）。能加强温热发散作用，小儿推拿时常用此治疗虚寒证。（在夏季治疗小儿发热时用清水）

（2）滑石粉　一般在夏季应用。夏季易出汗,在出汗部位运用手法时,容易造成皮肤破损,局部敷以滑石粉,可保护患者和医者的皮肤。

（3）麻油　运用擦法时常涂上少许麻油,可加强手法的透热效果。

（4）冬青膏　将冬绿油（水杨酸甲脂）与凡士林混合称冬青膏。用擦法或按揉法时常用此膏,可加强透热效果。

其他如松节油、舒筋活络药水、红花油均可应用。一般无毒性的植物油均可因地制宜选用。

【附】　膏摩方

（1）治打仆内损疼痛,摩膏方　蓖麻子（去皮研一两半）　草乌头（生为末半两）　乳香（研一钱）

《圣济总录·卷一百四十五》

（2）治小儿新生,肌肤嫩弱,喜为风邪所中,身体热,或中火风,手足惊掣,甘草摩膏方　甘草（炙）　防风（去叉各一两）　白术　桔梗（各三分）　雷丸（二两半）

《圣济总录·卷一百七十四》

（3）治伤寒头痛项强,四肢烦疼青膏方　当归　芎䓖　蜀椒　白芷　吴茱萸　附子　乌头　莽草（各三两）

《备急千金要方·卷九》

14·3　热敷

运用热敷法以治疗某些疾病,这在我国已有两千多年的历史了。《内经》中所述的"熨"法就是热敷法。古代应用热敷的方法很多,有药熨、汤熨、酒熨、铁熨、葱熨、土熨等。热敷的主要作用是"透热",根据不同的病情,配合多种性能的药物,以加强温经通络,活血祛瘀、散寒止痛等作用。

热敷可分为干热敷和湿热敷。在推拿临床中以湿热敷为常用。湿热敷一般在手法操作以后应用,如应用擦法后常配合湿热敷。湿热敷既能加强手法的治疗效果,也可减低因手法刺激过度对机体局部所引起的不良反应。

（1）热敷方法　用一些具有祛风散寒、湿经通络、活血止痛作用的中草药,置于布袋内,将袋口扎紧,放入锅中,加适量清水,煮沸数分钟,趁热将毛巾浸透后绞干,并折成方形或长条形（根据治疗部位需要而定）敷于患部,待毛巾不太热时,即用另一块热毛巾换上。一般换2~3块毛巾即可。为加强治疗效果,可在患部先用擦法,使毛孔开放,随即将热毛巾敷上,并施以轻拍法,这样热量就更易透入肌肤。

（2）注意事项

① 热敷时须暴露患部。因而室内要保持温暖无风,以免患者感受风寒。

② 毛巾必须折叠平整,使热量均匀透入,这样不易烫伤皮肤。

③ 热敷时可隔着毛巾使用拍法,但切勿按揉;被热敷的部位不可再用其他手法,否则容易破皮。所以热敷均应在手法操作后使用。

④ 热敷的温度应以患者能忍受为限,要防止发生烫伤和晕厥。对于皮肤知觉迟钝的患者尤须注意。

【附】　热敷方（供参考）

（1）红花 10 g　钻地风 10 g　香樟木 50 g　苏木 50 g　老紫草 15 g　伸筋草 15 g　千年健 15 g　桂枝 15 g　路路通 15 g　宣木瓜 10 g　乳香 10 g　没药 10 g

（2）桑枝 50 g　豨莶草 30 g　虎杖根 50 g　香樟木 50 g

15　练功

练功是我国古代劳动人民所创造的一种锻炼身体增强体质的方法,一直流传至今。对学习推拿的人来说,传统上是很强调练功的。练功的方法很多,我们这里只介绍易筋经、少林内功和活动腰腿颈项及上肢关节的一些姿势。

这些锻炼方法健康人可以进行,患病者也可根据自己的身体情况,选择其中的一些姿势进行锻炼。若坚持进行,既能增强腰力、腿力、臂力和指力,又能调整内脏功能,增强体质,有利于消除病痛,是一种"扶正祛邪"和调动病员的积极性的好方法。

此种易筋经和少林内功一般宜在室内进行,避免汗出当风。

在练习易筋经和少林内功时应全神贯注、呼吸调匀、防止屏气,衣着宜宽松,须穿软底鞋(以布底鞋最为适宜)。练功宜在饭后一个多小时后进行,饥饿时和饱食后不宜练功。

15·1　基本步势

练功中的基本步势有:站势、马步、弓步、虚步、歇步、仆步等。在各种练功方法中,对这些步势的要求也不完全一致,我们这里只介绍站势、马步、弓步三种步势。

(1) 站势　两足分开,其距离比两肩之间的距离略宽,足尖向里,使两足成"内八字",十趾用力抓地;下肢肌肉用力收紧,大腿向内使劲,使下肢触之觉紧硬;少腹含蓄,略收臀;两手叉腰,四指在前,拇指在后,两拇指在脊柱处相接。沉肩、挺胸,使两肩胛骨向脊柱靠拢;头端平,两目平视,呼吸自然(图附-41)。

(2) 马步　两足分开,其距较肩稍宽,两足成"内八字",屈膝下蹲,膝不可向前超过足尖(下蹲的幅度可根据自己的身体情况而定,但髋不可低于膝),两手叉腰,直腰、挺胸、头端平,目前视(图附-42)。

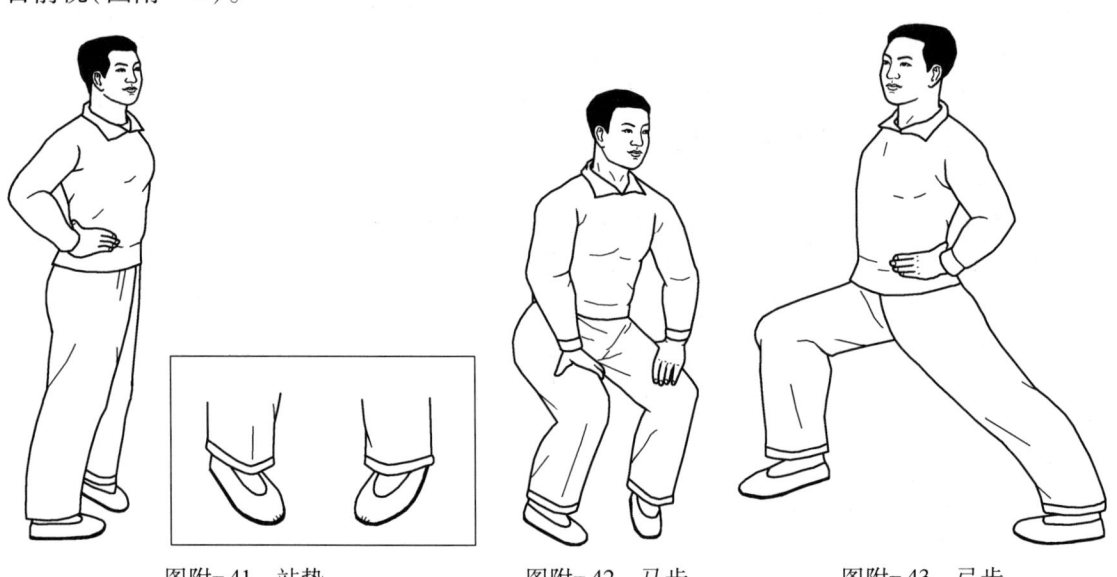

图附-41　站势　　　　图附-42　马步　　　　图附-43　弓步

（3）弓步　两腿一前一后，使两足之距较肩约宽一倍；前腿屈膝，足尖向里，小腿约与地面垂直，大腿与小腿的角度略大于直角；后腿用劲挺直，足尖略外展。挺胸塌腰，蓄腹收臀，两手叉腰，头端平，目前视(图附-43)。

以上三势可分别练习1~5分钟，练习时应注意呼吸调匀，不可屏气。

15.2　易筋经

易筋经的种类很多，我们仅选择一种易筋经中的几个姿势进行介绍。

15.2.1　韦驮献杵(第一势)

【原文】

（1）定心息气　身体立定　两手如拱　存心静极

（2）立身期正直　环拱手当胸　气定神皆敛　心澄貌亦恭

【动作姿势】

（1）左足向左平跨一步，两足之距约与肩宽，足掌踏实，两膝(腘)微松，蓄腹收臀，直腰拔背，含胸，头端平，目前视，口微开，舌抵上腭，松肩，两臂自然下垂于身体两侧，五指并拢微屈，定心息气，神情安详。

（2）双手向前徐徐上提，在胸前成抱球势，松肩，略垂肘，两掌心内凹，五指向内微屈，指端相对，约距2寸(图附-44)。

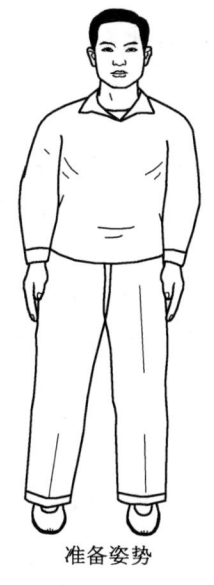 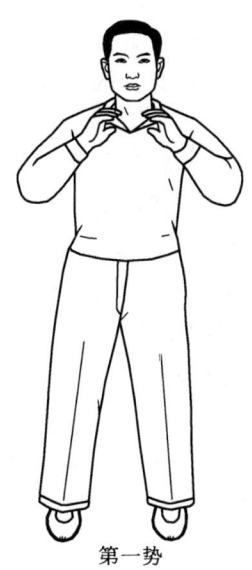

准备姿势　　　　　　　　　第一势

图附-44　韦驮献杵

15.2.2　韦驮献杵(第二势)

【原文】

足指挂地　两手平开　心平气静　目瞪口呆(注：指为趾。)

【动作姿势】

两足分开，距约与肩宽，足掌踏实，两膝微松，直腰收臀，含胸蓄腹，上肢一字平开，掌心向地，头如顶物，两目前视(图附-45)。

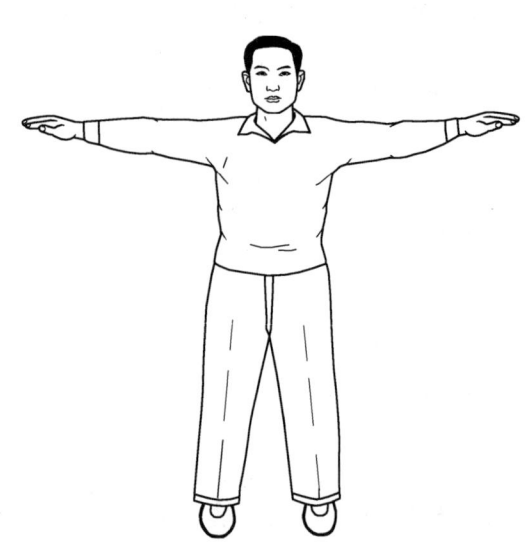
图附-45　韦驮献杵(第二势)

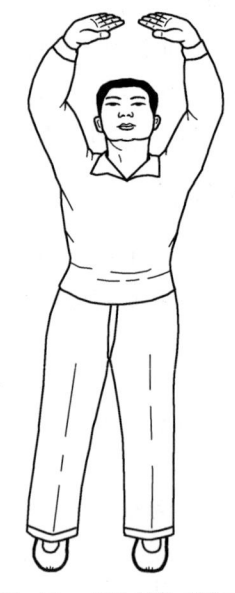
图附-46　韦驮献杵(第三势)

15·2·3　韦驮献杵(第三势)
【原文】
掌托天门目上观　足尖着地立身端　力周骱胁浑如植　咬紧牙关不放宽　舌可生津将腭抵鼻能调息觉心安　两拳缓缓收回处　用力还将挟重看
【动作姿势】
两足分开,距约与肩宽,足尖着地,足跟提起,腿直,蓄腹收臀,两掌上举高过头顶,掌心朝天,四指并拢伸直,拇指与其余四指分开约成直角,两中指之距约为1寸;沉肩,肘微曲;仰头,目观掌背,舌抵上腭,鼻息调匀(图附-46)。

收势时,两掌变拳,旋动前臂,使拳背向前,然后上肢用劲,缓缓将两拳自上往下收至腰部,拳心向上;在收拳之同时,足跟随势缓缓下落,两拳至腰时,两足跟恰落至地。

15·2·4　摘星换斗势
【原文】
(1) 单手高举　掌须下复　目注两拳　吸气不(慢)呼鼻息调匀　用力收回　左右同之
(2) 只手擎天掌复头　更从掌内注双眸　鼻端吸气频调息　用力收回左右侔
【动作姿势】
右足在前,左足在后,成丁字步,右足足跟与左足内侧缘中点的距离约为一拳,两膝伸直,蓄腹收臀直腰;左手握拳(拇指在里,四指在外,松握拳),松肩,屈左肘,将左拳置于腰后,使拳心向后;右手高举过头,掌背朝天,掌盖于头,五指自然微屈,肘略屈,沉肩,头向右后上方偏斜,目视右掌心,舌抵上腭,鼻息调匀(图附-47)。左右相同。

15·2·5　倒拽九牛尾势
【原文】
(1) 小腹运气空松　前跪后腿伸直　二目观拳　两膀用力
(2) 两骱后伸前屈　小腹运气空松　用力在于两膀　观拳须注双瞳

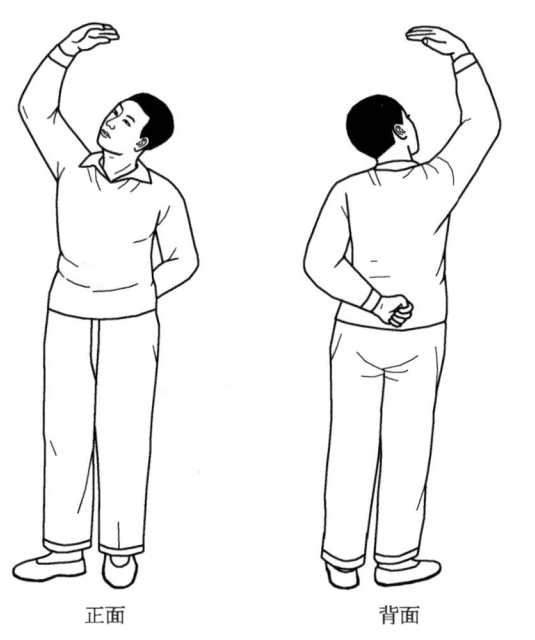

正面　　　　　背面

图附-47　摘星换斗势

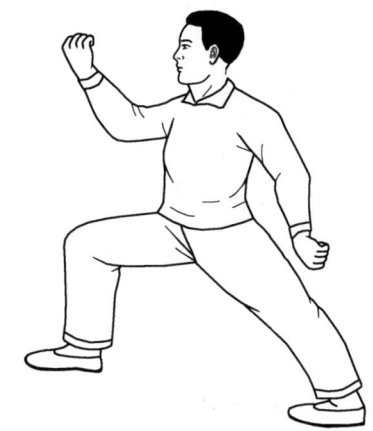

图附-48　倒拽九牛尾势

【动作姿势】

下肢成右弓步,右手握拳(拇指在里,四指在外握紧)上举,拳心对面,双目观拳,松肩,屈肘,使前臂与上臂所成之角度略大于直角,右上肢外旋,肘下垂;左手握拳直肘尽力后伸,拳心向后,松肩,左上肢内旋。两肩端平,背直,塌腰收臀,鼻息调匀(图附-48)。左右相同。

15·2·6　打躬势

【原文】

(1) 两肘用力夹抱后脑　头前用力探出　牙咬舌抵上腭　躬身桓头至腿　头耳掩紧鼻息调匀

(2) 两手齐持脑　垂腰至膝间　头惟探胯下　口更啮牙关　掩耳聪教塞　调元气自闲　舌尖还抵腭　力在肘双弯

【动作姿势】

两足分开,距离比肩宽;屈肘上举两手,抱于脑后,指并拢,两手中指相接,两掌掌心掩耳,腿直;弯腰前俯,头置胯下,两手用力;两膝不得屈曲,足跟勿离地,舌抵上腭,鼻息调匀(图附-49)。

15·2·7　工尾势(掉尾势)

【原文】

(1) 膝直膀伸躬鞠　两手交推至地　头昂目注　鼻息调匀
(2) 膝直膀伸推手至地　瞪目昂头　凝神壹志

【动作姿势】

两足并拢,两膝伸直,弯腰前俯,直肘,两手十指交叉相握,推掌至地,掌心贴地,昂首瞪目,全神贯注(图附-50)。(注:也有掌心向天者。)

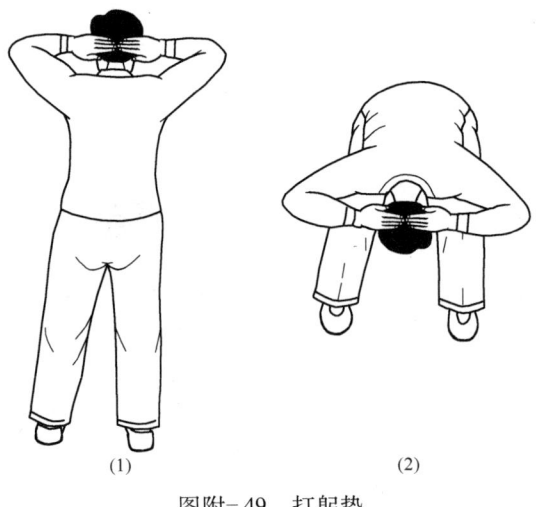
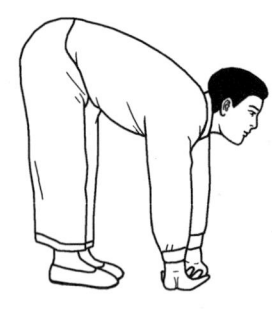

图附-49　打躬势　　　　　　　　　图附-50　工尾势

15·3　少林内功

少林内功是一种运动量较大的室内练功方法，着重于腰腿（根基）的霸力和上肢的运动。少林内功的姿势很多，这里仅介绍其中的几个姿势。这些姿势可分别单独进行，也可联接起来相互变换进行。

15·3·1　伸臂撑掌

先作站势（参见图附-41）数分钟，然后叉腰的两手变俯掌（掌心向地），直肘后伸，腕背屈。四指并拢，拇指与四指约成直角，指背屈直伸；挺胸，使两肩胛骨向脊柱靠拢。沉肩，呼吸自然，不可屏气（图附-51）。可根据自己的身体情况，练习1~5分钟，若上肢疲劳时，可仍变换成双手叉腰，而成站势。

本势是少林内功的基本档势，练习时要达到"三直四平"（即臂直、腰直、腿直；头端平、肩平、掌平、脚平）。

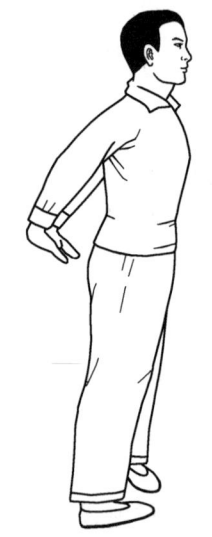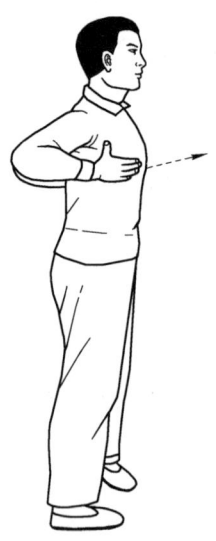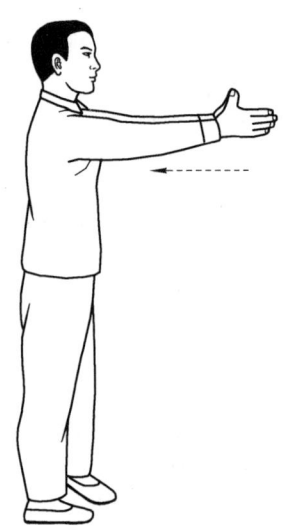

图附-51　伸臂撑掌　　图附-52　前推八匹马和倒拉九头牛准备姿势　　　图附-53　前推八匹马

伸臂撑掌势可在站势时进行,也可在马步或弓步时进行。

15·3·2 前推八匹马

(1) 先作站势(也可作马步或弓步),叉腰之双手变成直掌(四指并拢向前,拇指朝天与四指约成直角)于两胁待势(图附-52)。

(2) 蓄劲于肩臂指端,两臂徐徐运动向前(偏内方)推动至肘直;掌与肩同高,臀略收,胸微挺,头勿盼顾,两目平视,呼吸自然(图附-53)。

(3) 然后运动手臂,缓缓屈肘,收掌于两胁。

锻炼时可按上述动作来回推收 3~5 次,然后,将置于两胁之直掌化俯掌缓缓用劲向后下方按压,至肘直而成伸臂撑掌势(见图附-51)。

在推掌或收掌时,下肢仍要使劲。

15·3·3 倒拉九头牛

(1) 先作站势(或马步、弓步),叉腰之双手变成直掌于两胁待势(参见图附-52)。

(2) 两臂运动缓缓前推,边推边使上肢内旋,推至肘直时正好拇指向地,四指向前,掌心向外。

(3) 屈指,由掌化拳,劲注于拳,拳心向外,拳眼朝地。

(4) 然后缓缓用劲外旋上肢,使拳心向内,拳眼向外上方。

(5) 缓缓用劲(如拉九头牛之劲)收拳至两胁(图附-54)。

(6) 拳变直掌于两胁待势(还原势)。稍作停顿后再重复上势动作如此可往返 3~5 次。

(7) 拳变俯掌缓缓用劲向后下方按压,成伸臂撑掌势。

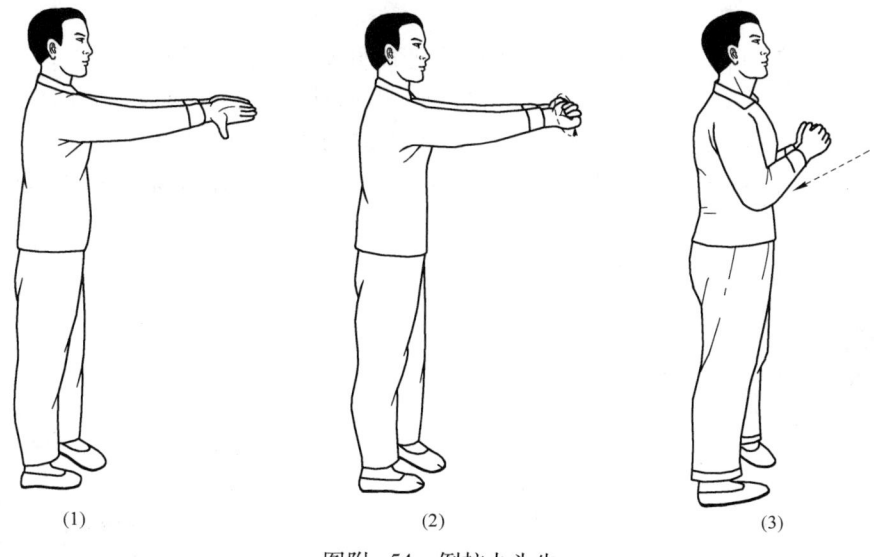

(1)　　　　(2)　　　　(3)

图附-54 倒拉九头牛

15·3·4 风摆荷叶

(1) 先作站势(或马步、弓步),叉腰之双手变成仰掌(掌心向天,四指并拢朝前,拇指外分与四指约成直角,指挺直)于腰部待势(图附-55)。

(2) 用劲缓缓推动两掌向前,使两掌渐渐交叉(左在右上或右在左上),两仰掌之间约距离 1~2 寸,至肘直时即缓缓用劲使两臂左右外分(图附-56);肩、肘、掌须平,成直线;头如顶物,目须平视,呼吸自然。

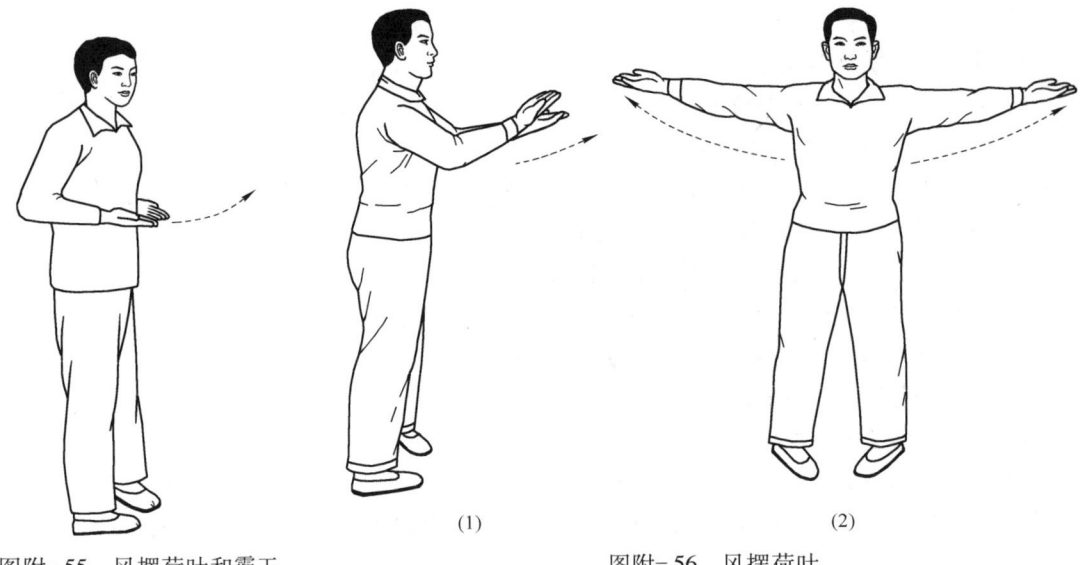

图附-55 风摆荷叶和霸王
举鼎准备姿势

图附-56 风摆荷叶

（3）两臂仍伸直，运劲慢慢内收至正前方，两掌交叉，左在右上或右在左上，然后缓缓用劲收两掌至腰部。

如此来回 3~5 次后，转成伸臂撑掌势。

15·3·5 霸王举鼎

（1）先作站势（或马步、弓步），叉腰之双手变成仰掌于腰部待势（见图附-55）。

（2）两掌用劲缓缓上托，过肩部时，徐徐内旋前臂，使掌心朝天，拇指朝前，四指相对，如托重物；用劲缓缓上举过头，两目平视，头勿盼顾，下肢勿松（图附-57）。

（3）外旋前臂，使掌心朝后，四指朝天，拇指朝外，蓄力徐下，渐渐收至腰部成仰掌（见图附-55）。

可如此来回 3~5 次后，转成伸臂撑掌势。

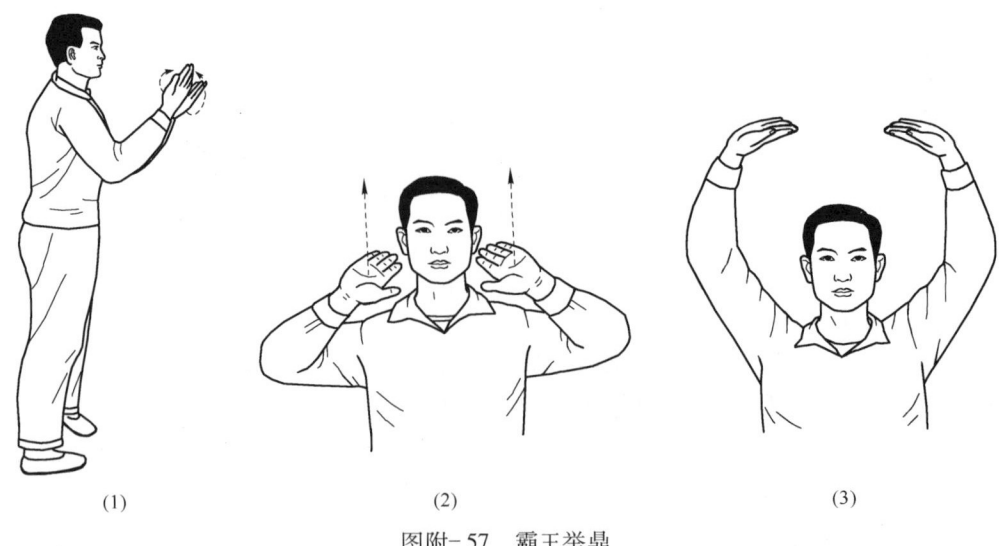

图附-57 霸王举鼎